Hanns Kurth

Lexikon der Traumsymbole

Hanns Kurth

Lexikon der Traumsymbole

Der Schlüssel zum Unterbewußtsein in 2300 Begriffen und 6250 Symboldeutungen

Weltbild Verlag

Sonderausgabe für Weltbild Verlag GmbH, Augsburg

Textbearbeitung: Dr. E. Pies – Verlagsbüro, Wuppertal
Umschlaggestaltung: Schlotterer & Partner, München

Druck und Bindung: Wiener Verlag, Himberg bei Wien
Printed in Austria
ISBN 3-89350-419-2

Inhalt

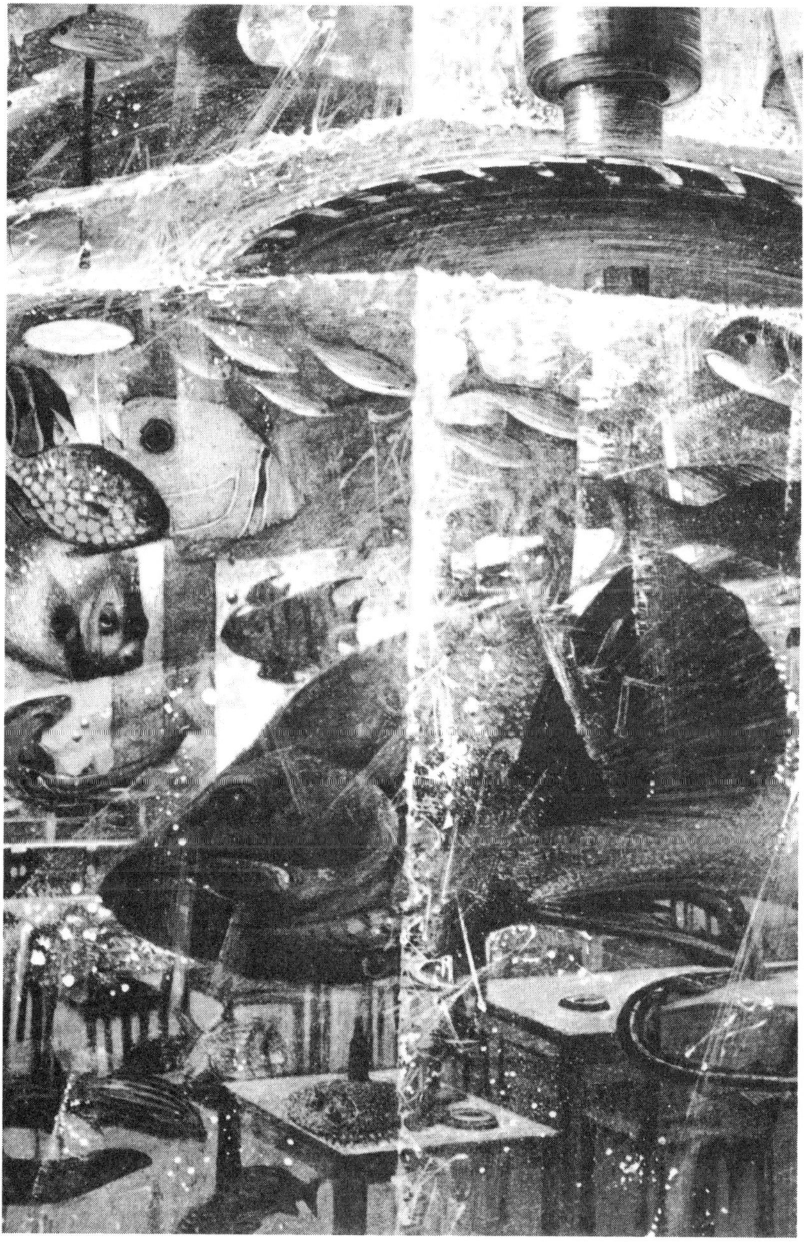

Traumbilder — bunt gemischt
Die Traumbilder, die sich dem menschlichen Gehirn bieten, sind außerordentlich vielfältig, äußerst bunt, oftmals verworren und sich überschneidend, auch wenn der Träumer sich nachher nicht mehr darauf besinnt.

ERSTER TEIL:

TRÄUME UND TRAUMSPRACHE

Allgemeine Einführung

Nachdem der Begründer der Psychoanalyse, der Wiener Medizinprofessor Sigmund Freud (1856—1939), im Jahre 1899 sein Werk über die Traumanalyse veröffentlicht hatte, wodurch er der einst so verfemten Traumdeutung wissenschaftliche Geltung verschaffte, setzte eine Flut von Veröffentlichungen ein, die sich mehr oder weniger mit der Analyse von Träumen und den physiologischen Vorgängen beim Träumen beschäftigten. Zwar sind in manchen Einzeluntersuchungen zum Thema einige Traumsymbole und ihre Bedeutung zusammengetragen und erklärt worden, doch fehlte bis heute ein umfassendes Nachschlagewerk der Traumsymbole von A bis Z. In jahrelanger eigener praktischer Arbeit und durch Sichtung der wichtigsten Literatur wurde dieses Lexikon erarbeitet, das nun der Öffentlichkeit übergeben werden kann.

Zur Einführung in die Welt der Träume und der Traumsprache und zum besseren Verständnis der Traumsymboldeutung will ich diesem Buch einige grundsätzliche Bemerkungen voranstellen.

«Traum» bedeutet in seiner ursprünglichen Sprachbegrifflichkeit «Trugbild» — aber um es gleich vorwegzunehmen: Träume sind nicht immer nur Schäume. Träumen ist ein seelischer Vorgang während des Halbschlafes, der sowohl Wirklichkeitscharakter haben kann als auch von ungemeiner Phantastik geprägt sein mag. Im Alptraum quälen uns manchmal auch fürchterliche Gesichte, die bisweilen selbst noch unser Wachbewußtsein beschäftigen können.

Träume haben einen engen Bezug zum Handeln und Denken des Menschen. Das erkannten schon die Naturvölker, die dem Traum hellseherische und prophetische Kräfte zuschrieben. Literatur, Musik und bildende Kunst sind seit Bestehen der Künste Ausdrucksmittel auch der Traumgesichte, mit denen sich der Kunstschaffende auseinandersetzt. Es ist nicht verwunderlich, daß sich schon sehr früh Bemühungen um eine Traumdeutung entwickelten, in der magische, religiöse und psychologische Vorstellungen ältester Zeiten enthalten sind. Für uns stellen antike Traumbücher heute wichtige geisteswissenschaftliche Quellen dar.

Die Traumdeutung bildete sich schon bei den klassischen Völkern der Antike zur hohen Kunst aus und wurde bis in unsere Neuzeit weiterentwickelt. Die Aufklärung verwies dann die Traumdeutung in den Bereich des Aberglaubens, von dem sie dann erst Freud wieder befreite, indem er sie wissenschaftlich begründete und der alten Auffassung wieder Geltung verschaffte. Als Mediziner erkannte Sigmund Freud, daß Träume einen lebenswichtigen Sinn haben, daß sie das Innere des Menschen widerspiegeln und wichtige Rückschlüsse auf seinen seelischen und körperlichen Zustand zulassen. Von ihm und seinen wissenschaftlich begründeten

Theorien aus beschritt die psychologische Forschung neue Wege, indem sie sich mit den Phänomenen und der Deutung von Träumen beschäftigte. Man versuchte, den Traum aus physiologischen, innerkörperlichen Reizen, aus Vorstellungs- und Erinnerungsresten des seelischen Tagerlebens zu erklären; man stellte sich den Trauminhalt aus verdrängten Wünschen entstanden vor, die dann im Traum symbolhaft auftreten; man verwertete die exakten psychologischen und ärztlichen Studien über die Äußerungsformen des Unbewußten und setzte die Symbolsprache des Traumes in Beziehung zur sonstigen Symbolik in Seelenleben, Kunst und Religion der Völker.

Neben den vielen individuellen Sprachen der Völker gibt es eine einzige *universelle Traumsprache.* Träume der Primitiven, der großen alten Kulturvölker, der Ägypter, Griechen und Römer, sind denen unserer heutigen Zeit, der Menschen in Tokio und Moskau, London und New York, Kapstadt und Hamburg gleich — die Traumsprache ist durch die Jahrhunderte und Jahrtausende immer die gleiche geblieben.

Die *Symbolsprache* des Traumes ist in verschlüsselten Geheimzeichen aufgezeichnet und muß dechiffriert werden, damit Sinn und Bedeutung lesbar werden. Die inneren Erlebnisse werden im Traum bildlich vor Augen geführt, wobei die Dinge von dem Träumenden erlebt und gesehen werden und er dabei meist mehr über sich oder andere Menschen erfährt als im Zustand des Wachens. Der Träumende ist einem Dichter vergleichbar; denn wie er findet der Träumende eine höhere Sprache, durch die er seine Erlebnisse und seelischen Zustände auszudrücken versteht. Der Schlafende ist träumend schöpferisch und vollbringt dabei oft eine «höhere» schöpferische Leistung, als er dies im Wachzustand vermag.

Da nun aber die meisten Träume nicht in den Zustand unseres Wachseins passen, vergessen wir sie, das heißt, wir versuchen sie zu verdrängen. Der Traum macht uns eine Mitteilung, die wir meist nicht verstehen wollen oder können. «Ein ungedeuteter Traum ist wie ein ungedeuteter Brief», heißt es im Talmud. Da nun die Traumsprache und ihre Symbolik bei allen Völkern aller Zeiten unverändert gleich geblieben ist, ist sie eine universelle Sprache, die entschlüsselt werden kann und auch dechiffriert worden ist — von der Traumforschung.

Der Gegensatz von Schlafen ist Wachen. Der wachende ist der arbeitende, erwerbende und sich verteidigende Mensch, der um sein Überleben kämpfen muß und sich den politischen, gesellschaftlichen und sozialen Zwängen ausgesetzt sieht. Er glaubt, sich «vernünftig» verhalten zu müssen, so vernünftig wie die anderen und so, wie man es von ihm erwartet. Er fühlt sich glücklich oder traurig, weil er glaubt, daß er glücklich oder traurig ist. Er denkt nicht absurd, wie er es im Traum kann, weil nicht sein kann, was nicht sein darf. Deshalb ist auch der wachende

Mensch der Täuschung unterworfen. Im Traum erlebt er all das, was er als Wachender nicht tun darf oder vielmehr meint, nicht tun zu dürfen.

Im Schlaf befreien wir uns von allen äußeren Zwängen. Wir brauchen uns nicht anzupassen und nicht zu verteidigen. Denken und Fühlen erlangen im Schlaf äußerste Subjektivität, weil der Träumende zweckfrei träumt und sich das Unterbewußte empordrängt. Träumend wird der Mensch wieder ein Naturwesen und findet zu seinen Anfängen zurück.

Aber nicht immer sind Träume angenehme Erlebnisse, die Vergnügen vermitteln oder in denen Probleme sich von selbst lösen; denn Träume können auch unbequem sein — so unbequem wie die Wahrheit. In vielen Träumen verbirgt sich ein unerfüllter Wunsch. Ihr Anliegen ist die Wunscherfüllung, wobei das Gedächtnis oft zu einer geradezu ungeheuren Leistung fähig ist.

Oft erscheinen uns die Träume wirr, weil wir unfähig sind, ein Bezugssystem zu unserer Orientierung herzustellen und zu erkennen. Dabei wollen wir nicht einsehen und erkennen, daß wir durch die Wirklichkeit des wachen Erlebens getäuscht werden können, weil wir sie für « wahrer » halten als die ungeschminkte Wahrheit des Traumes. Diese Erkenntnis ist zweifellos von ungeheurer Bedeutung, denn alle unsere scheinbar so festgefügten Maßstäbe geraten damit ins Wanken. Der griechische Philosoph Platon (4. Jahrhundert vor Christus) hat gesagt: « Der Tugendhafte träumt von dem, was der Böse tut. »

Wie wir noch sehen werden, gibt es kurze und längere Träume. Ein Erlebnistraum kann sich über Minuten hinziehen. Eine rasche Folge von Bildern als Reaktion auf eine äußere Störung, als Antwort auf einen Laut, als Folge einer uns entgleitenden Decke, als Antwort auch auf ein Pochen an der Tür, auf ein Klopfen am Fenster — das alles kann in Sekunden abrollen, weil schließlich das Projektionsmaterial in unserem Hirn vorliegt. Das Hirn weiß schon im voraus, wie es auf diesen oder jenen Reiz antworten will und muß, je nachdem, in welcher Verfassung der Schlafende sich befindet. Schließlich sehen wir auch in einem Film eine Handlung, die eine größere Zeitspanne umfaßt, in dreißig oder vierzig Minuten abrollen.

Im Gegensatz zu diesen oberflächlichen Träumen können sich *Tiefenträume*, sogenannte wichtige Träume, relativ lang hinziehen. Sie stellen wahre seelische Erlebnisse dar. Zeit und Raum zählen dabei ebensowenig wie die Schwerkraft oder die Atomverhältnisse in der Materie. Im Traum ist der Mensch fähig, alle geltenden Gesetze beiseite zu schieben und alles zu überwinden, was ihm wachend unmöglich wäre.

Die einfachsten Reize, die während des Schlafes auf uns einstürmen, sind diejenigen, die unsere fünf Sinne ansprechen: Gesicht, Gehör, Gefühl, Geruch und Geschmack.

Man kann kaum von einem tiefen seelischen Erlebnis sprechen, wenn der Schläfer durch ein Pochen an der Türe geweckt werden soll, er aber nicht geweckt werden will, weil er träumt, er sehe einem Feuerwerk zu, dessen detonierende bunte Leuchtkugeln ihn erfreuen. Hört das Pochen an der Tür auf, genügt also das Traumbild des Feuerwerkes, um den Mahnruf: «Du mußt jetzt aus deinen Träumen erwachen und aufstehen!» zu überdecken, dann ist alles in Ordnung. Natürlich ist gar nichts in Ordnung, denn der Träumende bleibt im Bett liegen und verschläft. Aber der Traum hat ohne tieferes seelisches Erlebnis seinen Zweck erfüllt und den Schlaf gerettet. Wird das Pochen an der Tür im Traum als Detonation erlebt, so kann in diesem Beispiel der Lichtschein des eben erwachten Tages, der durch das Fenster auf den Schlafenden fällt, das Bild eines schönen Feuerwerks hervorrufen. Der Lichtschein hat durch die Lider des Schlafenden eine Reizung der Netzhaut hervorgerufen. Denn was für den Gehörsinn gilt, das vermag unser Gehirn auch in bezug auf das Schlafsteuerungszentrum, wenn über die anderen Sinne ein Reiz an uns herangetragen wird.

So ruft ein angenehm gereizter Geruchssinn in der Reaktion des Schläfers Träume hervor, in denen er wunderschöne Blumensträuße sieht. Dabei kann man zum Beispiel einfach ein Parfüm anwenden, das man dem Schläfer vor die Nase hält und das dann diese Reaktion auslöst. Unangenehme Gerüche dagegen können ebenso häßliche Reize, die auf unseren Geschmackssinn einwirken, und damit heftige Traumreaktionen auslösen, die dann allerdings schneller zum Erwachen führen als angenehme Reize.

Ein Fuß, der unter der Bettdecke hervorragt und kalt wird, versetzt den Schlafenden in eine Winterlandschaft, zwingt ihn im Traum zu einem Marsch ohne Schuhe durch ein Schneefeld. Eine abgleitende Dekke kann als Lawinenniedergang oder als Bergrutsch nachempfunden werden. Ein heruntersinkender Arm wird als eigener Sturz des ganzen Körpers erlebt. Ein überfüllter Magen führt zu Alpträumen.

Schon die Ärzte des griechischen Altertums erkannten, daß erste Symptome einer körperlichen Erkrankung im Traum des betroffenen Menschen wahrgenommen werden können, bevor noch ein äußerlicher Befund einer Krankheit vorliegt. Jeder, der schon einmal an einer schweren Krankheit gelitten hat, der sich schon einmal in schwerem Fieber wälzte und erschreckende Träume durchmachte, weiß, daß tatsächlich im kranken Zustand des Organismus die Traumbilder andere sind als in gesunden Zeiten. Das erklärt sich aus der Veränderung der Bluttemperatur, aus der veränderten Blutzusammensetzung. Die quälenden Gesichte in Fieberträumen sind Beweise für die Vorgänge bei gestörtem körperlichem Gleichgewicht, anormalem Blutdruck und Über- oder Untertemperatur; diese haben natürlich entsprechende Auswirkungen auf das Gehirn und dessen seelische Tätigkeit im Schlaf.

Ärzte, vor allem Nervenärzte, haben im Laufe der Jahrzehnte nach und nach eine Liste sogenannter Traumsymbole zusammenstellen können, die sich immer wieder bestätigt haben und aus denen ganz bestimmte, sichere Schlüsse gezogen werden können. Auch diese Symbole sind im Lexikonteil aufgeführt.

Dennoch sind aus der großen Zahl der Träume nur einige wert, näher betrachtet zu werden, denn nicht alle haben eine tiefere Bedeutung, wie bereits erklärt wurde. Die Ursache von Träumen, die weder durch innere noch durch äußere Reize hervorgerufen werden, muß man im Bereich des Seelischen suchen, im Unterbewußtsein. Bei diesen Träumen handelt es sich oft, wenn man der Sache auf den Grund geht, um nichts anderes als um eine *Ersatzleistung des Gefühlslebens*. Der Mensch versucht, sich in dem verwirrenden Durcheinander der Traumerlebnisse zurechtzufinden und verirrt sich nur zu oft, indem er dem Traum mehr zumutet, als dieser in Wirklichkeit zu geben vermag. Andererseits aber ignoriert er wichtige «Mitteilungen» und verdrängt das eben aus dem Unterbewußten Aufgetauchte als unwahr. Deshalb soll dieses Traumlexikon auch dazu dienen, wichtige Träume von unwichtigen zu unterscheiden.

Ein merkwürdiges Phänomen nimmt eine Sonderstellung in der Traumforschung ein, gemeint sind die sogenannten prophetischen oder *Wahrträume*, in denen der Schlafende zukünftige Dinge erlebt, die nachher tatsächlich eintreten, oder die sich wirklich zu gleicher Zeit ereigneten, als sie der Schlafende träumte. Mit diesem zweifellos interessanten grenzwissenschaftlichem Gebiet beschäftigt sich heute die Parapsychologie. Manche solcher hellseherischen Träume wurden untersucht, in einigen Fällen konnten deren Echtheit und Wahrheit eindeutig nachgewiesen werden.

Die Traumforschung hat ferner festgestellt, daß sogar *frühkindliche Traumata* (seelische Schocks) später in Erwachsenenträumen wieder auftauchen können, das heißt aus dem Unterbewußten auftauchen, ohne daß sich der Träumende an den ursächlichen Schock bewußt erinnert. Solch ein Trauma kann dadurch entstanden sein, daß durch Einwirkung von Außenreizen und Unlustempfinden des Säuglings oder Kleinkindes das seelische Gleichgewicht gestört wurde. Die Folge ist eine Affektstauung. Wenn diese Störung nicht frühzeitig behoben wird, kann sie zu bleibenden Schädigungen führen. Schreck, Angst und Abwehr können sich zu neurosebildenden Lebenskatastrophen ausbilden.

Die psychotherapeutische Praxis konnte sogar nachweisen, daß einige Angstträume von Erwachsenen ihren Ursprung im Unterbewußtsein eines «schlafenden» *Geburtstraumas* haben. Diese Art von Geburtsneurosen treten verhältnismäßig häufig auf. In einzelnen Fällen konnten Angstträume mit Erstickungsgefühlen oder Platzangst auf schwere Geburten zurückgeführt werden. Aber auch sogenannte Mikrotraumen, die längere Zeit auf das Kleinkind einwirkten, können in späteren Jahren bei Erwachsenen ihren Niederschlag in Träumen finden. So erzählte eine zweiundzwanzigjährige Studentin einen Traum, den sie sich nicht erklären konnte. Irgend etwas bewegte sich in großen, dann immer kleiner und schneller werdenden Kreisen auf sie zu, bis dann endlich etwas mit einem brausenden Geräusch auf sie herabfiel und sie sehr beängstigte. Wie sich später durch Befragung der Eltern herausstellte, hatte der Vater bei dem wenige Tage alten Säugling mit seiner Hand größere, dann immer kleiner werdende Kreise vor dessen Gesicht gezogen, um

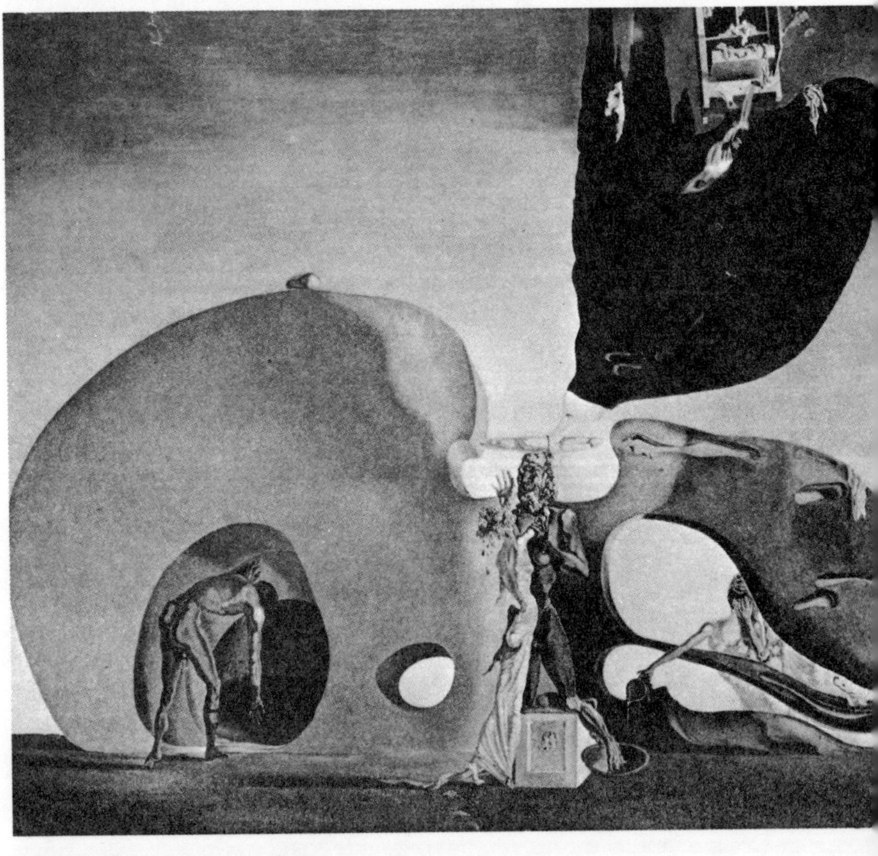

Traumdarstellung nach Salvador Dali
Der eigenwillige Maler Salvador Dali hat in einer surrealistischen Darstellung die « Geburt flüssiger Wünsche » so gemalt, wie sich in seinen Träumen ein verworrenes embryonales Thema bot.

die Aufmerksamkeit des Kindes auf sich zu lenken. Diese Bewegungen endeten damit, daß er mit einem zischenden Geräusch das Kind plötzlich unter dem Kinn kitzelte, wobei dieses jedesmal erschreckt zusammenzuckte. Die Studentin konnte sich natürlich daran nicht mehr erinnern. Das frühkindliche Trauma wurde vergessen, bis es dann später in dem Traum des zweiundzwanzigjährigen Mädchens aus dem Urgrund des Unterbewußten wieder hervorbrach.

Aus einer extrem unglücklichen Befindlichkeit der ersten Lebenswochen und immer wiederkehrenden Rückerinnerungen an traumatische frühkindliche Erlebnisse ohne mütterliche Fürsorge und Wärme resultieren zahlreiche spätere Erscheinungen wie Aufschrecken, Körpersensationen, Dunkelangst und das Gefühl, den Kopf nicht heben zu können. Diese Ängste werden permanent deutlich, wenn Dunkelheit, Müdigkeit und herabgesetzte Bewußtseinskontrolle in der Nacht eintreten.

Forschungen aus jüngster Zeit haben bewiesen, daß Kinder anders träumen als Erwachsene und daß schon die Ungeborenen im Mutterleib träumen, wobei die Meinung vorherrscht, daß das ungeborene Kind wahrscheinlich denselben oder einen ähnlichen Traum wie die Mutter erlebt. Die Parallelität ergibt sich aus der Gleichartigkeit, der Identität der unwillkürlichen Augenbewegungen — auf die ich noch ausführlicher eingehen werde — und aus dem Herzrhythmus, der bei dem ungeborenen Kind ebenso lebhaft auf Traumerlebnisse reagiert wie Herz und Kreislauf der Mutter zum Beispiel bei einem Angsttraum. Später scheint die Thymusdrüse, die in der Mittellinie des Körpers hinter dem Brustbein liegt und die sich im Laufe des Heranwachsens zurückbildet, um beim reifen Menschen völlig zu verkümmern, auf die ungewöhnliche Gestaltung von Kinderträumen einen entscheidenden Einfluß zu haben.

Bei schlafenden Säuglingen kann man deutliche Reaktionen wie Lächeln oder plötzliches Wimmern, das meist zum Aufwachen führt, wahrnehmen. Kinder träumen mehr und intensiver als Erwachsene, Neugeborene mehr als Kleinkinder ; denn während sich neugeborene Kinder bis zu neun Stunden in einem Traumschlaf befinden können, träumen Erwachsene innerhalb von vierundzwanzig Stunden höchstens ein oder zwei Stunden. Da der Säugling noch keine « Erlebnisse » gehabt hat, müssen demnach auch seine Träume und Traumbilder andere sein als die eines aufwachsenden Kindes oder gar eines erwachsenen Menschen. Daß der Säugling träumt, kann mit Hilfe technisch-wissenschaftlicher Methoden nachgewiesen werden. Allerdings wissen wir nicht, was der Säugling träumt, da er uns nicht darüber berichten kann. Nach Auffassung einiger bekannter Wissenschaftler stellt der Traum des kleinen Menschen ein Relikt aus früheren stammesgeschichtlichen Entwicklungsstufen unseres Seelenlebens dar.

Vielleicht liegt hier der Schlüssel zum Phänomen der *Reinkarnation*, der Wiedergeburt. Wie anders ist sonst zu erklären, daß Kinder behaupten, sie hätten schon einmal gelebt? Erstaunlich viele Personen hatten das Gefühl, wenn sie zufällig an einen ihnen vorher unbekannten Ort kamen, sie seien mit Sicherheit schon einmal dort gewesen. Dabei «erinnern» sie sich an Einzelheiten, die ihnen bei ihrem Besuch noch nicht einmal sofort aufgefallen waren und die sie nur nach längerem und intensiverem Suchen fanden. Ähnlich verhält es sich bei Gegenständen oder bestimmten Ereignissen, von denen die Versuchspersonen fest überzeugt waren, sie hätten diese schon einmal gesehen beziehungsweise erlebt. In jüngster Zeit hat sich der amerikanische Wissenschaftler Professor Ian Stevenson mit aufsehenerregenden Forschungsergebnissen an die Öffentlichkeit gewandt. Er sammelte insgesamt sechshundert Berichte über Reinkarnation aus der ganzen Welt, unter anderem aus Ceylon, Brasilien, dem Libanon und sogar aus Alaska. Merkwürdig dabei ist nur, daß fast alle Reinkarnationsträume nach dem neunten Lebensjahr nicht mehr auftreten.

Der amerikanische Parapsychologe Gerald Glaskin wendet erfolgreich eine Do-it-yourself-Methode an, um Träume anzuregen, die Erinnerungen an ein früheres Dasein darstellen könnten. Ursprünglich stammt die bewußte Weckung von Erinnerungsträumen von Jacqueline Parkhurst, einer in Australien lebenden britischen Parapsychologin. Die Methode besteht aus einer einfachen Massage, die von zwei Helfern ausgeführt wird, verbunden mit geistigen Übungen. Als Glaskin die Beschreibung von Mrs. Parkhurst las, war er zunächst skeptisch, bis er sich im Traum auf Grund eines Selbstexperiments in einer ihm bis dahin unbekannten altägyptischen Zivilisation wiedergefunden haben will. Später entdeckte Glaskin beim Blättern in einem Werk über die Geschichte der altägyptischen Architektur Zeichnungen von Bauwerken, die denen entsprachen, die er in jenem «anderen Leben» gesehen haben will, als er sich im «Zustand des erweiterten Bewußtseins» befunden hatte.

In einer Erläuterung der Parkhurstschen Technik sagte Glaskin, er erlebe dann «einen Traum bei vollem Bewußtsein», der wie ein Film abläuft, wobei der Träumende allerdings sowohl der Projizierende als auch der Zuschauer ist. Das Ergebnis ist eine dreidimensionale Schau mit sich selbst in der Hauptrolle.

Dabei sollte die Versuchsperson ausgestreckt auf dem Rücken liegen, ein Kissen unter dem Kopf, die Schuhe abgestreift. Ein Helfer reibt die Knöchel der Versuchsperson, während der andere kräftig die «Zone des Dritten Auges» in der Stirnmitte massiert. Diese Massage erfolgt mit dem gebogenen Handrand, «bis der Kopf richtig summt». Nach einer Weile der Entspannung beginnen die geistigen Übungen, um eine Bewußtseinserweiterung über die normalen Grenzen hinaus zu erreichen.

Fachärzte äußerten Bedenken und rieten, diese Versuche nicht von nervösen oder labilen Personen ausführen zu lassen. Wenn die durch Massage und Übungen erzielten Visionen zu stark würden, müsse man auf jeden Fall das Experiment abbrechen.

Kleinkinder träumen oft lebhafter, als es Erwachsene vermögen. Diese schweren Kinderträume enthüllen häufig nicht nur Konflikte der Kinderseelen, sondern sie sind in manchen Fällen wichtige psychologische Vorzeichen. Die moderne Traumforschung hat Methoden entwickelt, aus denen man ersehen kann, daß Kinder, Kleinstkinder und auch Tiere folgerichtige Erlebnisse im Traum haben und durch alle Höhen der Freude und alle Tiefen der Angst hindurchgehen.

Wie schon erwähnt wurde, wiederholen sich die Traumbilder immer wieder. Es sind seit undenklichen Generationen die gleichen Bilder, die erlebt beziehungsweise geträumt werden. Auch wenn man Kindern niemals Märchen erzählt hat, in denen Drachen, Ungeheuer oder Urlandschaften eine Rolle spielen, so können sie doch davon träumen, wobei diese Träume später oft nie wieder auftauchen.

Kleinkinder im Alter von drei bis fünf Jahren werden besonders häufig von wilden Tieren angegriffen oder verfolgt. Sehr oft handelt es sich um Löwen, Tiger, Drachen, Krokodile, vielfach auch um Hunde. Kinder fürchten sich davor, angegriffen oder verletzt zu werden. Dabei steht das Tier oft nur als Symbol des Großen und Übermächtigen — meist für einen strafenden, lautstarken Erzieher, vor dem sich das Kind fürchtet. Die Tiere können männliche oder weibliche Kennzeichen tragen, zu letzteren gehören Kühe oder Spinnen. Hexen sind ohnehin weibliche Symbole. Hat man diese Unterscheidung getroffen, so kann man daraus schließen, ob die gefürchtete Bezugsperson männlich oder weiblich ist.

Das Kind durchlebt verschiedene Entwicklungsphasen, wobei es zu immer größerer Selbständigkeit heranwächst. Aus der Schutzphase des Kleinst- und Kleinkindes entwickelt sich bald das Trotzalter, in dem es versucht, immer mehr sein eigenes Ich zu finden und auch durchzusetzen. Wird es an diesem Befreiungsversuch gehindert, so werden sich unweigerlich *Angstträume* einstellen. Wenn der Entwicklungsfortschritt gehemmt würde, dann bliebe das Kind immer ängstlich und schüchtern, und die Angstträume könnten sich bald zu einem chronischen Leiden auswachsen — begleitet von äußerer Nervosität.

Die Angst der fünf- bis siebenjährigen Kinder ist zusätzlich geprägt von der Furcht, daß etwas abgeschnitten werden soll. Diese Schneideträume äußern sich in der wachen Wirklichkeit dann so, daß die Kinder sich mit Händen und Füßen gegen Fingernägel-, Fußnägel- und

Haareschneiden wehren. Es ist die Phase der unbewußten Sexualität und der Gefährdung der Geschlechtsrolle. Die Kastrationsangst tritt fast bei allen normalentwickelten Jungen auf, die so versuchen, ihre erotischen Neigungen abzudrängen. Aber auch Mädchen dieses Alters haben Schneideträume. So träumte ein sechsjähriges Mädchen von einem König, dessen Bart von einer Hexe abgeschnitten wurde, worauf sich der König in einen Schuh verwandelte. Bart und Schuh im Kindertraum sind Symbole für männliche und weibliche Geschlechtsmerkmale, worauf schon Sigmund Freud hingewiesen hat.

In den Angstträumen der sieben- bis zehnjährigen Kinder wird die Steuerung der Triebkräfte oft zum unüberwindlichen Problem. Das äußert sich dann in Träumen, in denen das Kind auf einem Roller, einem Fahrrad oder in einem Wagen sitzt, wobei das Steuer verlorenging und es nun hilflos einem Abgrund entgegenjagt. Später kommt es dann zu den typischen Flug- und Fallträumen, auf die ich noch zurückkommen werde.

Sogenannte *Zwangsträume* werden von Kindern im Alter zwischen dreizehn und sechzehn Jahren häufig geträumt. Unter Zwangsträumen verstehen wir Träume, die nach dem Erwachen einer Person bei dieser eine Zwangssituation auslösen. Dabei verhält sich die eben aus ihren Träumen erwachte Person ganz ungewöhnlich und so, wie sie sich normalerweise nicht verhalten würde. Sie steht sozusagen unter einem inneren Zwang, der ihr befiehlt, eine bestimmte Handlung auszuführen. Diese Handlung steht immer im Zusammenhang mit der zuvor erlebten Traumhandlung. Normalerweise nimmt der Körper des Schläfers an den Traumerlebnissen wenig Anteil. Das Kind wie der Erwachsene kann im Traum laufen, ringen, fechten und springen, ohne daß die Zonen des Gehirns, die im Wachzustand die Körperbewegungen kontrollieren, aktiv bei dem Traumerlebnis mitwirken. Es fehlt also die Schaltung zwischen der Traumvorstellung und den Bewegungszentren. Nach einem Zwangstraum kann die eben erwachte Person zum Beispiel unter Ausschaltung aller Vernunftsgründe aus einem Fenster springen, weil sie Traum und Wirklichkeit nicht mehr unterscheiden kann.

Wir unterscheiden also *Wunsch-* und *Erfüllungsträume* von Angst- und Beklemmungsträumen. Diese alle können ausgelöst werden sowohl durch äußere sinnliche Reize, durch körperliches Wohl- oder Unwohlsein, als auch durch verdrängte Tageserlebnisse oder seelische Konflikte wie auch frühkindliche Traumata, die aus dem Unterbewußten auftauchen und sich in der Symbolsprache des Traumes ausdrücken. Träume können beängstigen, Freude und Wohlgefühl, ja Lust auslösen oder sogar die Seele entlasten, indem zum Beispiel Bedrohendes im Traum durchlebt und damit aus den Tiefen des Unterbewußten hervorgeholt

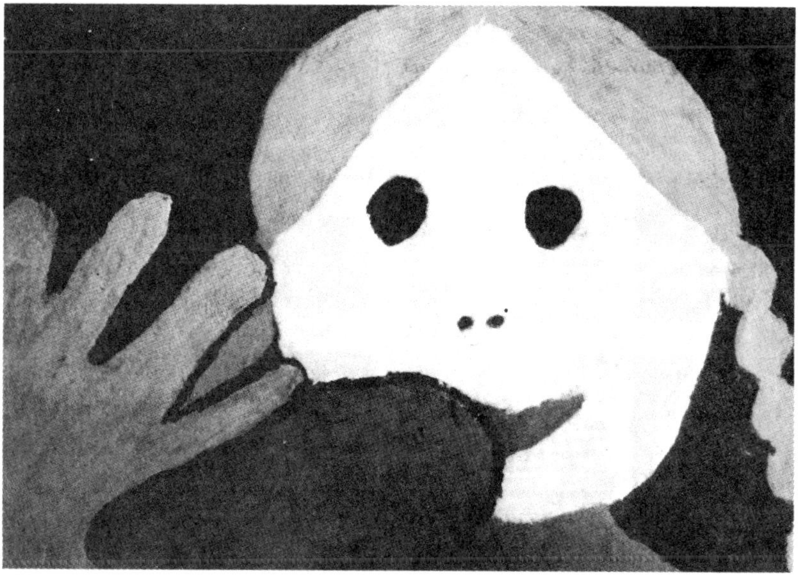

Traumerlebnis eines Kindes
Ein Kind stellte einen sich immer wiederholenden Traum in dieser Form dar, nämlich den Zwang, gewisse Feldfrüchte (rote Rüben) essen zu müssen, die es nicht mochte. Dieser Zwang wurde für das Kind zu einer fixen Idee, die sich im Traumbild niederschlug und primitiven Ausdruck suchte und fand.

und ausgeschaltet wird. Denn ein Konflikt sich widerstreitender Seelenkräfte in einem Menschen («Zwei Seelen ruhen, ach, in meiner Brust!») kann zu einer Katastrophe führen, wenn diese Kräfte nicht reguliert werden. Alles, was verdrängt und noch nicht wieder klar emporgekommen ist, ist unbewußt. Ist man mit einer solchen Sache nicht «fertig geworden», hat man sie nicht ehrlich überwunden, dann sucht sie eben wieder an die Oberfläche zu kommen. Wird ein Wunsch — weil er der bestehenden Normen wegen nicht befriedigt werden kann und darf — im Tagleben nicht erfüllt, so hilft sich die Seele auf einem Umweg und gelangt so zu einer Wunscherfüllung. Die Seele findet im Schlaf Ersatzbilder, doch erkennt sie diese bald als Schwindel, und die gleichen Konflikte treten in ähnlicher Form wieder auf.

Der Wirklichkeitsersatz im Traum ist oft sehr verschlüsselt, besonders wenn es sich um Dinge handelt, die man ängstlich verbergen möchte und von denen man nicht zu sprechen wagt. Der Traum sucht Ersatzbilder, die manchmal so unkenntlich chiffriert sind, daß man die Beziehung zwischen der Wirklichkeit, den seelischen Konflikten des Träumenden und den Symbolen beziehungsweise Ersatzprojektionen auf den ersten Blick nicht erkennt. Dabei ist einsichtig, daß die erfolgreiche Ausdeutung der Verschlüsselung in den Traumbildern den Weg zur Heilung des seelisch kranken Menschen ebnet. Nicht selten werden Probleme auch in Fortsetzungsträumen, also in Serie durchlebt und gelöst, wenn ein einzelner Traum dazu nicht ausreicht.

Die *Sexualträume* fallen meist in die Gruppen der Träume, die aus dem Blutkreislauf und aus inneren oder äußeren Reizen erwachsen. Dies lehnen aber viele Psychoanalytiker ab, wohl in alter «Anhänglichkeit» an Sigmund Freud, der die grundlegenden Erkenntnisse der Psychoanalyse vom Sexualtraum, vom Sexualproblem überhaupt, ableitete.

Besonders muß auch erwähnt werden, daß das Traumleben der Frau ganz anders als das des Mannes ist. Es gibt Träume bei Frauen, die immer wiederkehren, oft in regelmäßigen Abständen, und die man beim Mann nie beobachtet hat, ausgenommen dann, wenn das Seelenleben eines Mannes ausgesprochen feminin und weich sein sollte. So sind zum Beispiel farbige Träume ein Phänomen, das vor allen Dingen bei Frauen zu beobachten ist. Das ist nicht unbedeutend, denn das Innenleben der Frau ist lebhafter als das des Mannes — ihr Empfindungsleben ist intensiver. Eine statistische Erhebung stellte überdies fest, daß Farbblindheit fünfmal häufiger bei Männern vorkommt als bei Frauen, die nur in ganz seltenen Fällen unter dieser «Zeitkrankheit» leiden. Empfindlichkeit der Netzhaut für Farbeindrücke und Farbensinn sind im Gehirn der Frau eindeutig stärker entwickelt als beim Mann. Daher kommt der Traumpsychologe zu folgenden Schlüssen:

Da die Frau einen höheren Grad der Farbempfindlichkeit besitzt als der Mann, stellen sich bei ihr *Farbträume* auch dann ein, wenn der Mann nur schwarz-weiß träumen würde. Da das Phantasie- und Empfindungsleben der Frau viel lebhafter funktioniert, träumt die Frau nicht nur häufiger und intensiver, sondern auch viel häufiger in Farben, als der Mann es jemals vermöchte.

Farben sind Wellenschwingungen des Lichts, gebrochene Lichtstrahlen auf einer Oberfläche — sind immer psychische Erlebnisse. Wenn sie aus unserem Innenleben im Traum an die Oberfläche zurückkehren, wenn Farben Ausdrücke von gewissen Zuständen unseres Innenlebens sind, dann können wir in den Farben, die im Traum gesehen werden, Aussagen erkennen, die über wichtige psychische Vorgänge Aufschluß geben. Die Bedeutung der einzelnen Farben sind im lexikalischen Teil dieses Buches erklärt.

Wie mit den Farben verhält es sich auch mit den Gerüchen. Es gibt ausgesprochene Geruchsträumer. Wenn auch die Traumwelt keine Grenzen von Zeit und Raum kennt, so ragen doch Farben, Gerüche und Gefühle in das Unterbewußtsein hinab und werden im Traum «erlebt».

Frauen träumen auch häufiger unangenehmere Dinge als Männer. Ihre Träume werden von Angstgefühlen und Alpdrücken bestimmt. Wenn dies plötzlich auftritt, so ist der Grund zumeist in einer Störung des Kreislaufes zu suchen. Frauen neigen auch bei Voll- oder Neumond zu lebhafter Traumbildung, selbst wenn sie sich an die einzelnen Traumbilder nachträglich nicht mehr erinnern können.

Auch *«musikalische» Träume* treten bei Frauen viel häufiger auf als bei Männern. Das ist nicht weiter verwunderlich, denn wir wissen, daß Farben und Töne eng miteinander verwandt sind und oft das eine für das andere stehen kann.

An dieser Stelle sei noch einmal eine Auswahl der verschiedenen Traumkategorien angeführt, wobei ihre Typik und ihr Auftreten vermerkt werden sollen:

- *Aggressionsträume*
  Die träumende oder eine dritte Person fügt einem anderen (meist unliebsamen) Menschen Schaden zu: bei Kindern, Jugendlichen und Erwachsenen.
- *Akustische Träume*
  Sie werden vorwiegend durch äußere Reize hervorgerufen: bei Kindern, Jugendlichen und Erwachsenen; wogegen ausgesprochene Musikträume meist nur bei Frauen auftreten.
- *Angstträume*
  Sie können verschiedene Ursachen und je nach Alter verschiedene Symbole haben: bei Kindern, Jugendlichen und Erwachsenen.
- *Entlastungsträume*
  In solchen Träumen kommt das verdrängte Unterbewußtsein (das oft bis in die früheste Kindheit zurückreicht) an die Oberfläche, und der Traum schafft ein Ersatzbild (eine Wunscherfüllung), das im wachen Zustand nicht erlebt werden kann: bei Kindern, Jugendlichen und Erwachsenen.
- *Fallträume*
  Die träumende Person glaubt, in einen unendlichen Abgrund zu fallen: bei Kindern ab zehn Jahren, Jugendlichen, vereinzelt auch bei Erwachsenen.
- *Farbträume*
  Die träumende Person sieht nicht nur schwarz-weiße, sondern farbige Bilder: vorwiegend bei Frauen, auch künstlich, nach Einnahme von Rauschmitteln, hervorzurufen.
- *Flugträume*
  Die träumende Person kann ohne oder mit technischen Hilfsmitteln

durch die Lüfte fliegen: vor allem bei Kindern vom zehnten Lebensjahr an.

- *Geburtsträume*
  Das Unterbewußtsein übersetzt den Vorgang der (meist schweren) Geburt in die Symbolsprache des Traumes («Mein Kopf wird mit einer Mistgabel aufgespießt» = Zangengeburt): bei Kindern vom zehnten Lebensjahr an, aber auch bei Jugendlichen und Erwachsenen.

- *Geruchsträume*
  Die träumende Person nimmt einen oder mehrere intensive Gerüche wahr: vorwiegend bei Frauen; solche Träume können aber auch künstlich hervorgerufen werden, indem man eine stark riechende Essenz an die Nase des Träumenden hält (äußerer Reiz).

- *Hexen- und Gespensterträume*
  Die Hexe ist ausschließlich als Symbol für ein tatsächlich existierendes weibliches Wesen anzusehen, während das Gespenst sowohl weiblich als auch männlich sein kann: häufig bei Kindern, weniger häufig bei Jugendlichen, selten bei Erwachsenen.

- *Identifizierungsträume*
  Die träumende Person glaubt, eine andere (meist historische) Persönlichkeit zu sein: selten bei Kindern, häufiger bei Jugendlichen, seltener bei Erwachsenen.

- *Musikträume*
  Man glaubt, einzelne Töne oder auch ganze Musikstücke zu hören: vorwiegend bei Frauen.

- *Reinkarnationsträume*
  Die betreffende träumende Person glaubt, schon einmal gelebt zu haben, also in ihrem jetzigen körperlichen und geistigen Zustand wiedergeboren zu sein: selten, meist bei Kindern unter neun Jahren.

- *Sexualträume*
  Sie entstehen vielfach auf Grund kurz zuvor erlebter sexueller Tätigkeit, aus Wunschvorstellungen oder aus dem Blutkreislauf, inneren und äußeren Reizen: bei Kindern, Jugendlichen und Erwachsenen, jeweils differenziert.

- *Schneideträume*
  Die Folge unbewußter Kastrationsangst: hauptsächlich bei Jungen, seltener bei Mädchen, im Alter von fünf bis sieben Jahren.

- *Tierträume*
  Männliche Tiere (Löwe, Tiger, Wolf, Hund usw.) sind von weibli-

chen (Spinne, Kuh) zu unterscheiden: sowohl bei Kleinkindern als auch bei Jugendlichen, seltener bei Erwachsenen.

- *Todesträume*
  Die träumende Person erlebt entweder den eigenen, häufig jedoch den Tod einer nahestehenden Person, deren Tod sie im Unterbewußtsein insgeheim wünscht, weil sie ihr bei der Wunscherfüllung im Wege ist; der Träumende kann dies jedoch im wachen Zustand tief bedauern: bei Kindern, Jugendlichen und Erwachsenen, entsprechend differenziert.

- *Urträume*
  Hier spielen Drachen und Urlandschaften eine Rolle: fast ausschließlich bei Kleinkindern bis zu sechs Jahren.

- *Warnträume*
  Symbolhaft kann eine beginnende Krankheit angezeigt werden; es können aber auch seelische Komplikationen, die möglicherweise aus frühkindlicher Zeit stammen, zum Ausdruck kommen: bei Kindern, Jugendlichen und Erwachsenen.

- *Wahrträume*
  Die träumende Person erfährt von Dingen und Zuständen, die tatsächlich zu gleicher Zeit an einem anderen Ort stattfinden oder die später Wirklichkeit werden: selten bei Kindern, jedoch bei Jugendlichen und Erwachsenen, meist in Verbindung mit nahestehenden Personen.

- *Zwangsträume*
  Die Person vermag Traum und Wirklichkeit nicht zu trennen und läßt sich kurz nach dem Erwachen zu anscheinend sinnlosen Dingen hinreißen — obwohl sie den Unterschied zwischen Traum und Wirklichkeit kennt: vor allen Dingen bei Jugendlichen im Alter zwischen dreizehn und sechzehn Jahren.

Wenden wir uns nun der wissenschaftlich meßbaren Seite des Traumes zu. Die Bewußtseinsveränderung beginnt mit der Müdigkeit und dem Verlust des Wachbewußtseins und endet mit dem Tiefschlaf. Dabei sind die einzelnen Phasen dieser Veränderung nur schwer voneinander zu trennen. Wir beginnen uns von der äußeren Wirklichkeit zu trennen, wenn uns die Augen vor Müdigkeit zufallen, wobei wir all das, was um uns herum geschieht, nur undeutlich wahrnehmen. Bilder aus dem Bereich des erlebten Wachseins, der Vergangenheit, drängen sich uns auf. Diese unterscheiden sich aber oft genug erheblich von den Traumgesichten, die unlogisch und sprunghaft erscheinen und keinen Bezugspunkt haben zu den Dingen, die wir kennen, beurteilen oder messen können

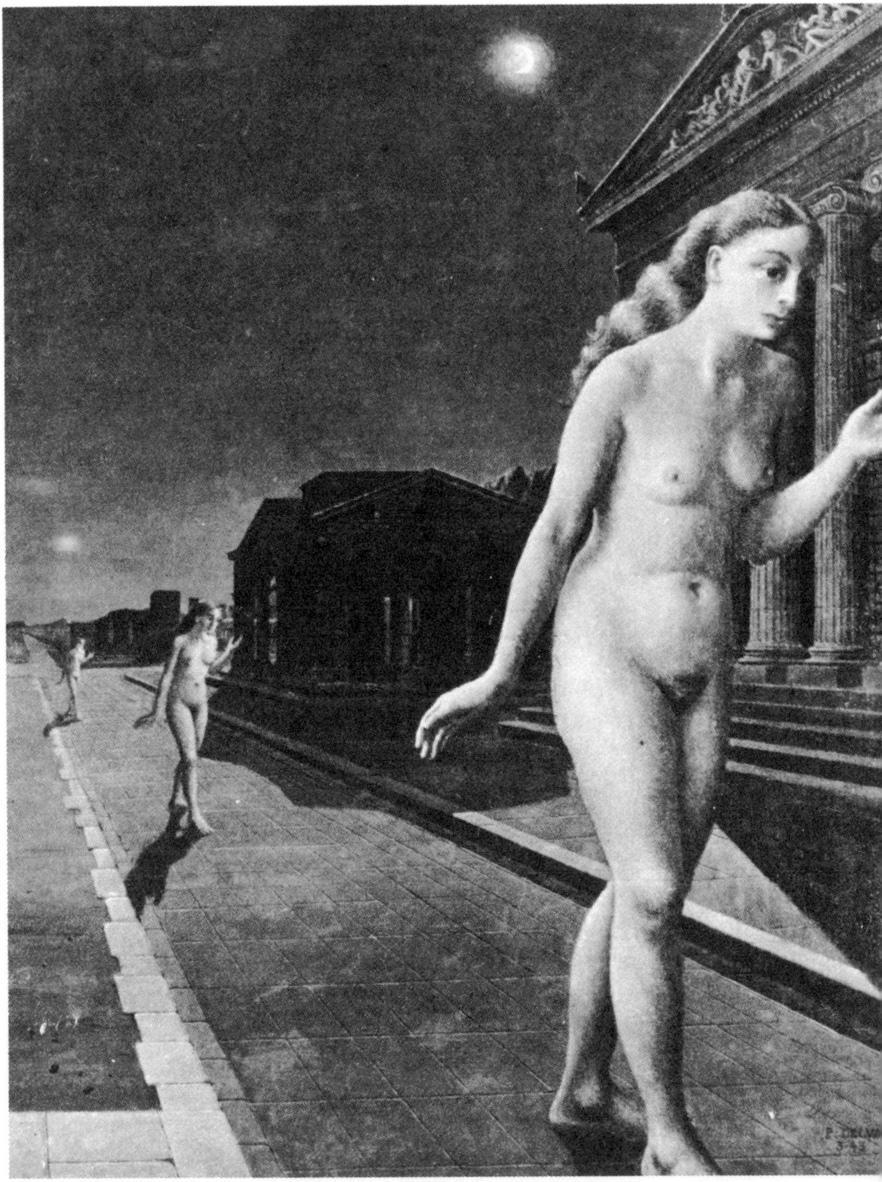

Der Traum als Sex-Nostalgie
Das obige Traumbild stammt von dem belgischen Expressionisten Paul Delvaux, der mit 36 Jahren in einer merkwürdig kleinlichen akademischen Technik seine Traumerlebnisse und Traumbilder unter der Bezeichnung «Das Echo» auf die Leinwand brachte.

oder zu messen versuchen. Das Traumerlebnis geht in seiner Phantastik meist über die natürliche Gesetzmäßigkeit, der wir im Zustand des Wachens unterworfen sind, hinaus. Gefühle werden in uns wach, die wir sonst nicht kennen. Diesen Zustand als Teil des Schlafes nennen wir Traum.

Die wissenschaftliche Traumanalyse versucht nun, das Traumerlebnis in einen logischen Zusammenhang mit dem Träumenden zu bringen, also das zu verwerten und auszudeuten, an das sich der Erwachende erinnern kann. In der Regel vermag sich der aus seinen Träumen in den Alltag zurückkehrende Mensch nur mit größter Mühe an Einzelheiten seines Traumerlebnisses zu erinnern und kann nur wenige Dinge erzählen, denn unser Erinnerungsvermögen besteht vorwiegend darin, nur die logische Struktur erlebter Dinge wiedergeben zu können. Die Träume aber unterliegen nicht dieser Gesetzmäßigkeit, abgesehen von der Tatsache, daß manche Traumerlebnisse dem Menschen so unfaßbar erscheinen, daß das wache Bewußtsein sich daran überhaupt nicht mehr erinnert. Darin liegt die Schwierigkeit der Traumanalyse begründet, weil diese auf das Erinnerungsvermögen des wachen Menschen angewiesen ist, der die im Traum erlebten Dinge nur unvollkommen wiedergeben kann.

Die Wissenschaft hat nun physikalische Meßgeräte und chemische Analysen von ungeheurer Feinheit und Genauigkeit entwickelt, mit deren Hilfe nachgewiesen werden kann, wann und mit welcher Intensität ein Mensch träumt. Man fand Hinweise dafür, daß Träume möglicherweise im Schlaf die für Gehirn und Muskeln notwendigen und im Körper gespeicherten Stoffe mobilisieren können. Versuche an Menschen deuten darauf hin, daß die Spiegel von Hormonen wie Adrenalin und ACTH während des Träumens ansteigen. Von diesen Hormonen weiß man aber, daß sie Fett- und Zuckerspeicher im Organismus aktivieren können. Die Tatsache, daß Träume die Ausschüttung gewisser Hormone anregen, könnte das Auftreten gewisser kardialer Zwischenfälle zur Nachtzeit erklären, Zwischenfälle also, bei denen sich der Rhythmus des Herzschlages ändert. Die Ausschüttung von Adrenalin und Noradrenalin würde das Herz zu stärkerer Arbeit anregen und auf diese Weise den schmerzhaften Zustand einer nächtlichen Angina pectoris zur Folge haben. Anderseits könnte dem Traum bei anderen Erkrankungen infolge der Ausschüttung von Nebennierenrindenhormonen wie Kortison eine Schutzfunktion zukommen, wie etwa beim Bronchialasthma.

Die feinen elektrischen Tätigkeitsäußerungen des Gehirns können durch das Elektroenzephalogramm, kurz EEG genannt, gemessen werden. Dieses Gerät funktioniert in der Weise, daß auf der Kopfhaut des Patienten Elektroden angebracht werden. Diese sind über einen Verstärker mit einem Schreibsystem verbunden. Durch die aufgezeichnete Kur-

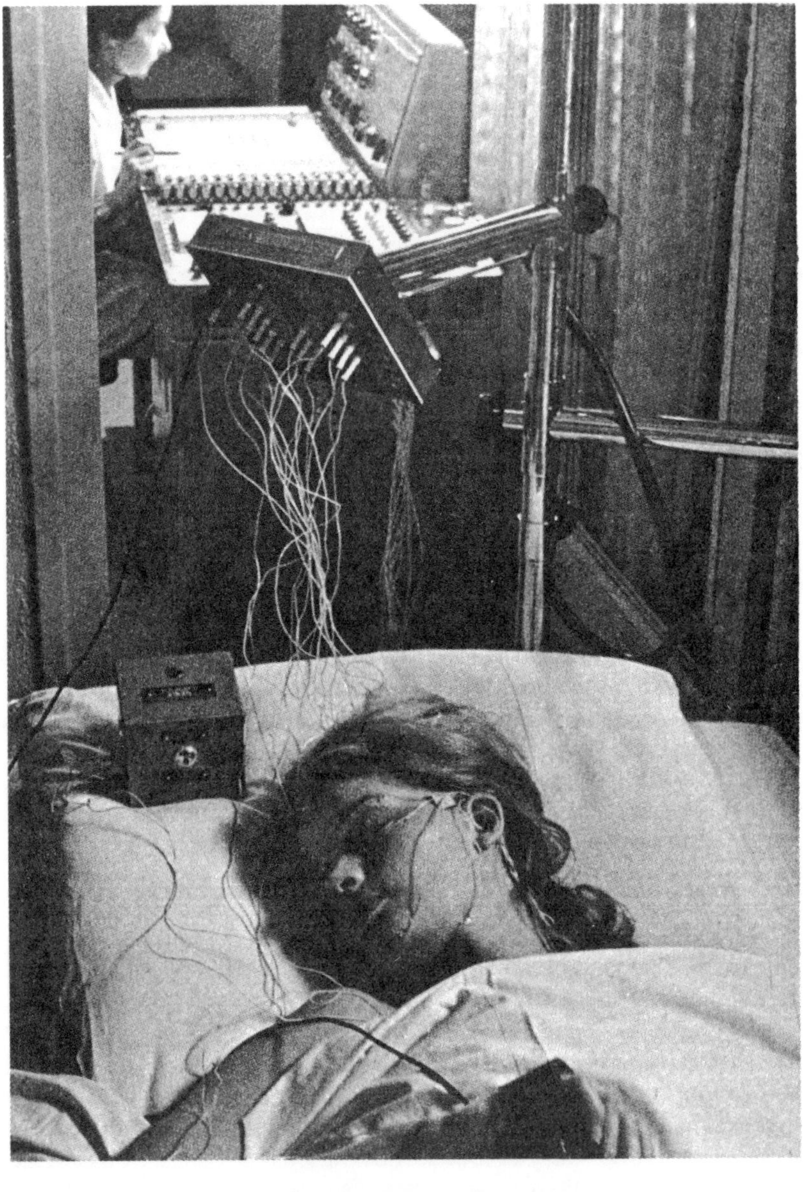

Jedes Schlafstadium hat seine Charakteristika.
Die Aufzeichnungen des Gehirnschreibers zeigen die Tätigkeit der Augen und des Gehirns während des Schlafs (oben) und während des Träumens (unten). Im Tiefschlaf sind die Augenbewegungen nur oberflächlich, während das Gehirn langsam, aber deutlich arbeitet. Der Herzschlag und die Temperatur sinken. Die Atmung ist langsam und gleichmäßig.
Beim Träumer sind vergleichsweise die Augenbewegungen schnell, während die Gehirnwellen einen niedrigeren Ausschlag zeigen, wobei ein Ansteigen der Herzfunktionen, der Atmung und des Blutdrucks eindeutig zu beobachten sind, aber mit starken Schwankungen.

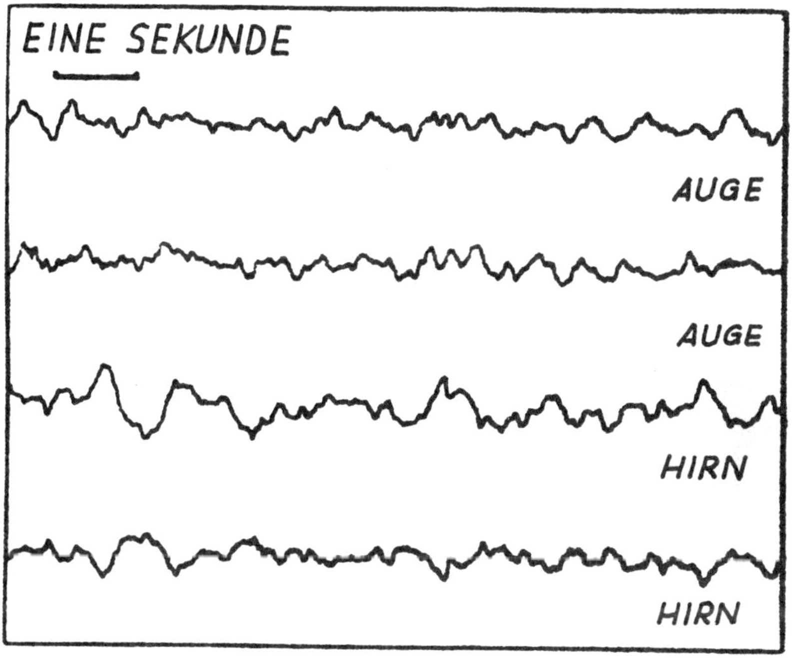
EINE SEKUNDE
AUGE
AUGE
HIRN
HIRN

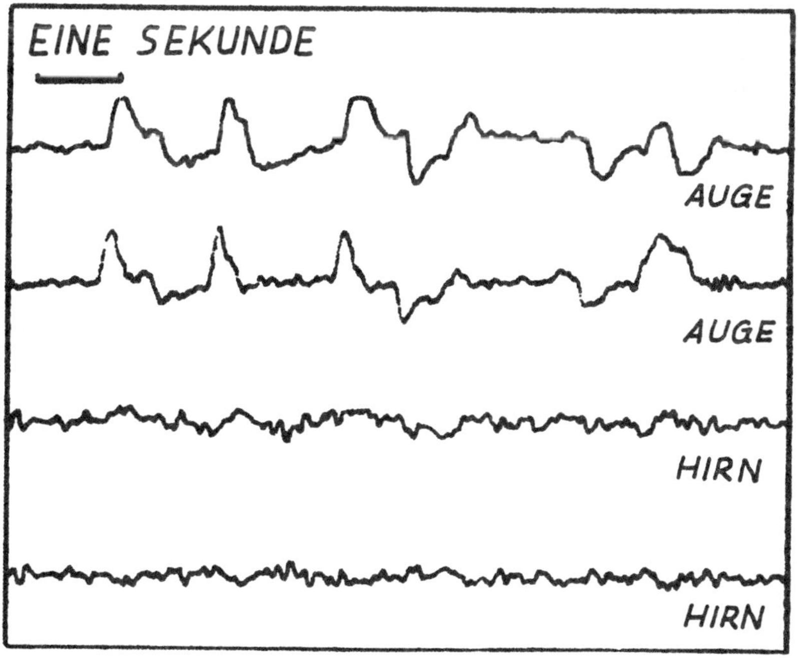
EINE SEKUNDE
AUGE
AUGE
HIRN
HIRN

ve werden die Spannungsschwankungen, die elektrischen Impulse, die das Gehirn aussendet, sichtbar und können abgelesen werden.

Bei einem wachenden Menschen werden die Betawellen, die mit einer Frequenz von 15 bis 20 Schwingungen pro Sekunde auftreten, gemessen. Je mehr die Versuchsperson in einen Schlafzustand hinübergleitet, desto langsamer wird die Frequenz dieser Wellen. An dem untätigen, doch noch wachen Gehirn zeigen sich sodann die sogenannten Alphawellen mit einer Frequenz von 8 bis 12 Schwingungen in der Sekunde, die im leichten Schlaf auf 4 bis 8 pro Sekunde und im Tiefschlaf noch weiter absinken können.

Der Schläfer, der zunächst EEG-Wellen mit einer Frequenz von 4 bis 6 Schwingungen pro Sekunde sendet, strahlt in dem Augenblick, in dem er zu träumen beginnt, überraschenderweise wieder Betawellen aus, die sonst ja nur im Wachzustand auftreten.

Ferner wurde festgestellt, daß es im Schlafverhalten des Menschen kurz andauernde Phasen gibt, die durch motorische Unruhe gekennzeichnet sind. Die Schlaftiefe unterliegt zyklischen Schwankungen. Dabei wurde beobachtet, daß im Zuge eines ununterbrochenen achtstündigen Schlafes bei einer Versuchsperson das EEG ungefähr fünfmal für die Dauer von zehn bis sechzig Minuten Betawellen anzeigt, die dem Wachzustand entsprechen. Prüft man in solchen Phasen des elektroenzephalographischen Wachseins das äußere Verhalten der jeweiligen Versuchsperson, so stellt man fest, daß sie tief schläft und nur mit Mühe geweckt werden kann.

Die Wissenschaft nennt die Schlafphase, in denen Betawellen nachgewiesen werden können, wegen ihres Widerspruchs zwischen schlafendem Verhalten und wachartigem EEG «paradoxen Schlaf», bei dem Muskelzuckungen und schnelle Augenbewegungen auftreten. Dabei sind die Salven schneller Augenbewegungen in augenfällig hohem Maße mit entsprechenden Traumerlebnissen verbunden. Durch die gleichzeitige Ableitung des Elektroenzephalogramms (EEG), des Elektromyogramms (EMG) und des Elektrookulogramms (EOG) ist es möglich, alle motorischen Begleiterscheinungen des paradoxen Schlafs objektiv zu erfassen.

Das geschilderte Phänomen ist folgendermaßen zu erklären: Die langsameren Alphawellen im EEG kommen dadurch zustande, daß die in der Großhirnrinde liegenden Zellen gemeinsam im gleichen Rhythmus erregt werden, wobei jede Zelle ungefähr zehnmal pro Sekunde angeregt wird. Sinkt die Frequenz unter acht Schwingungen pro Sekunde, verliert sich die Beziehung zur Außenwelt. Das wache Bewußtsein aber ist dadurch gekennzeichnet, daß die Zellen unabhängig voneinander zu verschiedenen Zeiten tätig werden. Diese sind durch Nervenbahnen miteinander verbunden, die alle Teile der Hirnrinde in Kontakt und in

Wechselwirkung bringen. Erst wenn alle Zellen etwas Verschiedenes tun, entsteht geistige Leistung — so wie in einem Fertigungsprozeß verschiedene Handgriffe erst das Endprodukt entstehen lassen.

Weckte man einen Schläfer, bei dem die Hirnwellen auf einen paradoxen Schlafzustand hinwiesen, gab dieser folgerichtig an, geträumt zu haben, und konnte in den meisten Fällen seinen Traum auch erzählen. Eine Person, bei der im paradoxen Schlaf regelmäßige rhythmische Augenbewegungen festgestellt worden waren — und zwar in horizontaler Richtung —, gab an, im Traum einem Tennisspiel zugesehen zu haben; wogegen eine andere Person, bei der rhythmische Augenbewegungen in vertikaler Richtung nachgewiesen werden konnten, nachher erzählte, sie sei eine Treppe hinaufgegangen. Ähnlich dem Wachzustand wiesen fast alle untersuchten Träume eine logische Struktur auf.

Zwischen Trauminhalten und schnellen Augenbewegungen besteht also ein qualitativer Zusammenhang, wobei die Amplitude der schnellen Augenbewegungen abhängig ist von der Intensität des Traumerlebnisses. Wenn schnelle Augenbewegungen mit hoher Amplitude im EOG aufgezeichnet werden, dann kann man sicher sein, daß die Versuchsperson aktiv, also als handelnde Person, am Traumgeschehen teilnimmt. Wenn dagegen die Amplitude der schnellen Augenbewegungen klein bleibt, so ist der Träumende nur passiv, also als Beobachter, am Traumgeschehen beteiligt. Die Wissenschaft unterscheidet aus diesem Grund «aktive» und «passive» schnelle Augenbewegungen.

Es soll nicht unerwähnt bleiben, daß auch Atmung, Herzfrequenz und Blutdruck eindeutig auf Traumerlebnisse reagieren. Veränderungen dieser Art sind verhältnismäßig einfach mit den modernen technischen Geräten zu messen, die der Medizin zur Verfügung stehen.

Wenn wir nun versuchen wollen, unsere eigenen Träume oder die anderer Personen mit Hilfe dieses Traumsymbolbuches zu deuten, so müssen wir nebenher die verschiedenen Voraussetzungen und Umstände ergründen und in Betracht ziehen. Es kann sich um Fieberträume handeln oder um solche, die von einem überfüllten Magen herrühren. Sind Träume durch äußere Reize (Geräusche, Abgleiten der Bettdecke, Licht- und Geruchsreize) entstanden, so handelt es sich lediglich um Schlafschutzträume, bei denen wir keinen hintergründigen Sinn suchen sollten.

Größere Aufmerksamkeit sollten wir dagegen den *Warnträumen* widmen, bei denen die Bilder manchmal sehr deutlich sind, wenn man die Symbole richtig zu lesen versteht. Beim *Tiefentraum* sollten wir zuerst einmal versuchen zu ergründen, in welcher Beziehung der Traum zu allerjüngsten Tagesereignissen stehen könnte. Wenn man erst eine Verbindung hergestellt hat, werden auch meist die Traumsymbole eindeutiger und lesbarer. Ist aber der Tiefentraum nicht mit bekannten oder von der Person erinnerlichen Ereignissen zu verbinden, so müssen wir versuchen, alle Einzelheiten des Traumes näher zu erfragen und aufzuzeichnen, eventuell auch nahestehende Personen des betreffenden Menschen über dessen Gewohnheiten, einsetzende Charakterveränderungen nach bestimmten Erlebnissen oder Kindheitsbegebenheiten zu befragen. Erst wenn wir möglichst viele Einzelheiten erfahren haben, können wir versuchen, das jeweilige Traumerlebnis mit Hilfe des Traumsymbollexikons zu deuten. Manchmal, in ernsteren Fällen, wird es besser sein, einen erfahrenen Psychotherapeuten zu Rate zu ziehen.

In jedem Fall aber sollte man objektiv, möglichst neutral und sachlich mit der Analyse beginnen; denn es kann der Sache kaum förderlich sein, wenn wir alles so ausdeuten, wie es uns gerade paßt, oder wenn wir die Traumsprache in einer Art deuten und interpretieren, wie es sich gerade ergibt. Aus diesem Grund ist die Analyse eigener Träume äußerst schwierig, da die meisten sich selbst gegenüber kaum ein neutraler Schiedsrichter sein können. Welcher Angeklagte würde sich schließlich selbst verurteilen?

Das *Lexikon der Traumsymbole* wurde unter Berücksichtigung verschiedener alter Traumbücher und Quellen (ägyptischen, arabischen und mittelalterlichen Ursprungs), der Deutungen, die sich in den französischen «Sciences occultes» finden, der modernen Psychoanalyse und aus eigener praktischer Erfahrung zusammengestellt. Dabei muß betont werden, daß nicht jeder Traum mit Hilfe dieses Lexikons erklärt und gedeutet werden kann, daß man sich auch nicht in jedem Fall blindlings der Symbole bedienen darf, die hier angeboten und interpretiert werden. Sind auch zahlreiche Gemeinsamkeiten der Traumsymbole bei vielen Völkern aller Zeiten eindeutig festzustellen, so darf nicht übersehen werden, daß der einzelne Mensch seine eigene, höchstpersönliche Traumsprache entwickeln kann. Das hängt nicht zuletzt auch von seinem Intelligenzquotienten ab. Je nach der Psyche des Träumers ist es möglich, daß er sich im Traum gewisser Symbole bedient, die ganz besonders raffiniert verschlüsselt sind und die sich nur schwer dechiffrieren lassen. Man muß sich also, ehe man an die Deutung geht, auch über die seelischen Eigenarten des Träumers ein Bild machen. In diesen Fällen ist zu empfehlen, ein eigenes *Traumsymbolbuch* anzufertigen, um sich gegebenenfalls erinnern zu können, Aufzeichnungen zu vergleichen und möglichst viele Träume zu notieren.

Am zweckmäßigsten ist es, sofort nach dem Erwachen seine Träume in Stichworten aufzuschreiben oder auch ausführlich zu Papier zu bringen und alle Einzelheiten zu notieren. Das sollte sogleich geschehen, nachts oder morgens, sobald man aus einem Traum erwacht; denn die Erfahrung hat gelehrt, daß Traumbilder sich sehr schnell verflüchtigen und aus dem Bewußtsein schwinden oder aber in ihrem Zusammenhang undeutlicher werden. Besonders Namen und Zahlen werden schnell vergessen, und schon nach einigen Minuten des Wachseins ist man nicht mehr in der Lage, eine genaue Zahlenfolge zu rekonstruieren. Zu jedem niedergeschriebenen Traum sollte notiert werden, welche Indizien für eine bestimmte Traumgruppe sprechen: ob es sich um einen Reiz- oder einen Warntraum handelt, ob das Traumerlebnis den Oberflächen-Tiefenträumen oder den wichtigen großen Tiefenträumen zuzuordnen ist. Nach einigen Tagen sollten wir noch einmal die Aufzeichnungen zur Hand nehmen und überprüfen, ob die erste spontane Deutung richtig gewesen ist oder ob eine andere Auslegung wahrscheinlicher wäre.

Ein weiterer Vorteil der Aufzeichnungen von Träumen liegt auf der Hand: bei Wiederholungs- und Serienträumen kann man vergleichen — und wenn man allein nicht mehr weiterkommt, können diese Aufzeichnungen eine wertvolle Hilfe für geschulte Traumforscher sein, damit die von uns vielleicht übersehenen Zusammenhänge aufgedeckt werden können. Nicht immer sind wir uns selbst gegenüber kritisch genug, daß wir auch für uns unangenehme Dinge und Deutungen gelten lassen; hingegen können wir sicher sein, daß ein unparteiischer Schiedsrichter darauf keine Rücksicht nehmen wird und bemüht ist, die volle Wahrheit ans Licht zu bringen.

In manchen Fällen ist es auch ratsam, die eigenen Träume zu zeichnen, weil Träume sich auch in Bildern darstellen und manche Bilder sich nur schwer mit Worten beschreiben lassen. Alle Aufzeichnungen sollten mit entsprechenden Daten versehen werden, um später feststellen zu können, in welchen Zeitabständen gleiche oder ähnliche Träume auftauchen.

Ebenfalls zu empfehlen ist das Anlegen eines sogenannten *Nächtebuches*, in dem die Gedanken notiert werden sollten, die uns im Zusammenhang mit den Träumen kommen. Es ist oft verblüffend, welche Gedanken nachts auf uns einstürmen und welche Ideen uns kommen, die wir vielleicht am anderen Morgen wieder vergessen haben. Derjenige, der sich mit der Deutung von Träumen beschäftigt, sollte sich mit dem nötigen Ernst und angemessener Distanz, die ihm auch Kritik erlaubt, an die Arbeit machen. Das alphabetisch geordnete Verzeichnis der Traumsymbole soll eine erste Anleitung und Hilfe geben. Dabei betone ich noch einmal, daß kein Symbol so feststeht, daß es nicht durch andere Symbole ersetzt werden könnte.

Auf eine besondere Kategorie von Träumen sollte zum Schluß noch hingewiesen werden: die *Trostträume*, die sich bei schweren Krankheiten einstellen können. Diese können in wunderbaren Farben erlebt werden und äußerst schöne Bilder entstehen lassen. Wenn wir um eine solche Voraussetzung wissen, sollten wir uns keine allzu große Mühe geben, diese Träume zu untersuchen oder zu deuten; denn sie haben meist keinen anderen Zweck, als ein wohltuendes Trugbild vorzugaukeln, mit dem sich die Seele tröstet.

Um eigene und fremde Träume besser und geordneter aufzuzeichnen, empfiehlt sich ein kleiner *Fragebogen*, der vervielfältigt werden kann und in den man alle wichtigen Notizen und Bemerkungen eintragen soll. Sie finden einen solchen Fragebogen nachstehend abgedruckt, der in der wissenschaftlichen Traumdeutung jedoch viel umfangreicher ist. Mit dem Nachschlagen im lexikalischen Teil sollte erst dann begonnen werden, wenn alle Fragen beantwortet sind.

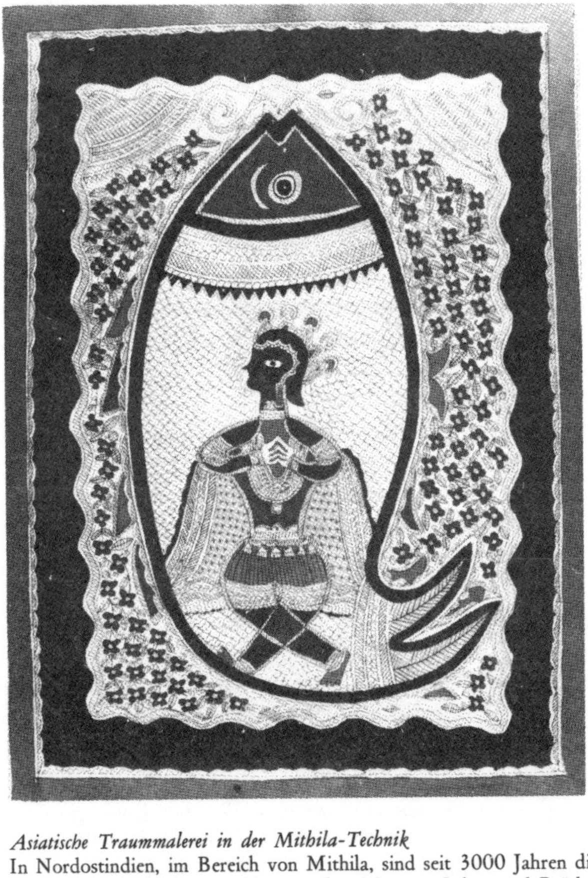

Asiatische Traummalerei in der Mithila-Technik
In Nordostindien, im Bereich von Mithila, sind seit 3000 Jahren die Frauen außerordentlich kunstbegabt und malen «exklusiv». Ihre Männer, Söhne und Brüder rühren den Pinsel nicht an. Die Frauen malen, so wird in Mithila versichert, ihre Traumerlebnisse, die sich in der Hauptsache an Fruchtbarkeitssymbole oder an Glückszeichen wie den Fisch anlehnen.

Fragebogen zur Traumdeutung

Zeitpunkt des Traumes

Tag: ______ Nacht vom ______ zum ______

Uhrzeit (ungefähr): ______

Bald nach dem Einschlafen: ______

Spät in der Nacht: ______

Vor dem Erwachen am Morgen: ______

Grundidee (in Stichwörtern): ______

Einzelheiten (Handlung, vorkommende Personen, Gegenstände, Zusammenhänge): ______

Nahrungsmittel

Hauptgericht der wichtigsten Mahlzeit des vorangehenden Tages:

______

Speisen, die am Abend vor der Traumnacht gegessen wurden:

______

Nebenspeisen oder Genußmittel, die in größeren Mengen als normalerweise konsumiert wurden (Kaffee, Tabak, Alkohol): ______________

____

Gesundheitszustand
Liegt eine körperliche Verunstaltung vor: ______________________

____

Wird der Träumende von gesundheitlichen Beschwerden geplagt:

____

Chronisch: ____________________________________

Seit einiger Zeit: ______________________________

Neuerkrankung: ________________________________

Bestanden in der Traumnacht gesundheitliche Beschwerden (Fieber, z.B. im Zusammenhang mit einer Erkältung; Frauen müssen unbedingt angeben, ob die Periode in die Traumzeit fällt oder ob Unruhe wegen einer Verzögerung der Periode bzw. einer möglichen Schwangerschaft herrscht): ________________________________

____

____

Deutung des Traumes
Erinnert der Traum, nach Stichwörtern festgehalten, an eine bestimmte Begebenheit, die sich tatsächlich ereignet hat? Welche Zusammenhänge bestehen zwischen der Erinnerung und dem Traumgeschehen:

____

____

____

Wie erklärt sich der Träumer seinen Traum: ______________

____

____

____

Wurde schon einmal etwas Ähnliches geträumt: ____________

____

____

Wann: ______________________________

____

Mehrfach: ______________________________

____

Mit welchen Abweichungen: ______________________________

____

In welche Kategorie fällt der Traum vermutlich: ______________________________

____

Was ist daraus tatsächlich mit Hilfe des Traumsymbollexikons abzulesen — wie kann der Traum gedeutet werden: ______________________________

____

____

____

____

____

Welche zusätzlichen Traumsymbole traten auf, die im Lexikon nicht zu finden sind:

____

____

____

____

____

____

____

____

____

____

____

____

____

ZWEITER TEIL:

TRAUMANALYSEN

1. Geburtsträume

«Ich ging — oder schwebte vielmehr — durch einen schmalen Felsspalt. Es dauerte sehr lange, bis ich wieder ans Tageslicht kam. Über dem Ausgang stürzte ein Wasserfall herab. Ich trat seitlich heraus und entfernte mich von der Felsspalte. Plötzlich waren — wie aus dem Boden gestampft — mehrere Männer da, die vor mir den Hang hinaufkletterten.»

*

Der sechzehnjährige Ingo Sch., der wegen Bettnässens in ärztliche Behandlung kam, gab bei seiner Traumschilderung weiter an, daß die Spalte schmaler war als er, daß sie vor ihm auseinanderglitt und sich hinter ihm wieder schloß. Dabei hatte er das Gefühl, daß es innerhalb der Spalte schöner war als außerhalb, wo ein trüber Tag herrschte und es naßkalt war.

Die in diesem Traum geschilderten Erlebnisse verweisen eindeutig auf einen Geburtstraum, wobei es bezeichnend für die allgemeine Lebensangst des Patienten ist, daß er sich innerhalb der Spalte (im Mutterleib) geborgen fühlt und sich außerhalb (in der Welt) nicht zurechtfinden kann. Es ist immer wieder erstaunlich, wie sich in späteren Träumen die Empfindungen des Kindes vor oder während der Geburt widerspiegeln, welche Erlebnisspuren (im Unterbewußtsein) dieser Vorgang hinterläßt und wie diese sich später in den Träumen äußern.

* * *

«Jede Nacht schrecke ich zwei- bis dreimal aus dem Schlaf empor. Immer sind es Angstträume, die mich quälen und die wohl mit meinem Beruf zusammenhängen. Immer sehe ich riesengroße Betten auf mich zukommen. Dabei habe ich das Gefühl, die Atmung würde aussetzen und ich würde erdrückt. Dann erwache ich schweißgebadet.»

*

Diese Alpträume des achtundzwanzigjährigen Automechanikers Bruno K. haben sicher nur indirekt mit seinem Beruf zu tun. Er konnte bei seiner Erzählung nicht angeben, warum er in diese Angstträume verfiel. Auch seine frühesten Kindheitserinnerungen, die ihm noch gegenwärtig waren, konnten keinen Aufschluß geben. Eine Befragung der noch lebenden Mutter ergab, daß Bruno K. sich an ähnliche Träume vor seinem zwanzigsten Lebensjahr nicht erinnern konnte.

Nach seiner Schulzeit arbeitete er zuerst als Tankwart und absolvierte dann eine Lehre als Kraftfahrzeugmechaniker. Von nun an arbeitete er vorwiegend unter dem Auto liegend. Die erdrückende Enge, die dort herrschte, muß im Unterbewußtsein das «schlummernde» Trauma seiner Geburt, bei der sein Kopf in starkem Maße gedrückt und deformiert worden war, «erweckt» haben. Die Deformation seiner Kopfform bildete sich in den ersten Lebensmonaten zurück, was zu einer normalen Kopfform führte.

2. Frühkindliche Traumata

«Irgend etwas bewegt sich in großen Kreisen um mein Gesicht. Dann werden die Kreise immer kleiner und schneller, immer schneller und beängstigender. Plötzlich stürzt etwas mit einem brausenden Geräusch auf mich zu. In diesem Augenblick erwachte ich mit einem Aufschrei.»

*

Anne S. ist zweiundzwanzig Jahre alt und Studentin. Mit einigen Bekannten war sie nach Norwegen gefahren. Drei Wochen lang lernten sie Land und Leute kennen, und da sie wenig Geld besaßen, schliefen sie in Zelten und aßen unregelmäßig. Völlig erschöpft und mit hohem Fieber kam Anne S. wieder nach Hause. Nachdem sie ihren ersten Heißhunger gestillt hatte, legte sie sich zu Bett und schlief gleich ein, fuhr aber nach kurzer Zeit mit einem gellenden Aufschrei aus ihren Träumen auf. Sie setzte sich in ihrem Bett auf, konnte sich nicht besinnen, wo sie war, und zitterte vor Angst. Dies wiederholte sich mehrere Male. Als Anne S. wieder einigermaßen bei Kräften war, erzählte sie ihren Traum ihrer Mutter, die spontan erwiderte: «Ich habe es dem Vater immer wieder gesagt, daß er das nicht tun solle.»

Wie sich herausstellte, hatte der Vater bei dem wenige Tage alten Säugling, um dessen Aufmerksamkeit auf sich zu lenken und eine Reaktion zu erzielen, sich an das Bett gestellt und mit der Hand erst große, dann immer kleiner werdende Kreise vor dem Gesicht der kleinen Anne gezogen, indem sich seine Hand immer näher auf das Kind zubewegte. Diese Bewegungen endeten damit, daß er mit einem zischenden Geräusch Anne plötzlich unter dem Kinn kitzelte. Die Mutter konnte sich noch genau daran erinnern, wie das Kind jedesmal erschreckt zusammengezuckt war. Die zweiundzwanzigjährige Studentin konnte sich selbstverständlich daran nicht mehr erinnern.

Dieser Fall zeigt sehr eindringlich, daß frühkindliche Traumata vergessen werden, in späteren Jahren aber in den Träumen der Erwachsenen wieder hervorbrechen können. Der auslösende Faktor bei Anne S. war ihre totale Erschöpfung gewesen.

* * *

Der Fall der fünfundzwanzigjährigen Claudia B. muß zusammenfassend betrachtet werden. Sie hatte eine unerklärliche Angst vor Dunkelheit und schreckte nachts öfter aus dem Schlaf auf. Sie klagte über Schwindelgefühl und über ständige Müdigkeit. Wenn sie im Bett lag, quälte sie das Gefühl, ihren Kopf nicht heben zu können. Auch gab sie an, unter Platzangst zu leiden, besonders in engen Straßen und Alleen, weil sie befürchtete, Häuser und Bäume könnten in halber Höhe abknikken, auf sie herabstürzen und sie unter sich begraben.

Die nächtlichen Ängste steigerten sich zu einer Neurose, als die Mutter von Claudia B. starb. Zu diesem Zeitpunkt war Claudia zweiundzwanzig Jahre alt. Befragt über ihre Kindheitserinnerungen, konnte sie keine Angaben machen, die auf ein frühkindliches Trauma hätten schließen lassen. Nach längerem Suchen konnte das frühere Kindermädchen ausfindig gemacht werden, das sich an folgende Einzelheiten erinnerte:

Claudias Mutter hatte nach der Geburt ein Kindbettfieber durchgemacht. Aus diesem Grund verbrachte der Säugling seine ersten sechs Lebenswochen in einem Krankenhaus, ohne in Kontakt mit der Mutter zu kommen. Dort habe sie fast ununterbrochen geschrien. Als Claudia dann nach Hause kam, war sie so geschwächt, daß sie kaum mehr den Kopf heben konnte. Claudia galt als «Schreikind». Nach einiger Zeit gewöhnte sie sich das ständige Schreien ab.

Aus der extrem unglücklichen Situation der ersten Lebenswochen und den immer wiederkehrenden Rückerinnerungen an die traumatischen Erlebnisse im Krankenhaus ohne die mütterliche Fürsorge und Wärme resultierten alle späteren Erscheinungen wie Aufschrecken, Körpersensationen, Dunkelangst und das Gefühl, den Kopf nicht heben zu können. Diese Ängste wurden permanent deutlich, wenn Dunkelheit, Müdigkeit und herabgesetzte Bewußtseinskontrolle in der Nacht eintraten. Die Häuser in ihren Träumen, die abzuknicken drohten, waren weiß — das waren die Ärzte, die zur Visite gekommen waren und sich über das Bett des Säuglings gebeugt hatten.

Bezeichnend ist der Zeitpunkt, zu dem diese Angstträume deutlicher und intensiver wurden: der Tod der Mutter. Ihr Fehlen in den ersten Lebenswochen führte bei Claudia zu traumatischen Unlustreizen, denen sie in dem Krankenhaus ausgesetzt war. Claudia beruhigte sich, als die Mutter sich um sie kümmern konnte, als sie ihre Wärme spürte und sich geborgen fühlte. Beim Tod der Mutter wiederholte sich symbolisch die frühkindliche Traumatisierung bei dem inzwischen zweiundzwanzig Jahre alt gewordenen Mädchen, wobei die alten Ängste mit großer Intensität wieder hervorbrachen.

Ihr behandelnder Arzt benötigte nur acht Stunden, um sie von ihren fürchterlichen Angstzuständen zu heilen. Er erklärte ihr die Symptome, worauf sehr bald die Ängste wichen. Der Hospitalismus, der sich bei Claudia B. als frühkindliches Trauma festgesetzt hatte und sich bis zur Neurose steigerte, konnte völlig geheilt werden.

3. Drachen- und Tierträume

«Ich war in einem großen Wald, und da war es sehr dunkel. Die Blätter an den Bäumen waren ganz groß und dick. Von den Bäumen hingen lange Schläuche, die fast bis zur Erde reichten. Weil der Boden ganz naß war, habe ich mich an einen solchen Schlauch gehängt und bin über den Boden geschwebt. Plötzlich war da ein ganz großer Berg. Überall schrien Tiere. Die konnte ich nicht sehen, weil die Bäume so dicht waren. Der Berg war höher als die Bäume ringsum. Als ich auf den Berg klettern wollte, bewegte er sich. Der Berg war auf einmal ein ganz großes Tier, das auf seinem Rücken viele Stacheln hatte. Aus dem Mund dampfte es ganz wild wie eine Lokomotive. Wenn sich das Tier bewegte, zitterte die ganze Erde. Dabei hat es immer geregnet. Als ich aufwachte, hat mich Mami mit einem Handtuch abgetrocknet, weil ich doch ganz naß geworden bin.»

*

Wolfgang W. ist vier Jahre alt. Ein Einzelkind, das keinen Kindergarten besucht. Aus erzieherischer Überzeugung hatten ihm die Eltern keine Märchen, Sagen oder Gruselgeschichten erzählt. Ein Fernsehgerät ist in der Familie nicht vorhanden. Als Wolfgang die Bezeichnung Drache hörte, wußte er nichts damit anzufangen. Auch von Urlandschaften oder Naturkatastrophen hatte er niemals vorher gehört.

Dieser Traum des kleinen Wolfgang beweist eindeutig, daß in Kindern Urvorstellungen vorhanden sind. Nach Auffassung vieler moderner Wissenschaftler stellt der Traum des Menschen ein Relikt aus früheren stammesgeschichtlichen Entwicklungsstufen unseres Seelenlebens dar.

Wolfgang hatte sich erkältet und hatte deshalb erhöhte Temperatur. In seinem Fiebertraum hatte er geschwitzt, so daß er beim Erwachen tatsächlich glaubte, er sei von dem Regen, den er im Traum gesehen hatte, naß geworden. Die Mutter trocknete ihn mit einem Handtuch ab, so wie sie es immer tat, wenn Wolfgang aus der Badewanne kam oder wenn er einmal vom Regen durchnäßt worden war.

* * *

«Auf meinem Heimweg entdeckte ich im Traum, wie sich eine kleine dicke Schlange langsam auf mein Elternhaus zubewegte. In der folgen-

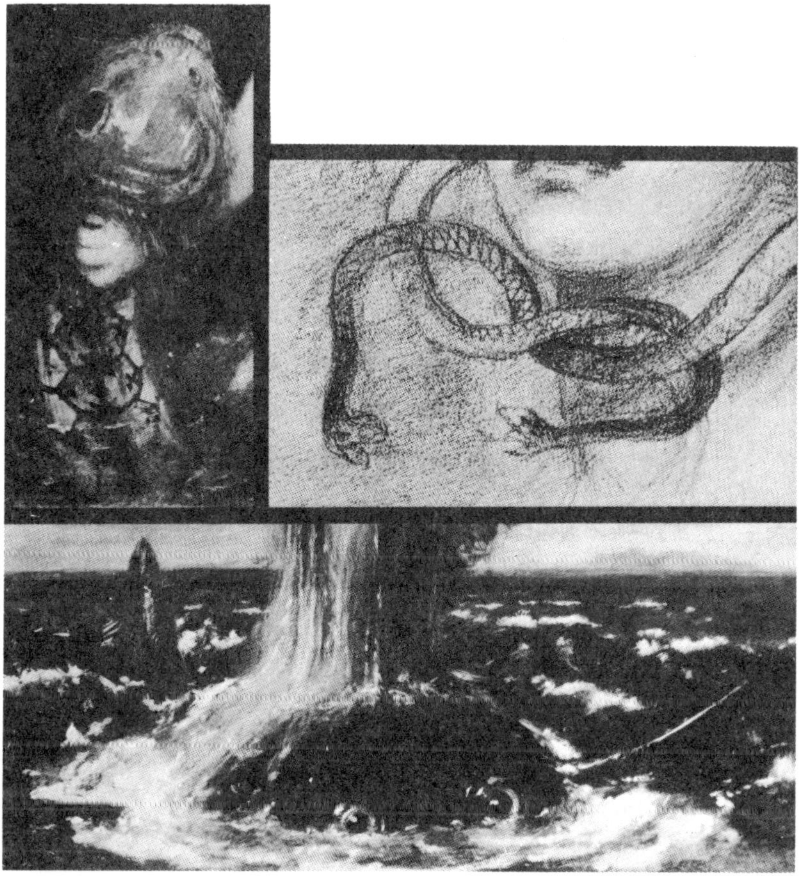

Traumbilder Böcklins
Von dem Maler Böcklin weiß man, daß er von schweren Träumen geplagt wurde. Er brachte viele seiner oft erschreckenden und entsetzlichen Träume in seinen Bildern zum Ausdruck, die Urwesen darstellen.

den Nacht befand ich mich im Traum wieder auf dem gleichen Weg. Jetzt war es aber eine viel größere und dickere Schlange, die sich durch unseren Gartenzaun zwängte. Ich hörte, wie sie sich die Treppe hinaufschlängelte und dann oben eine Tür öffnete. Da kam mein Bruder nach Hause. Ich wollte ihn warnen; aber es war schon zu spät. Er hielt die Schlange in der Hand und zerdrückte sie fast. Doch die Schlange war jetzt gar nicht mehr häßlich, sondern hatte wundervoll schillernde Farben.»

*

Erotisch-sexuelles Denken ist in der vierundzwanzigjährigen Marlies K. erwacht, zunächst noch zaghaft — das Symbol der kleinen Schlange —, dann stärker zunehmend, durch die dickere Schlange dargestellt. In ihrem Elternhaus sieht sie das Sinnbild ihrer eigenen Person. Das Öffnen der Tür durch die Schlange ist ein sicheres Zeichen für vorhandene Liebesbereitschaft (Öffnen einer unbekannten Tür). Der Bruder ist in ihrem Traum nur eine mahnende Besinnungserscheinung auf sich selbst. Wahrscheinlich sträubt sie sich im Augenblick noch gegen die erwachenden Gefühlsregungen. Das Zerdrücken der Schlange ist ein Zeichen der Angst vor der Problematik des Empfindens. Aber die Schlange wird schöner, ein Zeichen, daß das natürliche Verlangen in ihr die Oberhand gewinnt.

*
* *

«Im Traum befand ich mich in einem mir gänzlich unbekannten Haus. Es stand ganz allein in einer unendlichen Ebene. Es war sehr hell draußen. Man konnte aber keine Sonne sehen. Plötzlich hörte ich einen Schrei. Ich sah zum wolkenlosen Himmel auf, und von dort sprang ein Tiger auf die Erde hinab. Noch bevor ich die Tür hinter mir schließen konnte, hatte der Tiger bereits eine Tatze dazwischen gestellt. Nach einiger Mühe gelang es mir aber doch, die Türe zu schließen. Dann geschah dasselbe noch einmal: Wieder hörte ich einen Schrei und wieder kam ein Tiger vom Himmel, der diesmal mein Kind bedrohte. Wieder gelang es mir, mein Kind zu retten.»

*

Ein Tiger ist ein Symbol für große Leidenschaft. Das angreifende Tier bedeutet, daß Frau Renate J. (22 Jahre) seitens eines rachesüchtigen Menschen großen Schaden erleiden wird, zumindest von einem solchen bedroht wird. Sie sollte sehr auf ihre Wünsche und Empfindungen achten, damit ihr und ihrer Ehe keine Gefahr droht. Irgend etwas, das mit einem anderen Mann zusammenhängt, wird in nächster Zeit — oder ist bereits — geschehen. Sie sollte sich vor Unüberlegtheit hüten.

4. Hexen- und Gespensterträume

«Ich spielte in einem schönen Garten. Da waren ganz viele Blumen. Plötzlich kam eine Hexe, und die hat gelacht. Sie hat mir befohlen, eine Blume zu pflücken und dann zu essen. Da kam Mutti und sagte zu mir: ‹Nein, Kai, tu das nicht!› Nun waren es ganz viele Hexen, die mich und Mutti und noch ganz viele andere Leute jagten und sich auch gegen-

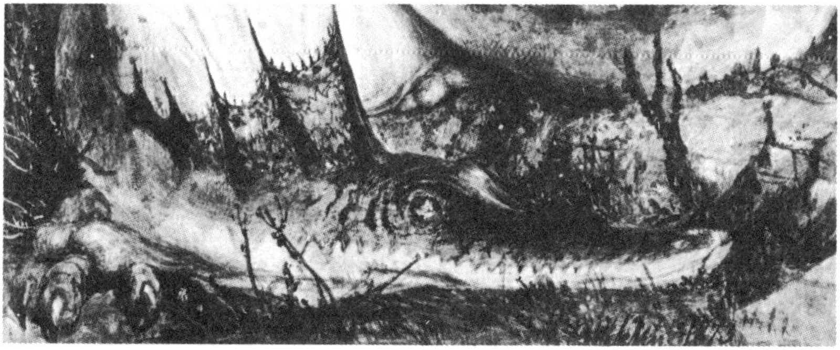

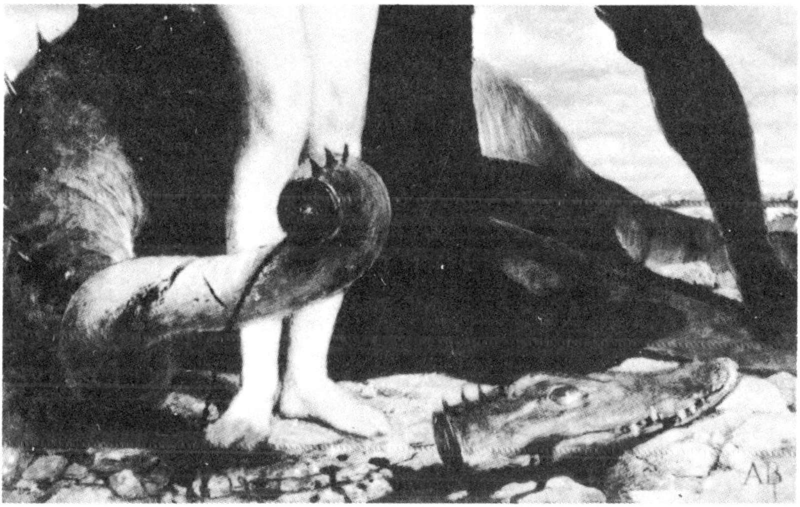

Aus Böcklins Traumbildwelt
Manche der von Böcklin dargestellten « Urwesen » — Traumtiere des Schreckens — werden dann von « Helden » zur Strecke gebracht.

seitig verfolgten. Eine war besonders schlimm, die hat alle anderen gejagt, aber die entkamen, weil die böse Hexe stolperte und in die Blumen fiel. »

*

Der fünfjährige Kai H. ist ein phantasievoller, sensibler und ängstlicher Junge. Manchmal läßt er sich zu Wutausbrüchen hinreißen und beschimpft dann auch seine Eltern. Kai ist Bettnässer. Natürlich kennt er Märchen und daher auch Hexen wie auch die Bedeutung von « Gut » und « Böse ». Sein Vater ist selten zu Hause, da er als Vertreter für eine Firma ständig unterwegs ist. Die Erziehung des Kindes liegt ganz in den

Händen der Mutter und der Großmutter (väterlicherseits). Die Großmutter ist herrisch und egoistisch und tyrannisiert die ganze Familie. Man ist auf sie angewiesen, da sie von ihrer hohen Rente einen beträchtlichen Teil zum Haushalt beisteuert und das eigene Geld nicht reicht. Die Mutter wagt ihrer Schwiegermutter nicht zu widersprechen, weil sie fürchtet, mit ihrem Mann in Streit zu geraten. Die Großmutter nörgelt ständig an ihrem Enkel herum, besonders wenn er einmal zu sehr herumtollt oder wenn er nicht essen will. Sie steht auf dem Standpunkt: Was auf den Tisch kommt, wird gegessen. Kai ist Einzelkind. Die Mutter versucht meist einzulenken und ihrer Schwiegermutter begreiflich zu machen, daß auch sie als Kind nicht immer jedes Gericht gemocht habe.

So wird verständlich, warum die Hexe, die von Kai als besonders alt und besonders böse geschildert wird, ihm befiehlt, Blumen zu essen, ein Gedanke, der dem Kind völlig absurd erscheinen muß. Die Hexe ist also die Großmutter, vor der nicht nur er und die Mutter fliehen, sondern auch «viele andere Leute». Die Großmutter steht für das allgemein Böse.

* * *

«In der vergangenen Nacht hatte ich folgenden Traum: Ich lag in meinem Bett und erwachte von einem heftigen Klingeln an der Wohnungstür. Zunächst tat ich so, als hörte ich nichts. Ich hatte Angst, daß mich etwas Unangenehmes erwarte. Nach einer Weile war ich aber doch neugierig und schlich mich zur Tür. Da stand plötzlich mitten im Zimmer ein kleines häßliches Gespenst und grinste böse. Wieder tat ich so, als merkte ich nichts, und schlich zurück in mein Bett.»

*

Daß die achtunddreißigjährige Petra A. sich selbst im Bett sieht, kann einmal im erotischen Sinn zu verstehen sein, aber auch einem Ruhebedürfnis Ausdruck geben, nach dem sich das Unterbewußtsein sehnt. Die letztere Aussage liegt deshalb besonders nahe, weil es in ihrem Traum plötzlich klingelt. Man wird als Schlafender durch ein Alarmzeichen der eigenen Nerven beruhigt. Da sie einen Geist sieht, wird sie etwas Unangenehmes erfahren. Der Geist, den Frau A. als kleinen häßlichen Mann beschreibt, kann aber auch darauf hindeuten, daß in erotischer Hinsicht die innere Ordnung gestört ist. Der Volksmund sagt: «Wie man sich bettet, so liegt man!» Darunter ist im übertragenen Sinn zu verstehen, daß derjenige nicht gut in seinem Bett liegt, der Dinge zu verkraften hat, die außerhalb der üblichen Ordnung liegen. Es wäre also möglich, daß Frau A. durch eigenes Verhalten in ein Stadium innerer Unruhe geraten ist, die das Seelenleben nicht mehr ohne Protest zu verkraften vermag.

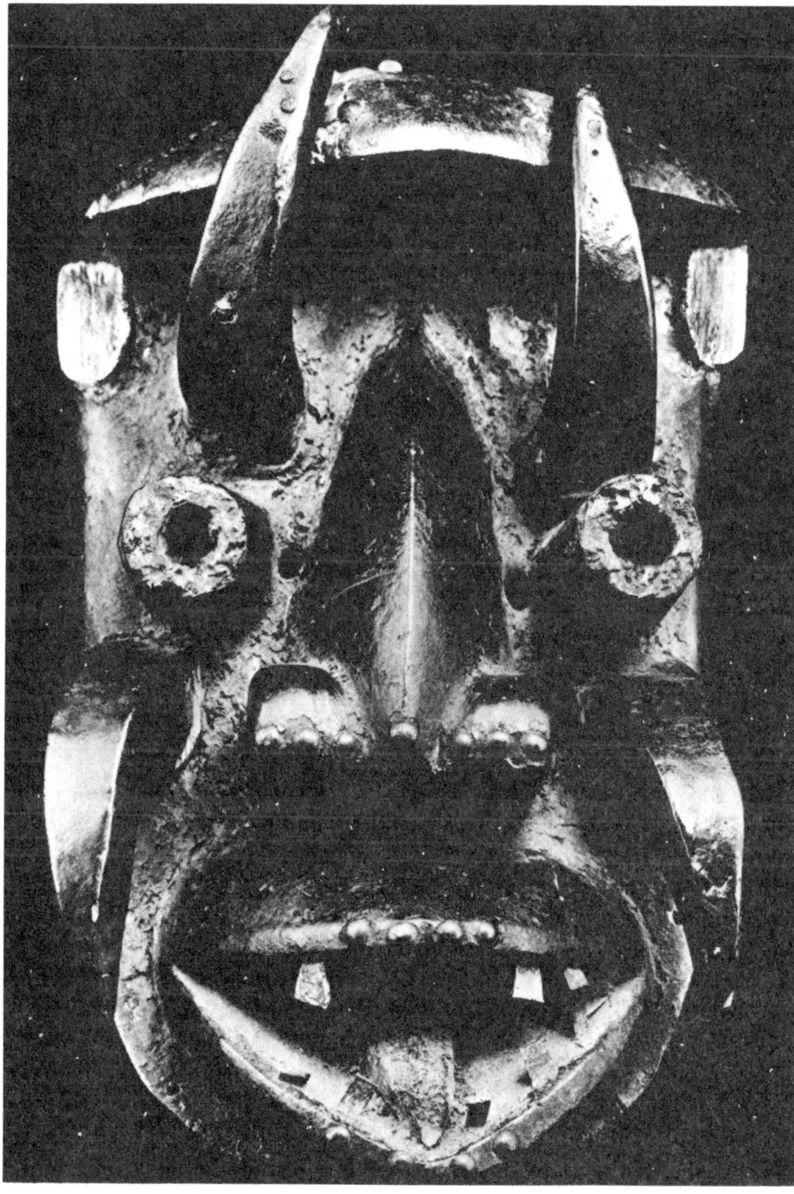

Schreckensmasken, die nach Träumen gestaltet werden
Zahlreiche afrikanische und südasiatische Masken — vor allem Teufelsmasken — werden, nach den eigenen Aussagen der Maskenschnitzer, auf Grund von Traumerlebnissen gestaltet. Dabei ist jedoch zu bemerken, daß diese Traumerlebnisse offenbar durch traditionelle « Grundzüge » stark beeinflußt werden.

5. Reinkarnationsträume

Im April 1950 starb ein zehnjähriger Junge mit Namen Jain, Sohn von Bholanath Jain, an Blattern in einem Haus in Kosi Kalan, einer kleinen indischen Stadt in Uttar Pradesh. Am Tag seines Todes lag er im Fiebertraum. Dabei sagte er zweimal zu seiner an seinem Lager sitzenden Mutter: « Du bist nicht meine Mutter. Ich will zu meiner Mutter! », wobei er in Richtung einer anderen Stadt zeigte. Im August des folgenden Jahres wurde der Frau von Brijal Vrashnay in Chhatta ein Sohn geboren, der Prakash genannt wurde. Im Alter von viereinhalb Jahren begann dieser mitten in der Nacht aufzuwachen, aufzustehen und auf die Straße zu laufen. Als er einmal dabei aufgehalten und gefragt wurde, was er denn zu so später Stunde auf der Straße suche, sagte er, sein Name sei Nirmal und er wolle nach Hause nach Kosi Kalan gehen.

Als Prakash fünf Jahre alt geworden war, wurden seine Erinnerungen an sein Leben als Nirmal erstaunlich lebhaft. Seine Familie unternahm verschiedene Maßnahmen in der Hoffnung, daß der kleine Prakash seine Träume über Nirmal und Kosi Kalan aufgeben würde. Sie setzten ihn auf eine Töpferscheibe und drehten ihn gegen den Uhrzeigersinn, vermutlich um sein Gedächtnis zu schwächen. Gelegentlich schlugen sie ihn sogar, wenn er von seinen Träumen erzählte. Nach einiger Zeit schien Prakash sein Leben als Nirmal vergessen zu haben, zumindest sprach er nicht mehr offen von seinem Wunsch, nach Kosi Kalan zurückzukehren.

*

Dieser ist einer von 600 Berichten, die der amerikanische Wissenschaftler Professor Ian Stevenson von der Universität in Charlottesville über Reinkarnationsphänomene sammelte und nachprüfte. Professor Stevenson stellte fest, daß die meisten Versuchspersonen die Erinnerung an ein von ihnen behauptetes anderes Leben vor ihrem eigenen Leben zwischen dem fünften und zehnten Lebensjahr vergessen. Die gesammelten Berichte stammen aus allen Ländern der Erde.

Der Wissenschaftler hörte von diesem Fall auf einer seiner Forschungsreisen durch Indien und ging den Angaben nach. Dabei entdeckte er die seltsamen Übereinstimmungen der Fälle Jain aus Kosi Kalan und Prakash aus Chhatta.

* * *

Während seiner Untersuchungen in Südostalaska unter den Tlingit-Indianern ermittelte Professor Stevenson den Fall des kleinen Jimmy Svenson in Sittka. Als dieser zwei Jahre alt war, begann er über den Bruder seiner Mutter, John Cisko, zu sprechen. Cisko hatte in dem kleinen Ort Klukwan, einige hundert Meilen von Sittka entfernt, gelebt. Cisko, ein übler Trinker, war zuletzt zwei Jahre vor der Geburt des kleinen Jimmy Svenson gesehen worden, als er mit seinem Boot und zwei Frauen aufs Meer gefahren war. Einige Stunden später wurde das Boot an der Küste gefunden. Die Untersuchungen ergaben, daß sich das Boot mit Wasser gefüllt hatte, bevor die wahrscheinlich betrunkenen Insassen die Gefahr bemerkten. Die Leichname der Frauen wurden in der Nähe des Bootes gefunden, aber der Ciskos blieb verschwunden. Seine Schwester war überzeugt, daß die beiden eifersüchtigen Frauen ihren Bruder ermordet hatten.

*

Als der kleine Jimmy geboren wurde, hatte er vier runde Narben auf seinem Unterleib. Professor Stevenson untersuchte Jimmy, der inzwischen neun Jahre alt geworden war, und stellte fest: «Die Narben ähneln nahezu verheilten Einschußwunden.» Zu dieser Zeit konnte sich Jimmy nicht mehr an ein Vorleben als Cisko erinnern.

* * *

«Wenn ich träume, dann gehe ich in alten Kirchen und in Burgen spazieren. Ich komme durch Klostergänge, von denen ich ganz genau weiß, daß ich diese schon einmal im wirklichen Leben gesehen habe und alles nur nachträume. Auch wenn ich verreise — und das passierte mir zum Beispiel während einer Italienfahrt —, dann stehe ich auf einmal vor Stadtbildern oder in Gegenden, von denen ich blitzartig weiß, daß ich dort schon einmal gewesen bin. Als ich kürzlich mit Freunden an einer astroalphabetischen Tafel experimentierte, ergab sich zu meinem Erstaunen für mich der lateinische Name eines Mannes, der im 15. Jahrhundert gelebt hatte.»

*

Solche Erlebnisse haben viele Menschen. Für dieses Phänomen gibt es zwei Erklärungen, die aus Gründen der Objektivität beide ohne Stellungnahme wiedergegeben werden sollen: Manche Forscher ziehen die Möglichkeit einer Wiedergeburt (Reinkarnation) in Betracht. Andererseits gibt es eine physiologische Erklärung: Dinge, die unbewußt aufgenommen werden — vielleicht sogar im Säuglingsalter —, Erlebnisse oder Erinnerungen an Namen, die besonderen Eindruck gemacht haben, werden zu unauslöschlichen Faktoren des Erinnerungsvermögens. Dabei muß man noch bedenken, daß jeder Mensch zwei ungleich gebaute Augen hat. Das rechte Auge zum Beispiel kann ein Bild um Bruchteile einer

Sekunde früher aufnehmen als das linke — mit einer unterschiedlichen Verarbeitungszeit im Gehirn —, dann hat der Träumende effektiv etwas, das ihn in Erstaunen versetzt, schon einmal gesehen und glaubt es nachzuerleben. Aber er sah es nur einige Bruchteile von Sekunden zuvor, und nicht etwa in einem anderen Leben. Es fällt schwer, die Träume des dreiundvierzigjährigen Paul S. einer dieser Möglichkeiten zuzuordnen.

6. Schneideträume

« Ich war im Zoo, und es hat geschneit. Alles war ganz weiß. Auch die Eisbären haben gefroren. Da kam plötzlich ein großes Tier, das ich noch niemals zuvor gesehen habe. Es sah ganz schrecklich aus, hatte einen ganz langen Schwanz und ein riesengroßes Messer in der Hand. Ich habe schreckliche Angst gehabt, aber ich war allein, und niemand konnte mein Schreien hören. Das böse Tier kam immer näher, und ich konnte überhaupt nicht weglaufen. Jetzt habe ich keine Angst mehr, weil ich immer vorher aufwache, bevor mir das böse Tier mit dem Messer etwas abschneiden kann. »

*

Besonders Jungen im Alter zwischen fünf und sieben Jahren haben Schneideträume — ein Ausdruck der Kastrationsangst. Auffällig in diesem Alter ist eine Parallelerscheinung im wachen Zustand : Kinder lassen sich nur ungern Haare, Finger- und Fußnägel schneiden. Der siebenjährige Norbert W. hat offensichtlich die Schneidetraumphase bald überwunden, denn er hat zur Selbsthilfe gegriffen. Norbert erkannte, daß er im Traum, den er immer wieder träumte, zwar von dem Ungeheuer bedroht, aber nie ernstlich verletzt wurde, weil er vorher aufwachte. Das war noch vor einem Jahr ganz anders. Nachts hörte ihn die Mutter einmal laut aufschreien und lief besorgt zu ihm. Als sie das Licht anschaltete, stand der Junge ganz ängstlich in einer Ecke seines Zimmers und rief : « Nicht schneiden ! Nicht schneiden ! » Dabei schüttelte er immer seinen Kopf hin und her, und aus den Augen kollerten dicke Tränen. Die Mutter benötigte eine Viertelstunde, bis sie ihren Sohn wieder beruhigt hatte und er wieder einschlief.

Der Grund für Norberts lang anhaltende Kastrationsangst war schnell gefunden. Die Eltern lebten in einer unglücklichen Ehe. Der Vater hatte eine Freundin und kam oft nachts nicht nach Hause. Die Mutter wollte sich nicht scheiden lassen. Es kam mehrmals zu heftigen Eheauseinandersetzungen vor dem Jungen. Unbewußt rächte sich die unzufriedene, in ihrer Weiblichkeit gekränkte Frau, indem sie mit ihrem

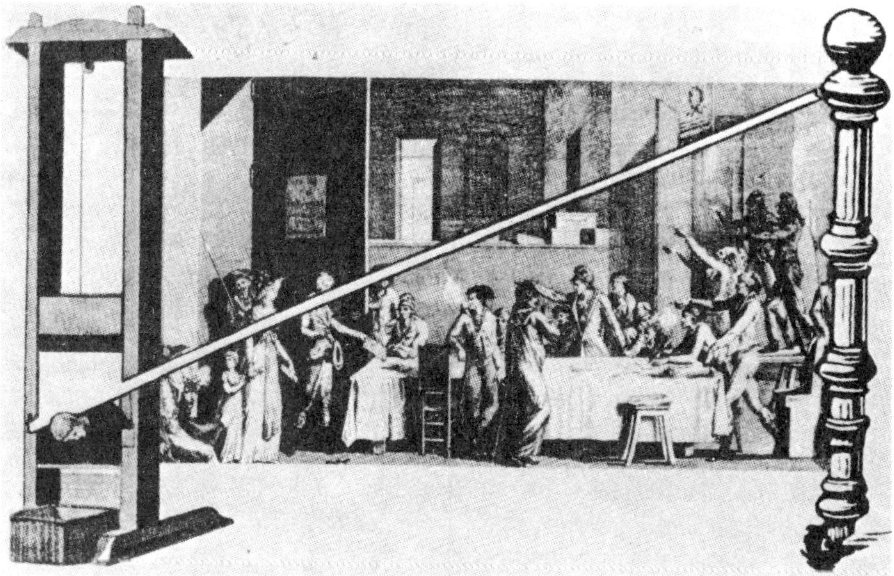

Wenn das Bettgestell zur Guillotine wird
Diese Darstellung des Franzosen Alfred Maury zeigt ein erschreckendes Traumerlebnis. Maury träumte, er würde ein Opfer der Französischen Revolution und auf die Guillotine geschickt. Er fühlte auch das Messer auf seinen Nacken fallen. Er wachte auf und stellte fest, daß ein Teil des oberen Bettgestells sich gelöst hatte und auf seinen Nacken gefallen war. Zwischen dem Aufschlag auf dem Nacken und dem Traumerlebnis können nur Bruchteile einer Sekunde verstrichen sein. Dieses Traumerlebnis wurde in vielfältiger Wiederholung zum Anlaß sogenannter Zeitmessungen in bezug auf Träume.

Sohn ihrem Mann ein liebevolles Einvernehmen vorspielte, wobei sie Norbert in den Arm nahm, ihn herzte und abküßte. Wenn ihr Mann zu Hause war, fand sie wie zufällig Gelegenheit, nackt aus dem Bad durchs Wohnzimmer zu gehen, während Norbert verwundert neben seinem gelangweilten Vater saß. Die robuste Natur des Jungen wußte sich selbst zu helfen. Allerdings könnte sich dennoch ein neurotischer Dauerschaden einstellen, wenn nicht die familiären Verhältnisse bald bereinigt werden würden.

***

« Es war einmal ein wunderschöner Prinz. Der wohnte auf einem großen Schloß und hatte sehr viel Geld. Aber der junge Prinz war ganz unglücklich, weil er keine Prinzessin gehabt hat. Da hat er sich eine Hexe bestellt, die ihm eine schöne Prinzessin herzaubern sollte. Doch die böse Hexe verwandelte sich in einen Frosch, weil sie auf den Prinzen wegen seiner Schönheit neidisch war. Der Frosch aber holte eine große Schere und schnitt dem Prinzen damit ins Bein. Das hat sehr geblutet. Dadurch wurde der Prinz in einen alten Schuh verwandelt. Das hat mir sehr leid getan, weil er doch so schön gewesen ist und jetzt keine Prinzessin mehr suchen konnte. Dann bin ich aufgewacht und war sehr traurig.»

*

Der Schneidetraum der fünfjährigen Barbara K. beweist, daß auch Mädchen Schneideträume haben können. Ihr Traum ist ganz in die kindliche Märchenwelt eingebettet und erinnert an den *Froschkönig*. Das Kind weiß, daß Mann und Frau zusammengehören, wie sie es von ihren Eltern her kennt, die in offensichtlich harmonischer Ehe zusammenleben. Folgerichtig sehnt sich der junge Prinz nach einer schönen Prinzessin, denn diese gehören zusammen wie Barbara zu ihrem heißgeliebten Teddybär. Das Weibliche, nach dem sich der Prinz sehnt, verkehrt sich durch die böse Hexe in eine Gefahr, die die Männlichkeit des Prinzen bedroht. Die Hexe verwandelt sich in einen Frosch (weibliches Traumsymbol) und schneidet den Prinzen ins Bein. Dadurch wird der Prinz verzaubert und verwandelt sich in einen Schuh. Durch die Verletzung verlor er seine männlichen Eigenschaften, denn auch der Schuh gilt in der Traumforschung seit Freud als Symbol für weibliche Geschlechtsmerkmale.

7. Flug- und Fallträume

«Vor vier Monaten habe ich plötzlich meinen Mann, der eben erst dreiundvierzig Jahre alt geworden war, durch einen Herzschlag verloren. Seit dieser Zeit bin ich von einer panischen Angst vor dem Leben besessen. Ich habe Angst vor der Zukunft und weiß nicht, wie ich meine drei Mädchen durchbringen soll. Die Rente ist viel zu klein, um davon leben zu können. Nun träume ich seit einigen Tagen immer wieder, daß ich fliegen kann. Ich fliege einfach durchs Fenster, über die Dächer und entkomme so stets in letzter Minute meinen Verfolgern. Aber beim Fliegen stoße ich dauernd auf Hindernisse, an Särge, die entweder in einem Zimmer stehen oder aber durch die Luft schweben. Es ist so unheimlich, daß ich direkt Angst habe, abends einzuschlafen.»

*

Der tragische Verlust hat das Nervensystem der sechsunddreißigjährigen Berta G. aus dem Gleichgewicht gebracht. Schlimmer aber ist eine Belastung, die sich anscheinend für ihr Herz ergab. Denn die Flugträume sind bei Erwachsenen fast immer durch eine gestörte oder momentan nicht normale Herzfunktion bedingt. Bei Kindern im Alter um vierzehn Jahre treten Flugträume relativ häufig auf. Die neuere Forschung führt das auf die Rückbildung der Thymusdrüse zurück, die in der Mittellinie des Körpers hinter dem Brustbein liegt und beim reifen Menschen völlig verkümmert.

Ebenfalls wird mit dem Traum, in dem Frau G. fliegen kann, angedeutet, daß ihre Psyche sie im Traum trösten will. Es ist beinahe günstig zu nennen, daß sie auch von Särgen träumt, weil dies wahrscheinlich Abschlußträume sind gegenüber dem tragischen Erlebnis, unter dem sie noch leidet. Sie muß mit ihrem Arzt sprechen, damit er ihr ein leichtes Herzberuhigungsmittel gibt.

* * *

« In letzter Zeit leide ich besonders unter den Beschwerden der Wechseljahre. Häufig beunruhigt mich ein immer wiederkehrender Traum, der vielleicht mit meinem Zustand in Verbindung steht : Mitten in der Nacht fahre ich plötzlich aus dem Bett hoch und verspüre starkes Herzklopfen. Ich bin dann jedesmal in Schweiß gebadet. Auslösend ist immer wieder der gleiche Traum : Aus dem Nichts heraus falle ich plötzlich in die Tiefe. Dabei packt mich eine furchtbare Angst. Mit einem Male schlage ich dann unten in der Tiefe heftig auf, und das ist der Augenblick, in dem ich erwache und die oben geschilderten Erscheinungen feststelle. »

*

Der Traum der siebenundvierzig Jahre alten Gisela W. steht in engem Zusammenhang mit ihren klimakterischen Beschwerden. Sie sollte einen Arzt konsultieren. Es handelt sich offenbar um Störungen, die ihren Kreislauf in Mitleidenschaft ziehen. Bezeichnend ist vor allen Dingen das heftige Herzklopfen, das sie nach dem Aufwachen feststellte. Diese Herztätigkeit steigert sich wahrscheinlich während des Schlafes. Wird das für den Organismus unerträglich, reagiert das Unterbewußtsein mit diesem « Sturz » im Traum. Damit wird ihr lediglich die Belastung, die sie im Schlaf befällt, angezeigt.

Flug- und Fallträume bei Erwachsenen gehören eigentlich zu den Warnträumen, die Krankheiten ankündigen (siehe dort), während ihr Auftreten bei Kindern während einer bestimmten Wachstumsphase durchaus normal ist, wie bereits erläutert wurde.

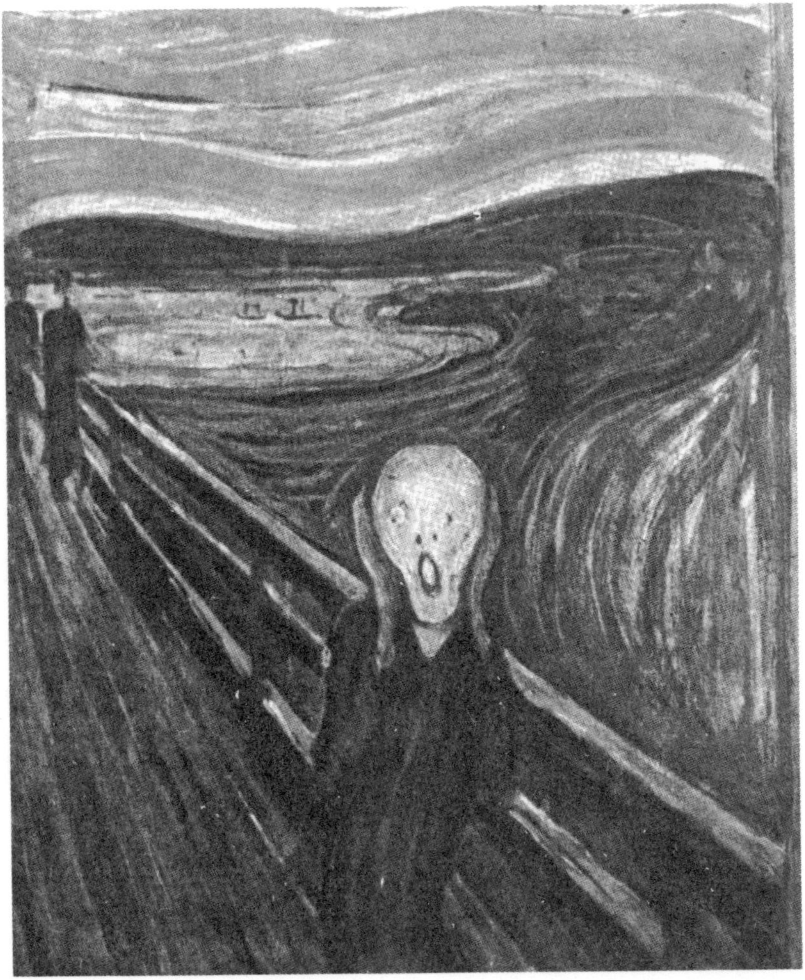

Alptraum zwischen Traum und Wirklichkeit
Dies kommt im Bild «Der Schrei» von Edvard Munch (1863-1944) zum Ausdruck.

8. Träume an der Scheinschwelle der Wirklichkeit

Der fünfzehnjährige Jörg K. aus Osnabrück war mit seinem Bruder in München gewesen. Nun fuhren beide im Zug wieder zurück. Sie saßen im Gang auf ihren Koffern, da alle Abteile besetzt waren. Die Fahrt war lang, und das eintönige Fahrgeräusch machte müde. Jörgs Kopf sank immer tiefer auf seine Brust — er war eingenickt. Plötzlich schreckte er aus seinen Träumen auf und schrie: «Nicht schießen! Nicht schießen!»

Dann riß er das Fenster herunter und sprang aus dem fahrenden Zug, der gerade aus einem Bahnhof ausgefahren war. Man zog die Notbremse und barg den schwerverletzten Jungen, der sich unter anderem eine schwere Gehirnerschütterung zugezogen hatte. Noch Monate später war er nicht in der Lage zu erklären, was er eigentlich geträumt hatte und welcher Vorgang ihn veranlaßt hatte, den Notschrei zu tun und aus dem fahrenden Zug zu springen.

*

Dieser Fall ist eine Bestätigung dafür, daß Traumerlebnisse keineswegs an die obere Grenze unseres Bewußtseins gelangen müssen. Wir können ganze Nächte hindurch träumen, ohne daß auch nur ein einziger Traum uns in der Erinnerung greifbar bleibt.

Gleichzeitig aber ist der Traum von Jörg K. eine Bestätigung für die These der Psychiater, daß bei jungen Menschen — je jünger sie sind, um so deutlicher — das Traumgeschehen oft mit der Wirklichkeit ineinanderfließt. Die wache und die geträumte Welt sind dann auf einmal die gleichen. Auffällig ist, daß diese Zwangsträume vor allem bei Jugendlichen im Alter zwischen dreizehn und sechzehn Jahren auftreten.

* * *

Arthur G. war mit seinen fünfzehn Jahren schmächtiger und kleiner als die gleichaltrigen Jungen in Birmingham. Darunter schien er aber keineswegs zu leiden, denn er hatte eine zähe Natur und einen gesunden Ehrgeiz. Er war ein leidlich guter Schüler und ein hervorragender Fußballspieler. Man hielt ihn allgemein für einen ruhigen und besonnenen Jungen, mit dem man nicht so leicht in Streit geraten konnte. Arthur lebte mit seinem verwitweten Vater — die Mutter war einige Jahre zuvor an Krebs gestorben — in einem kleinen Einfamilienhaus. Man konnte sagen, daß Arthur sich mit seinem Vater recht gut verstand, abgesehen von kleinen Meinungsverschiedenheiten, die überall einmal auftauchen. Jeden Morgen weckte der Vater seinen Sohn. Dann wurde zusammen gefrühstückt, ehe sich beider Wege trennten, der Vater ging ins Büro, Arthur in die Schule.

Der 21. August 1974 begann wie jeder Morgen. Der Vater ging, nachdem er das Badezimmer verlassen hatte, in Arthurs Zimmer, um seinen Sohn zu wecken. Manchmal schlief der Junge so fest, daß er ordentlich wachgerüttelt werden mußte. An diesem Morgen schien Arthur in einem Alptraum zu liegen und bewegte sich unruhig in seinem Bett. Als der Vater herangetreten war, sprang Arthur plötzlich auf, schrie: « Hör doch endlich auf! » und stürzte sich auf seinen Vater, so daß beide zu Boden fielen. Durch den Sturz hatte der Vater die Besinnung verloren, da er mit dem Hinterkopf auf den Boden gefallen war, während Arthur aus seinem Traum erwachte und in große Panik geriet, als er sah, was geschehen war und was er sich nicht erklären konnte. Zudem dachte er, der Vater sei tot, weil dieser sich nicht mehr rührte. Doch nach kurzer Zeit schlug er die Augen wieder auf.

Wie sich später herausstellte, hatte Arthur tatsächlich einen Alptraum gehabt. Ein unbekannter Mann hatte ihn verfolgt und ihn dann ohne Grund niedergeschlagen. Darauf setzte sich Arthur im Traum zur Wehr. Er konnte, als der Vater ihn weckte, Traum und Wirklichkeit nicht voneinander unterscheiden.

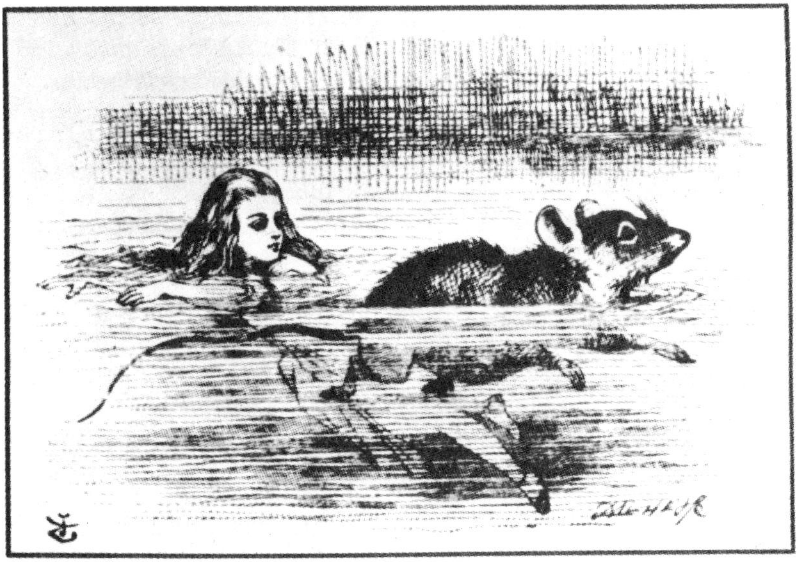

Mit einer Ratte im Wasser
Ratten sind in der Traumsymbolik gefährliche Wesen. Träume, wie in dieser Zeichnung dargestellt (eine Zeichnung aus dem Ende des 19. Jahrhunderts), verraten eine starke physiologische Störung, die zur Vorsicht mahnt.

9. Warnträume — die Krankheiten ankünden

« Erst war ich in einer Diskothek. Die Musik war sehr laut. Ein Junge holte mich zum Tanzen. Die Tanzfläche war voll von Menschen, die sich drängten. Doch dann war ich plötzlich mit meinem Partner ganz allein. Die Musik wurde immer wilder, der Rhythmus immer schneller, daß unsere Körper nur so hin- und herzuckten. Nach einiger Zeit merkte ich, daß ich ganz außer Atem war, doch meine Arme und Beine bewegten sich wie von selbst weiter, ja ich konnte nicht einmal mehr aufhören, obwohl ich es doch wollte. Plötzlich sah ich mich in einem Zirkus sitzen. Ein Mann trat in die Manege, zeigte auf mich und bat, ich solle zu ihm herunterkommen. Ich wußte gar nicht, was ich tun sollte. Die Menschen um mich herum klatschten wie toll in die Hände. Da wurde ich von zwei Zwergen in die Höhe gehoben und in die Manege getragen. Der Mann sagte, ich brauche überhaupt keine Angst zu haben, er würde jetzt mit mir einige Kunststücke machen. Dann faßte er mich am Handgelenk und zog mich mit sich in die Zirkuskuppel. Ich stand auf einer schmalen Stange und schaute in die Tiefe. Da gab mir der Mann, der hinter mir stand, einen Stoß, so daß ich in die Tiefe fiel. Plötzlich packte mich eine Hand, griff nach mir, hielt mich fest, und ich fand mich auf einer Schaukel wieder. Ungewollt war ich die Hauptattraktion einer Flugnummer geworden — und dabei klatschten die Leute ununterbrochen.»

*

Diesen Traum erzählte die fünfzehnjährige Anke B. dem Schularzt bei einer Routineuntersuchung, als dieser danach gefragt hatte, was sie nachts träumen würde. Nachdem sie darüber berichtet hatte, fand der Arzt seine Vermutung bestätigt. Er hatte vorher ihren Hals abgetastet und bei dem Mädchen eine vergrößerte Schilddrüse diagnostiziert. Auch Ankes Augäpfel waren merkwürdig groß und traten etwas hervor. Eine nachfolgende eingehende Untersuchung im Krankenhaus ergab, daß Anke an einer Überfunktion der Schilddrüse litt. Die Traumforschung hat festgestellt, daß diese Kranken sehr oft Tanz- und heftige Bewegungsträume haben und daß ihre Traumerlebnisse sich oft im Zirkus oder auf Varietébühnen abspielen.

***

«Seit Jahren habe ich immer wieder den gleichen Traum: Ich stehe allein auf weiter Flur oder auf einer einsamen Straße. Auf einmal sehe ich ein Flugzeug auf mich zukommen. Wenn es über mir ist, zieht es Kreise und kommt dann immer niedriger. Plötzlich ist die Maschine so tief, daß sie gegen eine Erhebung oder gegen ein Haus ganz in der Nähe prallt und brennend abstürzt. Aber mir passiert nie etwas dabei. Wenn ich dann erwache, habe ich kein Angstgefühl, vielmehr das Empfinden, daß ich ein Unglück gut überstanden habe.»

*

Der Traum des achtundvierzigjährigen Peter St. ist nach der physiologischen Analyse typisch für einen Herzschaden, der sich allerdings noch nicht sehr stark bemerkbar macht, aber doch im Laufe der Nacht auftritt und an sich geeignet wäre, den Schlaf zu stören. Um nun den Schlaf zu retten gegenüber der körperlichen Störung, der Disfunktion des Herzens, hat Herr St. diesen Traum. Er reicht offenbar aus, über die Klippe hinwegzuhelfen, führt aber dennoch in den meisten Fällen zum Erwachen. Wenn er erwacht ist, sind die Spannung und der Streß, gegen den er sich im Traum zur Wehr setzte, überwunden. Er fühlt sich erleichtert.

Er sollte für eine gute Durchlüftung des Schlafzimmers sorgen; denn manchmal ist es auch Sauerstoffmangel, der ähnliche Träume entstehen läßt. In jedem Fall aber sollte Herr St. einen Arzt aufsuchen und sich von ihm untersuchen lassen.

***

«Wir, mein Mann, meine Kinder und ich, fahren jedes Jahr im Urlaub an die See. Nun hatte ich einen sehr merkwürdigen Traum. Wieder kam der Urlaub, aber diesmal fuhren wir in die Berge, was wir in Wirklichkeit sicher nicht tun würden, denn sowohl mein Mann als auch ich lieben die See über alles und glauben, uns dort besser erholen zu können. Wir kamen also in einem kleinen Bergdorf an und bezogen unser Quartier in einem Bauernhaus. Da mich die Fahrt ermüdet hatte, legte ich mich aufs Bett. Als ich wieder erwachte, war ich ganz allein und meine Familie ausgegangen. Ich machte mich also auf, um sie zu suchen. Mein Weg führte mich durch enge winklige Gassen, wobei ich das Gefühl hatte, daß sich die Häuser immer mehr zusammenschoben, um mich langsam zu erdrücken. In großer Panik rannte ich nun los, um aus diesem Ort herauszukommen. Schließlich gelangte ich in ein Tal. Aber auch hier rückten die Berge immer näher zusammen. Schweißgebadet erwachte ich.»

*

Die Traumschilderung der achtunddreißigjährigen Traute O. läßt auf eine Erkrankung der Atmungsorgane schließen, auch wenn diese ärztlich noch nicht festgestellt wurde. Träume vom Laufen oder Schleichen durch enge Gassen, durch winklige Straßen, vom Aufenthalt zwischen Bergen, die sich langsam zusammenschieben, sind Alarmsignale und deuten auf eine Erkrankung der Atmungsorgane hin.

***

Ohne dem vorzugreifen, was im lexikalischen Teil dieses Buches noch erklärt werden wird, wollen wir nun einige häufig erlebte Traumsymbole folgen lassen, die in irgendeiner Weise mit Krankheiten in Verbindung gebracht werden. Aus diesen Beispielen ist ersichtlich, daß die

Träume, in denen unser Organismus eine Störung oder eine Unterbrechung seines Gleichgewichts erlebt, keineswegs *Symbolträume* für echte Krankheiten und körperliche Leiden sein müssen. Dagegen zeigt sich der bedeutungsvolle Krankheitstraum fast immer verschlüsselt.

*

- *Gräten :* Schlucken Sie im Traum eine Gräte herunter und wiederholt sich dieser Traum, dann sollten Sie einen Nervenspezialisten aufsuchen und die Speiseröhre kontrollieren lassen.
- *Beule :* Wenn Sie von einer Beule träumen, die Ihre Wange verunstaltet, so könnte diese den Beginn einer Stirnhöhlenentzündung ankündigen.
- *Schaukel :* Glauben Sie im Traum zu schaukeln, dann ist Ihre mehr oder minder unregelmäßige Atmung die Ursache. Aber achten Sie auch auf Ihr Mittelohr.
- *Kreuzfahrt :* Träumen Sie von einer Reise auf dem Meer oder sind Sie von Wasser umgeben, ist möglicherweise Ihre Blase entzündet.
- *Gewundener Weg :* Wenn Sie im Traum einen gewundenen Weg entlang gehen, so ist das ein Zeichen, daß Ihre Eingeweide nicht in Ordnung sind.
- *Höhlen :* Träume von dunklen Höhlen können ein Hinweis auf schlechte Zähne sein, die Sie behandeln lassen müssen.
- *Pilze :* Träumen Sie von Pilzen auf Ihrer Haut, sollten Sie sich vor Ekzemen hüten.
- *Ameisen :* Ein Bein oder ein Arm ist eingeschlafen.
- *Bein aus Stein :* Dieses Traumbild könnte den Beginn einer Gehstörung anzeigen.
- *Biß eines Tiers :* Vorsicht! An der Bißstelle könnte ein Geschwür oder Furunkel entstehen.
- *Uhr, Motor :* Bei unregelmäßigem Schlag oder gleichmäßigem Motortuckern empfiehlt es sich, auf Ihr Herz zu achten.
- *Decke :* Eine Decke, die sich senkt oder die einstürzt, kann eine Hirnhautentzündung ankündigen.
- *Dolch :* Ein Messer, das in Ihren Leib gestoßen wird, kann auf einen Bandwurm hinweisen.
- *Schlange :* Wenn Sie im Traum eine Schlange herunterschlucken, lassen Sie Ihren Hals untersuchen.
- *Blut :* Sind Sie im Traum von Blut oder Flammen umgeben, lassen Sie Ihre Nerven- und Herzfunktionen untersuchen. Sollten Sie selbst im Traum bluten, sind innere Blutungen zu befürchten.
- *Tunnel :* Irren Sie im Traum in einem Tunnel umher, leiden Sie wahrscheinlich unter gestörter Darmtätigkeit.

- o *Würmer :* Würmer im Traum könnten psychische Störungen ankündigen.
- o *Koffer :* Träumt man von einem Koffer, den man verliert, ist dies ein Zeichen übertriebener nervöser Ängstlichkeit, manchmal auch von Gehirndurchblutungsstörungen.

*

Direkte Krankheitsträume (also Träume von Krankheitsgeschehen) haben meist einen ganz anderen Sinn. Für den, der seine Träume selbst analysieren will, ist es wichtig zu erfahren, was diese Krankheitsträume bedeuten können:

- o *Brustfellentzündung :* Wahrscheinlich ist Ihnen nur irgendein Nahrungsmittel schlecht bekommen.
- o *Operation :* Notwendigkeit, eine einschneidende Änderung in wichtigen Dingen vorzunehmen.
- o *Herzkrankheit :* Gewisse psychische Liebesvorgänge entwickeln sich nicht so, wie Sie es erwarten.
- o *Schweres Fieber :* In dem Träumenden brennt die Glut der Leidenschaft, die unter Umständen gefährlich entarten kann.
- o *Magenleiden :* Sie sind zur Zeit nicht in der Lage, einen enttäuschenden Lebensvorgang psychisch zu verarbeiten.
- o *Lähmung :* Eine schwierige Angelegenheit verläuft nicht so, wie Sie es gern wollen. Sie müssen neue Wege beschreiten.
- o *Krebserkrankung :* Das Symbol muß auf den Krebs als Tier in seiner Bewegung zurückgeführt werden. Sie schreiten nicht vorwärts, sondern Sie bewegen sich seitwärts oder zurück. Dieser Traum wird meist von Personen um die Fünfzig erlebt.
- o *Offene Wunden :* Vorgänge, die an sich verhüllt bleiben sollten, sind symbolisch « aufgerissen ». Damit ist der Träumer einer gewissen Gefahr ausgesetzt.
- o *Augenleiden :* Sie sind nicht imstande, das Leben richtig zu sehen. Dinge, die Sie klar erkennen müßten, vermögen Sie nicht so zu würdigen, wie diese es verdienen.

10. Träume von Erfindungen

« Planeten schossen an der Sonne vorbei. Sie waren mit der Sonne verbunden durch dünne Bänder und drehten sich um die Sonne, auf der ich selbst saß. Diese Sonne war umgeben von einem brennenden Gas. Doch plötzlich wurde das Gas fest. Die Sonne und die Planeten wurden Körper, die ich greifen konnte, und da erwachte ich. »

*

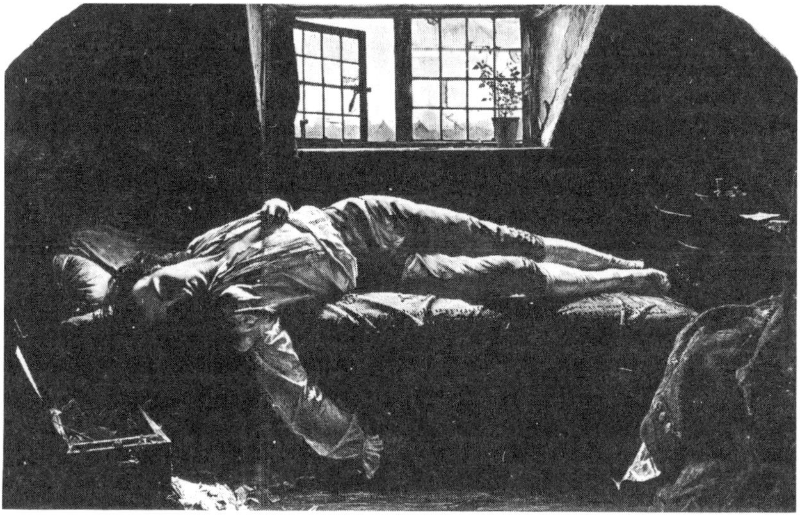

« Der Wunderknabe »
Dieses Gemälde stellt Thomas Shatterton dar, der als Kind alte Pergamente fälschte und Priestergesänge des 15. Jahrhunderts erfand — bis er sich im Jahr 1770 vergiftete, als er Selbstmord beging. Er behauptete, daß er alle Angaben, alle Einzelheiten, die er auf seinen alten Pergamenten niederschrieb, im Traum erlebt habe, ebenso wie die mittelalterlichen Schriftzeichen und Texte, die lange Zeit von der Wissenschaft ernstgenommen wurden.

Das ist der Traum, den der berühmte Atomforscher Professor Niels Bohr hatte, als er der Struktur des Atoms nachspürte und das Problem im Wachbewußtsein nicht zu lösen vermochte, bis er dann seinen Traum von der Struktur der Atome hatte. Die Strukturdarstellung ist noch heute in jedem Lehrbuch der Physik enthalten. Professor Bohr sagte dazu: « Es genügte, als ich den Wissenschaftlern der Erde meine Entdeckung von der Struktur des Atoms entwickelte, meinen Traum immer aufs neue darzustellen. Die Sonne und die Planeten waren der Atomkern und die Elektronen. Das sind heute alltägliche Vorstellungen. Damals aber wußte ich erst, wie alles war, als ich es geträumt hatte. »

Der echte Erfindertraum unterscheidet sich von dem Wunschtraum des Phantasten dadurch, daß der Erfindertraum die letzte Einzelheit, den technischen Trick, offenbart, der dem Bewußtsein des Erfinders bis dahin entgangen war und den ihm dann Traum und Schlaf enthüllen. Der griechische Philosoph Aristoteles (um 350 v. Chr.) träumte am hellichten Tag über Mittag von jenen Hebelgesetzen, die seinen Namen über Jahrtausende hinweg berühmt machten. Nach diesem Traum soll er aufgestanden sein und gesagt haben: « Gebt mir einen festen Punkt, damit ich die Erde aus den Angeln heben kann! »

Als James Watt an seiner Dampfmaschine herumgebastelt hatte und nicht die richtige Lösung fand, da hatte er im Jahre 1764 einen Traum und wußte auf einmal, wie er vorgehen mußte. Der bedeutendste Rechner aller Zeiten, Gauß, träumte seine rechnerischen Lösungen so vollendet, wie Rutherford im Jahre 1919 die erste Atomzertrümmerung träumte und auf Grund seiner Traumgesichte dann die erste Spaltung des Atoms realisierte.

Als der Pater G. Mendel vor fast hundert Jahren die noch heute allgemein gültige Erblehre entwickelte, kam er auf den entscheidenden Gedanken, als er im Traum ein großes buntes Kleefeld blühend vor sich sah und in diesem Bild sich die verschiedenfarbigen Kleeblüten nach Gruppen ordneten. Er hatte, genau wie Professor Sauerbruch, der seinen Pneumothorax und die Druckkammer zuerst einmal träumte, seit Jahr und Tag über die Möglichkeit einer Lösung nachgedacht. Da auf einmal zog das Gehirn ohne das Tagesbewußtsein den entscheidenden Schluß.

11. Wahrträume — die Zukünftiges vorwegnehmen

«Ich stand auf einer Brücke. Es regnete ganz fürchterlich. Die Brücke führte über ein tiefes Tal, darunter brauste ein wildes Wasser. Als ich in der Mitte der Brücke angekommen war, blitzte und donnerte es, so daß ich große Angst hatte. Plötzlich kam mir eine große Frau entgegen, die war sehr schön. Ich kannte sie aber nicht. Sie faßte mich bei der Hand und führte mich den Weg, den ich gekommen war, wieder zurück. Auf der anderen Seite angekommen, sagte sie, ich solle ja nicht wieder solche Dummheiten machen und versuchen, übers Wasser zu gehen, schon gar nicht auf einem so dünnen Brett. Das hatte ich überhaupt nicht verstanden, weil ich doch nur über die große feste Brücke hatte gehen wollen. Aber ehe ich noch etwas sagen konnte, war die merkwürdige Frau schon wieder verschwunden. Darüber habe ich mich sehr gewundert.»

*

In ihrem Traum begeht die vierzehnjährige Annetraud I. eine Brücke, was in der Symbolsprache bedeutet, daß man auf der Hut sein soll. Tal und Fluß bilden ein Hindernis. Der Blitz, der mit Donner einschlägt, kündet einen Verlust an. Da erscheint eine unbekannte schöne Person wie ein Schutzengel, der das Mädchen wieder sicher über die Brücke zurückführt und es ermahnt, so etwas nicht wieder zu tun. Dabei spricht es von einem dünnen Brett und schafft so eine deutliche Verbindung zu den kommenden Ereignissen. Annetraud wohnt in einem kleinen Ort in Süddeutschland, nahe an einem Fluß mit seichtem Ufer, in dem die Kinder an heißen Sommertagen gelegentlich baden. Annetraud kann nicht schwimmen, weshalb ihr die Eltern verboten hatten, mit den anderen Kindern an den Fluß zu gehen.

Oberhalb des Flusses liegt ein altes, noch bewohntes Schloß, wo eine Schulfreudin Annetrauds mit ihrer Familie lebt. Oft waren die Kinder dort oben zu Besuch. Im Schloßhof stand ein tiefer Brunnen, aus dem noch heute Wasser geschöpft werden kann. Die ummauerte Brunnenöffnung hat einen Durchmesser von vielleicht vier Metern. Eines Tages kamen die Kinder auf den Gedanken, ein langes Brett über den Brunnenrand zu legen und ihre Balancekünste zu erproben, indem sie auf dem Brett über den Brunnen turnten. Drei Kinder hatten den gefährlichen Balanceakt ohne Zwischenfälle hinter sich gebracht, als die Reihe an Annetraud kam. Doch die weigerte sich, das Brett zu betreten, weil sie sich plötzlich wieder an ihren Traum erinnerte, den sie einige Tage zuvor gehabt hatte. Obwohl man sie als Hasenfuß schalt, blieb Annetraud bei ihrem Entschluß. Daraufhin betrat das nächste Kind das schmale Brett,

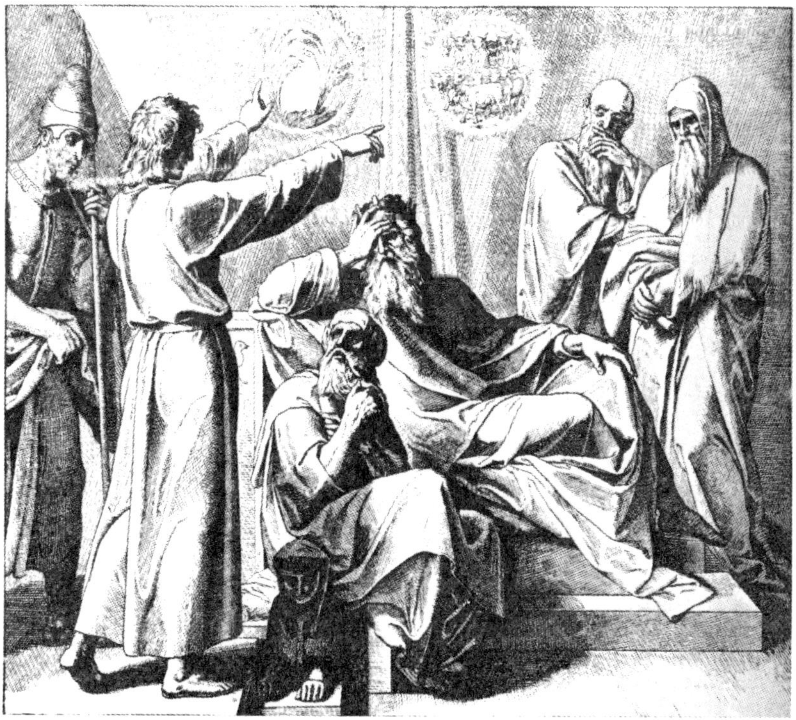

Joseph deutet die Träume des Pharao
Sieben dürre und sieben fette Jahre.

um über den Brunnen auf die andere Seite zu turnen. Als es etwa in der Mitte angekommen war, gab das morsche Holz unter dem Gewicht nach und brach in der Mitte entzwei. Mit einem lauten Schrei fiel das Kind vor den Augen der entsetzten Spielkameradinnen in die Tiefe und konnte nur noch tot geborgen werden.

***

« Liebe Mutter, ich hoffe, daß dieser Brief einen anderen Weg nimmt als ich, mit einem anderen Flugzeug reist als mit dem, das ich benutze. Ich habe in der letzten Nacht einen furchtbaren Traum gehabt. Unser Flugzeug zerschellte an einem riesigen Hang. Ich stürzte in eine tiefe Schlucht. Um mich her war nur Feuer. Und dann war alles hell, als sei ich in der Sonne, der ich aber in Wirklichkeit entgegenflog. Ich war krank, als ich erwachte, ich rang nach Luft. Ich will Dir keine Angst machen, Mutter, aber mein Herz klopft. Ich habe einen entsetzlichen Alpdruck auf meiner Seele, und doch wage ich es nicht, von diesem Flug zurückzutreten. Man könnte sonst über mich lachen... »

*

Die italienische Schönheitskönigin Marcella Mariani hat ihr Schicksal und das der anderen Menschen, die in dem Flugzeug saßen, vorausgewußt. Zwei Tage, nachdem das Unglück geschah und das Flugzeug an einem Felsenhang des Monte Terminillo in den Apenninen zerschellte, erhielt die Mutter den Brief. Vier Stunden bevor die Todesmaschine startete, ließ Marcella den Arzt Dr. William Tertzy kommen. Sie hatte Fieber. Der Herzschlag war unregelmäßig. Sie klagte über Nervenschmerzen und erzählte dem Arzt von ihrem Angsttraum, der sie gequält hatte. Der Arzt versuchte sie zu beruhigen. Marcella wagte nicht, auf die Warnung zu hören, und bestieg die Todesmaschine.

***

« Hier spricht Nina. Barbara, hast du eine Ahnung, wo Alexis ist? Ich muß ihn unbedingt erreichen! Was sagst du? In San Sebastian? Beim Rennen? Er will morgen daran teilnehmen? Ich habe geträumt, daß Alexis tödlich verunglückt — ich sah ihn in einem lichtblauen Wagen. Und daneben war ein anderes Fahrzeug — dunkelrot! Ein Reifen muß geplatzt sein. Zwei Wagen prallen gegeneinander... »

*

So ähnlich hat sich Prinzessin Nina Mdivani am Telefon gegenüber ihrer Schwägerin Barbara Hutton, die im Begriff war, sich von Prinz Alexis Mdivani zu trennen, geäußert. Nina hatte im Hotel Ritz in Paris angerufen und erfuhr von Barbara Hutton die Anschrift ihres Bruders Alexis. Der erhielt am nächsten Morgen ein Telegramm, bevor das große Rennen von San Sebastian begann. Er öffnete es nicht, sondern meinte lächelnd: « Ich bin abergläubisch. Man soll vor einem Rennen kein Telegramm lesen. Es nimmt einem die Nerven, wenn eine schlechte Nachricht darin ist. »

Es geschah so, wie Nina geträumt hatte: Alexis verunglückte tödlich. Später fand man das Telegramm, in dem zu lesen stand: « Alexis, ich beschwöre Dich, fahre in diesem Rennen nicht. Ich sah Deinen Wagen verunglücken. Ich sah Dich tot. Ich flehe Dich an — fahre nicht! »

12. Wunschträume als Verdrängungs- und Entlastungsträume

« Im Traum war ich Landarzt in einer einsamen Gegend. Für meine Ortsveränderungen stand mir nur ein dunkler Hengst zur Verfügung. In der Nacht machte der Hengst einen tollen Lärm, schlug gegen die Box und wieherte laut. Ich wollte ihn beruhigen, doch er drangte zum Sattelzeug. Dann sattelte ich ihn und holte im Haus meinen Instrumentenkoffer. Der Hengst brauste los. Wir hielten vor einem einsamen Haus. Die Eltern einer Frau, die mir einst nahestand, traten vor die Tür. Man sagte mir, daß man mich gerade hätte rufen wollen, und führte mich in das Zimmer, wo jene Frau schwerkrank in ihrem Bett lag. Ich konnte ihr sofort helfen. Ich habe schon öfter geträumt, daß ich als Arzt anderen in höchster Lebensgefahr Rettung bringen konnte. In Wirklichkeit aber bin ich von Beruf Klempner. »

*

Wahrscheinlich hat Herr H., siebenunddreißig Jahre alt, über jene Frau, die ihm einst viel bedeutete, etwas gehört, was sich auf ihr gesundheitliches Befinden bezieht. Offensichtlich hat ihn diese Frau einmal zurückgewiesen. Indem er auf dem Hengst reitet, hofft er auf Erfüllung seines Wunsches, der jungen Frau dennoch zu gefallen. Der Hengst ist schwarz, ein Traumsymbol für männliche Sexualwünsche. Herr H. ist der Meinung, daß er vor einigen Jahren von seiner angebeteten Frau deshalb abgewiesen worden war, weil er zu jener Zeit als Angestellter nicht über größere Geldmittel verfügen konnte. Inzwischen hat er sich selbständig gemacht und es unter größter Anstrengung geschafft, seine finanzielle Situation zu verbessern (Traumsymbol: er sieht sich als Arzt). Auf jeden Fall hat er das Gefühl, daß er dieser Frau in jeder Lebenslage alles sein könnte und sie auch in ihrem seelischen Kummer verstehen würde.

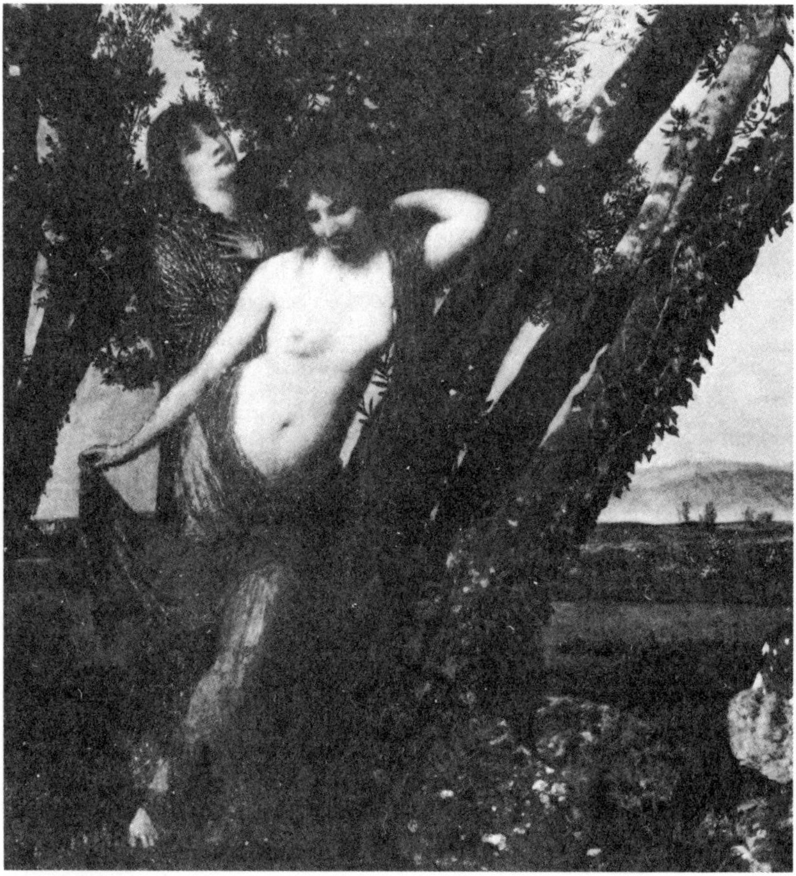

Paradiesträume
Unter den Traumerlebnissen gibt es auch Paradiesträume, die in nostalgischer Romantik, wie auf diesem Böcklin-Bild, Ausdruck gewinnen.

Offenbar hat er überhaupt den Wunsch, seine mitmenschliche Hilfsbereitschaft zu bestätigen, um auf diesem Weg Anerkennung, Beifall und die Aufmerksamkeit der Umwelt zu finden.

* * *

« Ein seltsamer Traum beunruhigt mich seit einigen Tagen : Mit meiner Schulfreundin hatte ich mich an unserer Pfarrkirche zu einer Wanderung verabredet. Auch meine kleine Tochter war dabei. Plötzlich trugen meine Schulfreundin und mein Kind einen Sarg herbei und sagten, der Boden sei morsch. Darauf meinte ich : ‹ Man kann den Sarg ja auch so tragen, daß eine Seitenwand als Boden dient!› Was aber in diesen leeren Sarg hinein sollte, wußte ich nicht. Meine heute längst erwachsene Tochter sah ich in diesem Traum als Kind. Von meiner Schulfreundin weiß ich gar nichts mehr, seitdem ich damals in Deutschland eine furchtbare Bombennacht miterlebte.»

*

Ein leerer Sarg ist ein Traumsymbol dafür, daß man sich um seine Zukunft unnötige Sorgen macht. Das Bild in dem Traum der neunundvierzigjährigen Alice A. wird noch dadurch verstärkt, daß der Sarg morsch ist. Ihr Unterbewußtsein fordert sie auf, eine furchtbare Vergangenheit, die noch heute in ihr nachwirkt, endgültig zu begraben. Sie erlebt ihre Tochter in diesem Traumgeschehen als Kleinkind. Der morsche Sarg bezieht sich darauf, daß das wirkliche Geschehen weit zurückliegt. Irgendwie wirkt aber dieses alte Erlebnis (vielleicht durch eine zufällige Begegnung mit einem Menschen, den sie lange nicht gesehen hat) sich bis in die Jetztzeit aus, oder irgend etwas hat sie wieder an diese alte Sache erinnert. Mit ihrer Schulfreundin trifft sie sich an einer Pfarrkirche, das Traumsymbol, daß man von einem unrechten Vorhaben abgehalten werden soll. Offensichtlich hält nun Frau A. die Zeit für gekommen — das zeigt das Aufbegehren des Unterbewußtseins —, dieses Bild endgültig aus ihrem Denken zu verbannen, selbst mit ungerechten und ungerechtfertigten Mitteln.

* * *

«Ich saß in meinem Büro und arbeitete noch. Es war längst nach Dienstschluß, und ich glaubte alleine zu sein. So etwas kommt in Wirklichkeit bei mir häufig vor. Da hörte ich — im Traum natürlich — ein merkwürdiges Geräusch nebenan, wo das Büro meines Chefs lag. Sofort sprang ich auf, um nachzusehen, was geschehen war. Da lag mein Chef auf dem Boden, an Händen und Füßen an einen Stuhl gefesselt. Er konnte nicht schreien, da ihm ein Tuch vor den Mund gebunden worden war. Ehe ich noch irgend etwas tun konnte, ergriffen mich zwei starke Hände, ohne daß ich die dazugehörige Person erkennen konnte. Man fesselte mich ebenfalls und warf mich zu meinem Chef auf den Boden. Jetzt waren wir ganz allein. Ich konnte mich nicht befreien und lag still da, während mein Chef versuchte, sich zu befreien. Dabei trat er mich ständig mit seinen Füßen, was mir sehr unangenehm war. Schließlich wurde ich zornig, wobei es mir gelang, mich von meinen Fesseln zu befreien. Doch mein Chef trat mich immer noch, beziehungsweise versuchte es zu tun. Darüber wurde ich noch wütender, nahm das auf dem Schreibtisch stehende Telefon und schlug es meinem Chef über den

Kopf. Da bewegte er sich nicht mehr. Als ich aus seinem Kopf Blut rinnen sah, floh ich entsetzt aus dem Raum und wurde schließlich wach.»

*

Wolfgang P. ist zweiundvierzig Jahre alt und arbeitet als Prokurist in einem mittelgroßen Betrieb. Er ist ein stiller, aber sehr ehrgeiziger Mann, der sich auf seinem Posten ständig neu behaupten muß. Mit seinem Chef, mit dem er sehr eng zusammenarbeitet, kommt er gut aus, und dieser weiß den fleißigen Mitarbeiter wohl zu schätzen. Doch im Unterbewußtsein fühlt sich Herr P. von seinem Vorgesetzten ständig bedroht, da dieser die Last der Verantwortung auf die Schultern seines Prokuristen lädt. Herr P. lebt in der ständigen Furcht, daß er einmal etwas falsch machen könnte. So sieht er seinen Chef gefesselt und geknebelt. In seinem Büro kann ihm weniger geschehen, aber als er das Zimmer seines Vorgesetzten betritt, fühlt auch er sich bedroht. Im wahren Sinn des Wortes wird er von ihm getreten (dauernd angehalten, etwas zu tun). Was er in Wirklichkeit niemals tun würde, geschieht im Traum: Er befreit sich von Streß und Zwang, indem er das Telefon (in seinem Beruf ein wichtiges Kommunikationsmittel) nimmt und damit seinen Chef erschlägt (siehe auch Aggressionsträume).

13. Aggressions- und Verfolgungsträume

«Wir spielten auf einer Wiese Fußball, meine Freunde und ich. Da passierte es, daß der Fußball in hohem Bogen über eine Hecke fiel. Ich lief hinterher, kroch durch die Hecke und entdeckte den Fußball unter einem Strauch. Da sah ich plötzlich, wie Herr Böck, unser Lehrer, aus einem Haus trat, das hinter der Hecke lag. Vor ihm standen drei Männer in langen schwarzen Umhängen. Herr Böck rief ihnen etwas zu, was ich nicht verstehen konnte. Doch plötzlich krachten Schüsse, und Herr Böck fiel um. Ich hatte große Angst und versteckte mich unter dem Strauch, bis die Mörder weggegangen waren. Dann lief ich schnell zu meinen Freunden, um ihnen zu erzählen, was ich gesehen hatte.»

*

Der Traum des dreizehnjährigen Peter S. ist ein typischer Aggressionstraum, der eine klare psychologische Aussage macht. Peter ist kein besonders guter Schüler, und sein Lehrer erscheint ihm sehr streng. Bevor Peter diesen Traum hatte, machte Herr Böck seine Eltern darauf aufmerksam, daß die Versetzung ihres Sohnes gefährdet sei, wenn er sich nicht gehörig anstrengen würde. Natürlich redeten die Eltern ihrem

Sohn ins Gewissen und verboten ihm für eine gewisse Zeit das von ihm so geliebte Fußballspiel. Peter mußte nun zu Hause bleiben und unter Beaufsichtigung seine Schularbeiten machen. Kein Wunder, daß er seinen Lehrer insgeheim haßte.

Seinen unterdrückten Wunsch erlebt er nun in einem Erfüllungstraum, da er mit seinen Freunden auf einer Wiese Fußball spielt. Im Unterbewußtsein weiß er aber, daß ihm das verboten ist. So wird ihm der Ball entzogen, der über eine Hecke fliegt. Doch Peter gibt nicht auf. Er kriecht hinterher und sieht seinen Lehrer, die Bezugsperson, die ihn an seinem Spiel hindert. Den Wunsch, ihn zu beseitigen, löst der Traum durch drei fremde Mörder. Peter sieht dem Geschehen tatenlos zu und spürt eine gewisse Freude — auch wenn er im Augenblick Angst hat —,

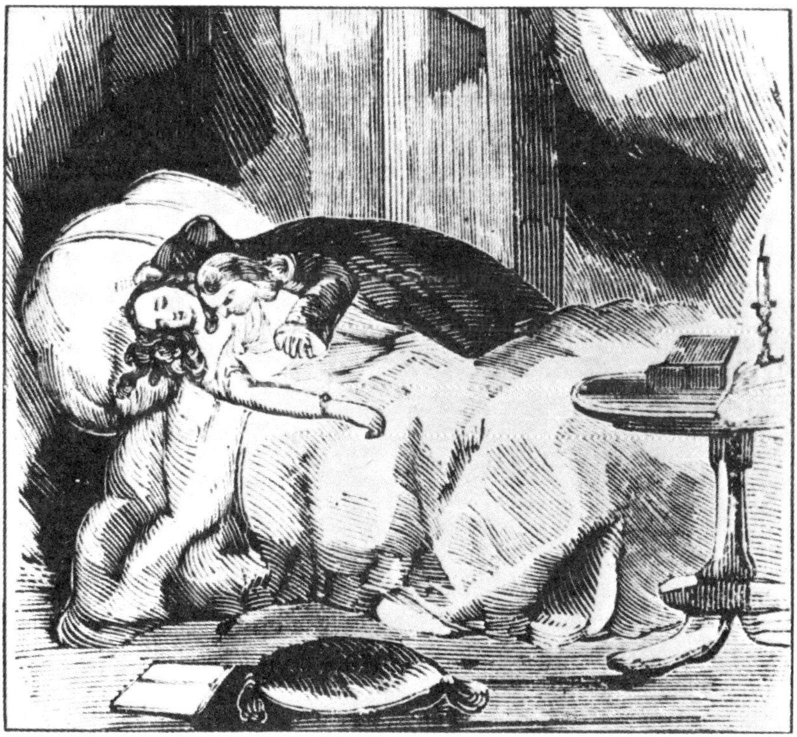

Vampir-Traum
Seit Jahrhunderten wird immer wieder auf Horror-Träume aufmerksam gemacht, in denen Vampire eine wichtige Rolle spielen, also Blutsauger, die über Menschen herfallen. Die gezeichnete Darstellung stammt aus einer Zeitschrift des 19. Jahrhunderts und zeigt den Vampir Varney, wie er sich über ein bewußtloses Opfer wirft — das die Schreckensszene im Traum erlebt.

die sich dadurch äußert, daß er nicht Hilfe holt, sondern voll Sensationslust seinen Freunden das berichtet, was er gesehen hat. Peter hat seinen Aggressionstrieb durch einen Verdrängungstraum abreagiert.

*
* *

«Seit einiger Zeit träume ich immer wieder, ich würde von meinem Mann erschossen. Dabei ist es ganz gleich, wo ich schlafe. Als ich einmal bei meiner Mutter war, träumte ich es zum erstenmal. Aber jetzt ist es mir auch oft zu Hause passiert. Es war sehr seltsam: Mein Mann saß am Tisch. Ich stand an der Tür und hatte unseren kleinen zweijährigen Sohn auf dem Arm. Der große Junge von sechs Jahren spielte draußen. Auf einmal zog mein Mann einen Revolver und schoß wie wild auf mich los. Ich hatte gebettelt und gefleht: ‹Bitte, schieß nicht!›, doch er lachte nur. Er schoß auch auf das Kind, aber ohne uns zu treffen. Als ich erwachte, zitterte ich am ganzen Körper. Seitdem habe ich eine furchtbare Angst, die ich nicht mehr loswerde.»

*

Dieser Angsttraum der achtundzwanzigjährigen Beate Sch., der sich bei ihr in letzter Zeit immer öfter wiederholte, konnte von ihr selbst nicht gedeutet werden. Auf Befragen stellte sich heraus, daß sie selbst der Ansicht war, ihr Mann sei ein friedlicher und keineswegs gewalttätiger Mensch. Der Grund ihres Wiederholungstraumes wurde bald gefunden.

Die Familie hatte zwei sehr lebhafte Jungen, zwei und sechs Jahre alt. Der Vater wünschte sich sehr als drittes Kind ein Mädchen. Der Aufgabe, ein drittes Mal schwanger zu werden und ein drittes Kind großzuziehen, fühlte sich Frau Sch. nicht gewachsen. Sie hatte Angst davor, nicht zuletzt deswegen, weil man ihr erzählt hatte, daß die Geburt des dritten Kindes für die Frau oft gefährlich sei. Davon hatte sie ihrem Mann aber nichts erzählt. Aus diesem in ihr Unterbewußtsein verdrängten Schuldkomplex heraus fürchtete sie, ihr Mann könnte ihr irgendwelche Vorwürfe machen. Deshalb fühlt sich Frau Sch. von ihrem Mann bedroht, obwohl sie genau weiß, daß dieser sie nicht ernstlich bedroht (die Schüsse treffen nicht).

*
* *

«Im Traum hörte ich einen herrlichen Gesang. Durch das Fenster schauend erblickte ich Männer und Frauen in bunter Tracht. In einem Laden waren so viele Menschen, daß ich wieder hinausging. Dort traf ich dann einen blonden Mann, der mir gleich Fesseln anlegte. Ein anderer Mann in Zylinder und Frack holte einen Wagen und befahl, daß ich mit dem Blonden als Mann und Frau nach Hause fahre. Mit gefesselten Händen nahm ich in der Kutsche, die jetzt kam, Platz. Auf einmal sprang ich auf und lief davon. Ich wurde verfolgt, doch ich kam nicht von der Stelle. Plötzlich war wieder der blonde Mann da und ließ sich von einer anderen Frau Schnur bringen, aber nicht um mich zu binden, sondern um sich selbst fesseln zu lassen. Ich hörte, wie jemand laut sagte, ich müsse 25 Schläge bekommen, weil ich geflohen sei. Gleichzeitig band man mir die Füße. Ich weinte laut. Von meinem Weinen wurde ich wach.»

*

Frau Ella H. ist dreißig Jahre alt. Ihre Fähigkeit, im Traum Musik zu hören und Farben zu sehen, sind typische Merkmale für Frauenträume. Der Laden mit den vielen Menschen ist ein Symbol für ihre seelische Exhibition, ihre allzu freiwillige Anbietung. Frau H. ist mit sich, der Welt und ihrem Mann unzufrieden. Der blonde Mann ist ein Symbol für ihre sexuelle und erotische Verdrängung. Die Fesseln verdeutlichen ihre inneren Spannungen.

Neben ihrem Mann, der kaum Zeit für sie hat, muß sie zahlreichen gesellschaftlichen Verpflichtungen nachkommen, die sie sehr langweilen (Zylinder und Frack). Sie ist im Augenblick nicht in der Lage, sich so zu entscheiden, wie es eigentlich entsprechend ihrer Situation notwendig wäre, und wird ein Opfer ihrer eigenen Hoffnungen und Erwartungen, denen sie dann nicht entsprechen kann. Seit langer Zeit krankt sie an dieser Entschlußlosigkeit und schwankt zwischen mehreren Möglichkeiten, ihr Leben ganz anders einzurichten und allem eine neue, bessere Wendung zu geben. Doch die Umstände (Abhängigkeit in finanzieller Hinsicht von ihrem Mann) hindern sie. Ihre wirtschaftliche Situation zwingt sie, vorerst auszuhalten.

14. Träume von Toten und vom Tod

«In der Nacht vor unserem Schulausflug konnte ich nur sehr schwer einschlafen, weil ich so aufgeregt war. Von München aus sollte es mit einem Autobus in die Berge gehen, wo wir einige Tage in einer Hütte verbringen wollten. Ich sah, wie Gudrun (die Cousine der Träumerin, in deren Zimmer auch sie schlief) ruhig dalag und versuchte auch einzuschlafen. Plötzlich sah ich meine Mutter an meinem Bett sitzen. Ich weinte vor Freude, weil ich sie wiedersehen konnte. Sie strich mit ihrer Hand über meinen Kopf und streichelte mich, wie sie es immer getan hatte, und sagte zu mir: ‹Du mußt nicht weinen, mein Kind, denn du sollst wissen, daß ich immer und überall bei dir sein werde. Es wird etwas sehr Schlimmes geschehen, aber dir wird nichts passieren, weil ich dich beschützen werde. Denke immer daran, daß ich bei dir bin.› Ich wollte ihr noch sagen, wie sehr ich sie vermißt hätte, da war sie auch schon verschwunden. Am nächsten Morgen erwachte ich und war noch sehr müde. Beinahe hätte ich den Bus verpaßt, der uns in die Berge bringen sollte.»

*

Die Mutter der dreizehnjährigen Birgit G. war vor einem halben Jahr plötzlich an Krebs gestorben. Der Vater, der geschäftlich oft unterwegs sein mußte, konnte sich nicht genügend um das Mädchen kümmern. So kam Birgit in die Familie ihres Onkels, des Bruders ihrer verstorbenen Mutter. Hier fühlte sie sich wohl und fand in ihrer gleichaltrigen Cousine Gudrun eine echte Freundin. Birgit sah nun im Traum ihre verstorbene Mutter, ein Traumsymbol als Warnung vor einer Unbedachtsamkeit oder Gefahr. Die Mutter hatte sie vor einer Gefahr gewarnt, ihr aber gleichzeitig angedeutet, daß ihr nichts passieren werde.

Als der Bus am Morgen mit zwanzig Kindern von München abfuhr, ahnte freilich niemand, was geschehen sollte. Auf einem Bergpaß verlor der Fahrer die Gewalt über sein Fahrzeug, so daß dieses in eine Schlucht fiel. Rettungsmannschaften bemühten sich um die Bergung. Der Fahrer des Busses, zwei Lehrer und zwölf Kinder waren tot, sieben weitere Kinder wurden schwerverletzt in das nächste Krankenhaus eingeliefert, während Birgit unversehrt aus den Trümmern herausgeschweißt werden konnte. Ein Mantelpaket, das in dem Netz über ihrem Sitz lag, war auf sie herabgefallen und hatte sie geschützt. Später behauptete Birgit, sie habe im Augenblick des Unglücks wieder ihre Mutter gesehen, die zu ihr gesagt hätte, daß ihr nichts geschehen könne, weil sie immer bei ihr sei (vgl. auch «Wahrträume, die Zukünftiges vorwegnehmen»).

* * *

«In meinem Traum war ich in unserem alten Haus, obwohl wir schon vor mehreren Jahren in einen Neubau umgezogen sind. Meine Großmutter saß an unserem runden Tisch und wollte wahrsagen. Meine Mutter bestritt, daß die Großmutter das könne. Plötzlich sah ich meinen Vater, der vor einigen Wochen verstorben ist. Mein Vater lachte mich freundlich an und griff nach mir. Da kam mir plötzlich der Gedanke: ‹Er ist tot. Er darf dich nicht anfassen, sonst mußt auch du sterben.› Ich riß mich los und wollte fortlaufen. Meine Mutter stand neben mir und wußte gar nicht, weshalb ich mich so benahm, denn sie konnte den Vater nicht sehen. Das Unheimliche war nun, daß plötzlich sein Mund immer

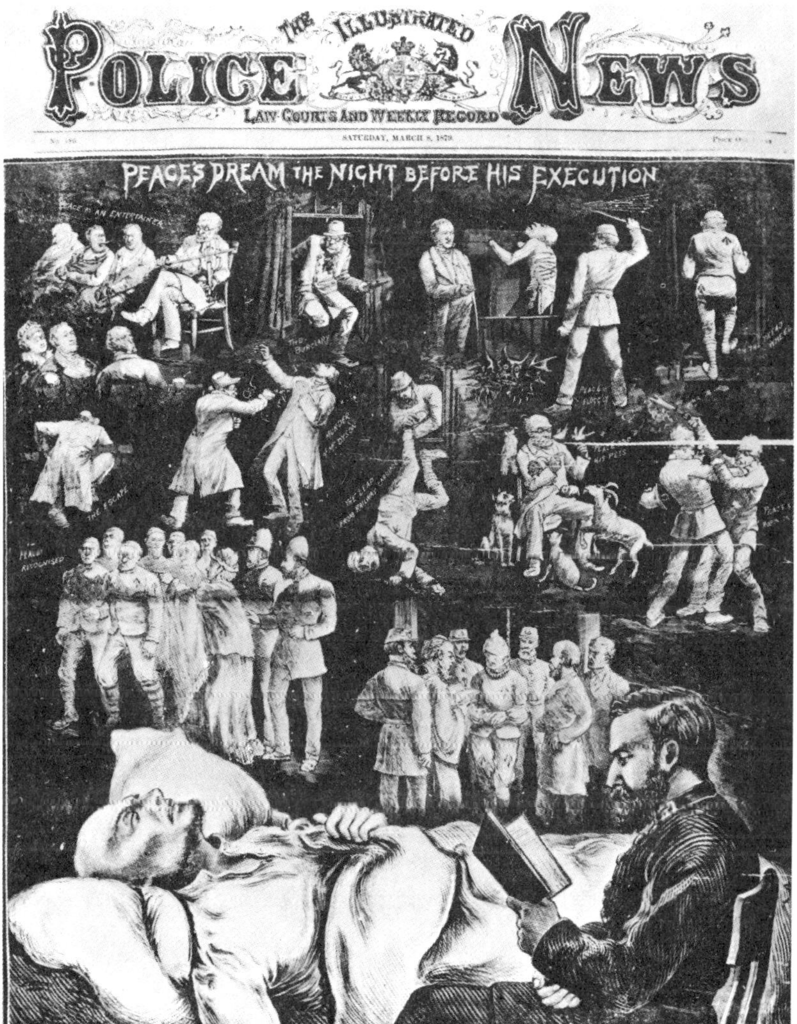

Träume vor der Hinrichtung
Die Titelseite der *Police News* aus dem Jahr 1879 zeigt die Traumschilderungen des Mörders Peace in der Nacht vor seiner Hinrichtung. Er beschrieb in allen Einzelheiten in den verschiedenen Schlafetappen die Charakteristika seiner Traumbilder in der letzten Nacht.

breiter und größer wurde, wobei sich um den Mund ein schwarzer Strich bildete. Ich hatte das Gefühl, daß er etwas sagen wollte. Aber ich hörte keine Worte aus seinem Mund. Auch als mein Schwager in das Zimmer trat, merkte ich, daß alle anderen den Vater nicht sahen.

Als Traumsymbol bedeutet die Großmutter, daß ein gutes Vorhaben gelingen wird. Doch die sechsundzwanzigjährige Therese L. kann sich nicht daran erinnern, was ihre Großmutter wahrsagen wollte. Die Träumerin sieht ihren toten Vater, was ihr eine unerwartete Freude oder Hilfe ankündigt. Offenbar handelt es sich um eine eigenartige Bilanz der Beziehungen zwischen der Tochter und dem toten Vater. Eine derartige Begegnung stellt sich bei den meisten Menschen früher oder später nach dem Ableben einer nahestehenden Person ein. Diese deutliche, meist letzte Begegnung im Traum kann sich schon nach wenigen Tagen, oft aber auch erst nach Monaten oder Jahren abspielen. Wir kennen Fälle, in denen sich dieser Traum erst nach zwölf oder vierzehn Jahren einstellte.

Therese L. scheint dem Vater zu dessen Lebzeiten ganz besonders seelisch nahegestanden zu haben. Sie ist mit dem Verhalten ihrer Umgebung nach dem Eintritt des Todes nicht einverstanden, weil sie aus der engen Beziehung zu ihm gefühlsmäßig weiß, wie der Tote es eigentlich gewünscht hätte. In keinem Fall aber braucht sie sich vor der Berührung des Toten zu fürchten, denn das bedeutet nicht, daß auch sie sterben muß. Man kann von einem Vorgang aus dem Grenzgebiet der Seele sprechen ; aber es ist möglich, dieses Traumerlebnis als eine Entspannung gewisser Gehirnzellen in bezug auf die sympathischen Erinnerungen an eine aus dem Leben geschiedene Person auszudeuten.

***

« Ich stehe noch ganz unter dem Eindruck dieses Traumes : Meine Eltern feierten ihr vierzigjähriges Ehejubiläum. Alle Verwandten und Nachbarn waren zu Gast da. Plötzlich ging die Tür auf, und ein neuer Gast trat ein. Ich schaute auf und erschrak. Es war der Tod mit Mantel und Hut. Unter dem Hut hatte er zwei kleine schneeweiße Hörner. Er gab meiner Schwester ein rotes Kissen, damit sie es sich unterlegen konnte wegen ihres Rheumas. Ich bot ihm Kuchen an. Der Fehler, ihm Kuchen anzubieten, fiel mir gleich darauf ein. Warum, weiß ich eigentlich nicht. Er gab mir zum Beispiel nicht die Hand wie zum Beispiel meiner Schwester neben mir. Ich mußte in einen Spiegel schauen. Weil es dunkel war, konnte ich nur meine Umrisse erkennen. Es dauerte längere Zeit, ehe ich den Spiegel ertastet hatte. Da war der Tod fort. Ich schaute wieder in den Spiegel : ein schönes, junges Gesicht sah mir entgegen. Ich drehte den Spiegel und konnte auf der Straße bis in die Kirche hinein alles beobachten. Der Kaplan kam gerade aus dem Beichtstuhl. »

*

Diese Fülle von Bildern im Traum der vierundvierzigjährigen Josefine C. haben einen sehr tiefen Sinn. Offensichtlich leidet sie unter den

Nachwirkungen eines Vorgangs, mit dem sie noch nicht fertig geworden ist. Sie ist unverheiratet und hat den Anschluß verpaßt. Damit muß sie sich nun abfinden. Von ihren Eltern, die sie im Traum sieht, erhofft sie sich Halt und Hilfe. Es kommen viele Gäste, ein Symbol für ihre innere Einsamkeit. Da tritt der Tod auf, der den Abschluß eines Lebenskapitels anzeigt. Ihre Hoffnung auf eine glückliche Ehe oder Familie scheint endgültig begraben werden zu müssen. Ihre Schwester ist ihr eigener Schatten, also sie selbst. Das Kissen bedeutet Hilfe in ihrer schwierigen Lage — aber es ist rot und ein männliches Sexualsymbol, wie auch das Anbieten des Kuchens den Wunsch nach einer Herrenbekanntschaft verdeutlicht. Solange der Tod da ist, kann sie im Spiegel nur ihre Umrisse erkennen: sie sieht sich selbst als einen Engel, was sie aber in Wirklichkeit nicht ist. Später sieht sie sich selbst als junges Mädchen, was bedeutet, daß ihr jetziger Zustand auf einen eigenen Fehler in der Jugend zurückzuführen ist. Vielleicht hätte sie damals nicht so wählerisch sein dürfen, als die Männer sich noch um sie bewarben. Allerdings scheint sie aus irgendwelchen Gründen damals auf einen Mann verzichtet zu haben, denn die Kirche ist ein Symbol des Opfers. Der Kaplan, den sie aus der Kirche treten sieht, ist eine gute Vorbedeutung. Sie wird sich mit ihrer Situation abfinden.

15. Farb- und Musikträume

«Seit einiger Zeit habe ich immer wieder den gleichen Traum: Durch einen kleinen Seiteneingang betrete ich einen großen Dom und gelange über eine Wendeltreppe hinauf zur Empore. Dort bin ich ganz allein und schaue hinunter auf ein Meer von unwirklichen wunderbaren Farben. Der Raum ist erfüllt von einer überirdisch schönen Musik. Dieses Traumerlebnis vermittelt mir jedesmal ein beklemmendes und zugleich beglückendes Gefühl, das auch anhält, wenn ich mich nachher, also nach dem Erwachen, an diesen Traum erinnere.»

*

Trude A. ist siebenunddreißig Jahre alt, geschieden und hat einen Sohn. Der Dom ist wie die Kirche ein Symbol des Opfers, wobei eine Erfüllung wie auch die Opferung des eigenen Glücks bevorstehen kann. In Verbindung mit den anderen Symbolen scheint es jedoch so zu sein, daß sich Frau A. mit neuen Heiratsabsichten trägt. Einerseits beglückt sie der Gedanke, andererseits hat sie Angst vor dem Ungewissen, das sie erwartet. Die Farbsymbolik ist fast immer mit sexuellen Leidenschaften

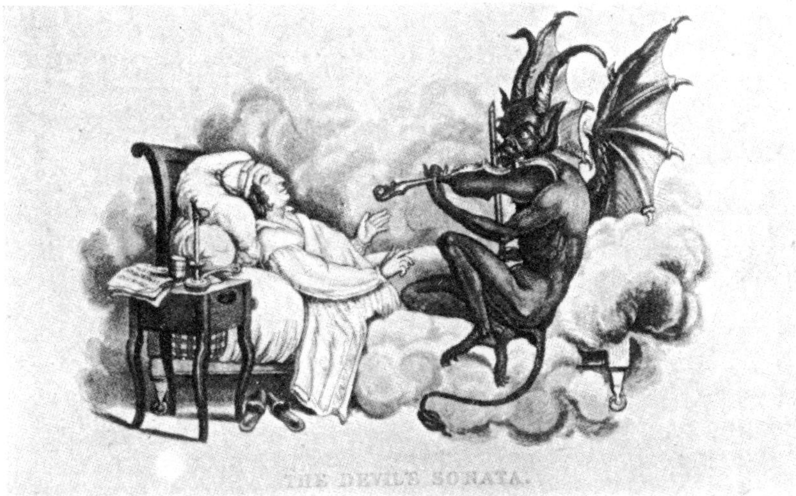

Sonate — im Traum gehört
Tartini stellt mit diesem eigenartigen Bild den « Devil's Trill » dar, eine Sonate, die im Traum vernommen und nachher auf Grund des Traumerlebnisses niedergeschrieben wurde.

verbunden. Die überirdisch schöne Musik verheißt eine angenehme Geselligkeit und Freude im allgemeinen. Ihr Besuch in jenem Dom, den sie zunächst zaghaft durch einen Seiteneingang betritt, öffnet ihren Blick für eine neue glückliche Zukunft. Die Wendeltreppe, auf der sie zur Empore (einem bevorzugten Platz) hinaufsteigt, ist ein Symbol für den gewundenen Weg, den sie in der Vergangenheit zurücklegen mußte. Sie hat den Punkt erreicht, da sie sich innerlich freigemacht hat von trübseligen Gedanken an die Vergangenheit.

* * *

« Ich träume sehr oft, und zwar von den verschiedensten Dingen. Aber auffallend häufig kehren in meinen Träumen blühende Obstbäume wieder. Die Blütenpracht erscheint mir im Traum herrlicher, als die Natur sie zu geben vermag. Mir fällt auf, daß solch ein Traum von blühenden Obstbäumen nicht in Verbindung mit etwas anderem auftritt. Ich sehe einfach einen Obstbaum in voller Blüte und Farbenpracht. Und das ist alles. »

*

Farbige Träume werden vorwiegend von Frauen erlebt. Der Traum des neunundzwanzigjährigen Ernst H. deutet auf ein sehr sensibles Seelenleben hin. Der blühende Obstbaum verheißt großes Glück in der Liebe. Er ist ein Potenz- und Sexualsymbol. Das Unterbewußtsein ist davon überzeugt, daß er in seinem Gefühlsleben jenen ersehnten Ausklang finden wird, von dem er so oft mit wachen Augen träumt. Er weiß dabei genau, was er will. Aber mitunter ist es für ihn sehr schwer, denjenigen Menschen, auf die es ankommt, zu verstehen zu geben, was das Herz begehrt.

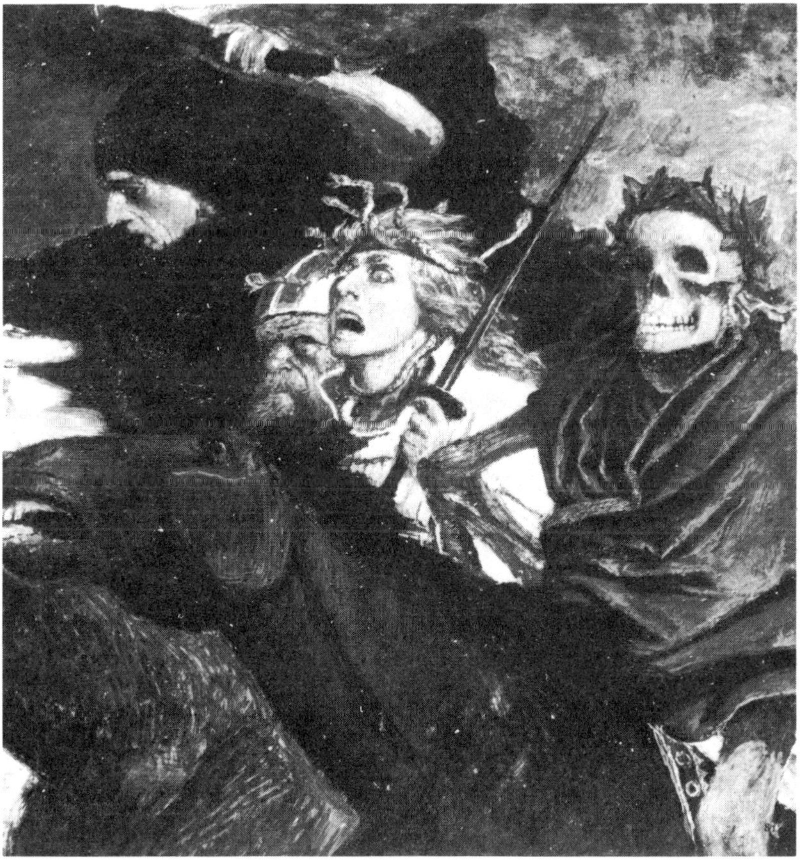

Böcklin und die Todesreiter
Von Böcklin wird behauptet, daß er auch das Bild der vier Reiter, der Todesreiter, auf Grund eines Traumerlebnisses gestaltet habe. Jede einzelne der gemalten Figuren ist ein bekanntes Traumsymbol, das seit Jahrhunderten immer wieder in den Traumerlebnissen auch anderer Menschen auftaucht.

DRITTER TEIL:

VERZEICHNIS DER TRAUMSYMBOLE

nach Stichwörtern alphabetisch geordnet von A bis Z

Bei allen im nachfolgenden Verzeichnis der Traumsymbole angeführten Stichwörtern ist daran zu denken, daß es sich um Trauminhalte handelt, also Erlebnisse, Erfahrungen, Handlungen des Träumers in seinem Traum. Beispielsweise bedeutet daher « Ein Armband tragen » nicht, daß der Träumer tatsächlich ein Armband trägt; er träumt dies nur. Oder das Stichwort « Bauchweh haben » verweist lediglich auf solche im Traum des Träumers empfundene Schmerzen.

A
- als Buchstabe gedruckt, geschrieben, gemalt oder plastisch gesehen: guter Anfang in allen Unternehmungen.

Aal
- wird meist mit Schlange identifiziert (siehe dort), oft im gleichen Sinn wie Wurm im Wasser gebraucht.
- fangen: Neid.
- aus den Händen schlüpfend: Mißlingen eines Unternehmens.
- sich windend: unangenehme Nachricht.
- zerschnitten: Tod eines Gegners oder gefährlichen Nebenbuhlers.
- essen: Verdruß und Leid.

Aas
- endgültige Aufgabe einer Sache.
- eines Pferdes: angenehme Zeiten, langes Leben.
- eines andern Tieres: Schmerz und Trauer, unbeständige Situation.

Abbau
- Angst vor einer unsicheren Zukunft.

Abbrechen
- Abbau von Plänen, oft Verzagen an einer Wiederherstellung von etwas Verlorenem; Befürchtung, daß andere mit Wort und Tat zur Zerstörung von Plänen oder Ruf beitragen.

Abbrennen
- schlecht vor allem, wenn Dachstuhl abbrennt.
- wenn man Rauch sieht: gute Bedeutung.
- wenn man die helle Flamme dabei sieht: große Freude.

Abbruch
- Befürchtung, daß andere mit Wort und Tat zur Zerstörung von Plänen oder Ruf beitragen.
- eines Hauses: Wahrscheinlichkeit, eine neue Stellung auf besserer Basis zu finden.

Abdanken
- vom Thron oder von einem hohen Amt: zu noch höheren Ehren kommen als bisher.

Abdecken
- jemanden einen Tisch abdecken sehen: Sparsamkeit im Haushalt tut not.
- es selbst tun: bevorstehende leichte Krankheit.

Abdecker
- sehen und begegnen: Glück.
- mit ihm sprechen oder verkehren: Schaden.

Abdrucken
- ein Buch oder Bild kopieren: Schande, Betrübnis und Angst.

Abend
- in jeder Verbindung ein Nachlassen geistiger und körperlicher Kräfte.

Abendbrot
- gute Nachricht; Glückssträhnen am anderen Tag; zufriedenstellende Erledigung einer Angelegenheit.

Abendessen
- gute Nachricht; Glückssträhnen am anderen Tag; zufriedenstellende Erledigung einer Angelegenheit.

Abendmahl (des Herrn)
- durch die besondere Auszeichnung wird man von Kummer und Sorgen befreit.
- sehen: Glück, Segen und Ehre.
- selbst daran teilnehmen: Befreiung von Sorgen und Kümmernissen.

Abendmusik
- Harmonie in Musik ausgedrückt, am Abend oft mit negativem Vorzeichen.

Abendstern
- Ereignisse stehen bevor, die Gemütsruhe und Herzensfrieden stören.
- leuchtend sehen: vorgesehene Pläne lassen sich leicht verwirklichen.
- mit anderen Sternen zusammen sehen: die aktuellen Projekte werden ihrem Ziel näherkommen und große finanzielle Vorteile bringen.
- hinter Wolken, verdunkelt sehen: vergebliche Hoffnung.

Abenteurer/Abenteuer
- Unsicherheit in bezug auf die Umgebung oder eine andere Person. Neigung zu gewagten Beziehungen zu nicht ganz einwandfreien Personen.

Abfälle
- der Besitzstand wird sich vermehren.

Abfahrt
- Sinnbild des unaufhaltbaren Schicksals, wobei die Wahl der richtigen oder falschen Richtung beim Träumenden bleibt.
- mit dem Auto, dem Flugzeug oder der Bahn: man entgeht einem drohenden Unheil.
- sich selbst abfahren sehen: man sucht sich vor einer Verantwortung zu drücken.

Abfallen
- vom Glauben: schlechte Zukunft.

Abgabe
- an Steuern oder Besitz leisten: schwerer Kummer.

Abgeordnete
- sprechen oder sehen: Hoffnung, die nur zu einem geringen Teil in Erfüllung geht.

Abgrund
- sehen: das Unterbewußtsein sieht eine Gefahr, die für den gegeben ist, der gesehen wird; Aura des Unglücks.
- selbst hart an seinem Rande stehen: Befürchtungen, Annäherung an eine gefährliche Zone (Zeit) im Leben.
- langsam in denselben hineingleiten: mit Trübsal und Kümmernissen ist zu rechnen.
- in ihn hineinstürzen: eine unverhoffte frohe Botschaft wird eintreffen.
- andere in ihm sehen: die Lage eines anderen ist voraussichtlich katastrophal.

Abmagern
- sich selbst abmagern sehen: kein gutes Zeichen. Zank, Kummer und neidische Freunde.
- andere Leute abmagern sehen: man wird bald zu Wohlstand gelangen.

Abmessen
- Krankheit, Zank.

Abnützen
- Neuigkeit.

Abort
- mit menschlichen Exkrementen: gute Bedeutung.
- einfache Latrine: man hüte sich vor bösen Freunden.
- modernes Wasserklosett: man wird mit Unannehmlichkeiten zu rechnen haben.

Abrechnen
- Feindschaft haben.

Abreise
- Sinnbild des unaufhaltbaren Schicksals, wobei die Wahl der richtigen oder falschen Richtung beim Träumenden bleibt.
- mit dem Auto, dem Flugzeug oder der Bahn: man entgeht einem drohenden Unheil.
- sich selbst abreisen sehen: man sucht sich vor einer Verantwortung zu drücken.

Abschaben
- Glück in der Liebe.

Abschied
- die Trennung ist Beweis von Freundschaft, jedoch auch Symbol der baldigen Änderung des Lebens.
- selbst nehmen: Treue.
- einem Freund oder einer Freundin geben: Erbschaft.
- zweier Personen voneinander sehen: eigene Untreue.

Abschneiden
- z.B. ein Stück Wurst oder sonstiges: traurige Botschaft, Unglück und Gefahr.
- einen Erhängten: mit dem guten Fortgang einer Sache ist zu rechnen.
- von Gliedern usw. bei Kindern (Schneideträume): Kastrationsangst.

Abschreiben
- Schande, Betrübnis und Angst.

Abstechen
- von Vieh: Krankheit.

Abtrocknen
- Freude und Wohlergehen.

Abwasser (von Küche oder Badezimmer)
- schmutzig und fettig: schlechte Bedeutung; Träume von trübem Wasser erfahren keine gute Auslegung.
- sauber und rein: bessere Bedeutung.

Abwischtuch
- üble Nachrede.

Achat
- größerer geschliffener Stein mit charakteristischem Auge: materielles Glück.
- kleiner schwarzer Stein: allerlei Mißhelligkeiten sind zu erwarten.

Achse (vom Wagen)
- knarrend: stagnierende Geschäfte.
- ruhig laufend: guter Fortgang einer bisher stark gehemmten Angelegenheit.

Achsel
- fleischige: Glück
- magere: Krankheit.
- stark behaarte: man findet Schutz vor unberechtigten Verleumdungen.
- mit Ungeziefer: kommerzieller Fortschritt.

Acker
- bebaut: erfolgreiche Ernte.
- unbebaut: Erfolglosigkeit im Beruf oder nahes Unheil.
- mit Jauche übergossen: guter Fortgang einer Angelegenheit.
- gleichmäßig bewachsen: Glück und Freude.
- verwildert: Enttäuschung.

Ackern
- Belohnung für anstrengende Arbeiten, guter Aufbau und Fortschritt in beruflichen bzw. persönlichen Angelegenheiten.

Adel
- erhalten bzw. geadelt werden: Täuschung und Enttäuschung.
- mit Adelsperson sprechen: ein gestecktes Ziel wird nicht erreicht.

Aderlassen
- Streit, auch Tod eines nahen Verwandten.

Adern
- Herzbeklemmung.

Adler
- sehr kühne, tollkühne Gedanken und Taten können erfolgreichen und gefährlichen Ausgang haben.
- lebend: Gewinn und Nutzen.
- sitzend oder stehend: Tod großer Herren.
- auf dem Haupt befindlich: Unglück und Tod.
- in großer Höhe: mit einem besonders großen Glücksfall ist zu rechnen.
- schwarz: baldiger Tod eines guten Freundes.
- weiß: mögliche große Erbschaft.
- schießen oder fangen: Verlust und Gram.
- besitzen: Ehre, im Handel Vorteil.

Adreßbuch
- von außen sehen: bestimmte Wünsche gehen nicht in Erfüllung.
- darin blättern: Familienzuwachs.
- einen bekannten Namen darin finden: Verlust einer langgehegten Hoffnung.

Advokat
- mit ihm zu tun haben: Sorgen und Verlust.
- mit ihm streiten: einen Prozeß verlieren.
- in einer schwarzen Robe: keine Aussicht auf Besserung der Situation.

Affe
- Entwicklung zum reifen Vollmenschen stößt auf Schwierigkeiten.

Affe (Fortsetzung)
- ihn sehen: man wird von Schmeichlern umgeben; man schenkt ihnen unverdienten Glauben.
- ihn klettern sehen: gute Aussichten in Liebesdingen.

Afrika
- sehen: andere Erdteile und Länder ziehen einen an, da die eigene Situation unbefriedigend ist oder Gefahren drohen.
- im Atlas studieren: Sehnsucht nach fernen Ländern.
- in diesem Erdteil sein: bevorstehende Krankheit, die Fieber mit sich bringt.

Ahle (Schuhmacherwerkzeug)
- sehen: Verdruß.
- sich damit verletzen: große Ausgaben.
- wenn dabei das eigene Blut fließt: Ärger wegen Familienangehörigen.

Ahnherr
- Mißtrauen in der Liebe.

Ähren
- einzelne: Zufriedenheit.
- Ährenfeld: von irdischen Gütern gesegnet werden.
- das wogende Ährenfeld ist Sinnbild der Reife des Lebenswerkes und der Erfüllung der Arbeiten; Erfolg in kommerzieller Hinsicht.

Akademie
- sehen: geistige Fortschritte.
  besuchen: Glück für die Zukunft.
- in eine gewählt werden: große Ehre, aber zugleich auch eintöniges, abgeschlossenes Leben.

Akademiker
- durch Leichtsinn seinen guten Namen verlieren.

Aktien
- kaufen, haben oder nur sehen: geschäftliche Sorgen.
- verkaufen: bessere Verhältnisse.
- verbrennen, wenn man dabei schwarzen Rauch sieht: materielle Verluste.
- wenn man dabei nur die roten Flammen sieht: beruflicher Erfolg.

Alarm
- Sorgen, Kummer und Elend.

Alaun
- Unglück im Unternehmen.

Alibi
- nachweisen: eine Vorladung zur Polizei oder unverhoffter Besuch ist zu erwarten.

Alimente
- zahlen: große Unannehmlichkeiten.
- selbst empfangen: verminderte Sorgen.
- gepfändete: Verdrießlichkeiten mit Behörden.

Alkohol
- trinken: Wunsch nach verbotenen Freuden, der Unannehmlichkeiten bringt.

Almosen
- schenken: bei Armen Glück, bei Reichen Unglück.
- selbst erhalten: die Verhältnisse verschlechtern sich.

Aloe
- gilt als Elixier des langen Lebens, oft im Sinne von Wurzeln, Kraftsuche usw.

Alpen
- sehen: Gesundheit und langes Leben.
- in denselben sein: Festigung der wirtschaftlichen Verhältnisse.
- Alpentour machen: Glück im Beruf.
- Alpenblumen: Erweiterung des geistigen Horizonts.
- Alpenglühen: Sehnsucht nach einem göttlichen Erleben.

Alt
- selbst sein: man wird in seinen Ansichten jünger.

Altar
- Symbol des Opfers, wobei eine Erfüllung wie auch das Opfer eigenen Glücks bevorstehen kann.
- sehen: für Ledige: baldige glückliche Ehe; für Verheiratete: mögliche Scheidung.
- schmücken: Freude und Glück.
- an einem andächtig beten: Erfüllung langersehnter Wünsche.

Alte oder Alter
- Mahnung zur Besinnung, Warnung vor schlechten Neigungen, alte Leute können auch bösartig sein.
- sie sehen: Glück und Zufriedenheit.
- selbst sein: man wird in seinen Ansichten jünger.

Amboß
- darauf arbeiten: das Schicksal nimmt neue Formen an; diese können erfolgreich sein, aber auch die Existenz erschüttern.
- sehen: kleiner Gewinn.
- fallen sehen: die Grundlage der Existenz wird erschüttert.

Ameisen
- beachten, da oft im Zusammenhang mit Störungen im vegetativen Nervensystem.
- sehen: zähes Arbeiten, viel Geduld und ein klarer Blick bringen große Vorteile.
- am eigenen Körper: Glück und Erfolg.
- zertreten bzw. einen Ameisenhaufen zerstören: Unglück und Sorgen.
- von ihnen gebissen werden: Ansporn zu neuem beruflichem Entwickeln, das große materielle Fortschritte bringt.

Amme
- sehen, die ein Kind säugt: großer Erfolg in der gegenwärtigen Situation ist zu erwarten.
- von Kindern gesehen: schlechte Nachrichten.
- von jungen Frauen gesehen: Sehnsucht nach Mutterglück.

Amor
- Liebschaft ohne Dauer.

Ampel
- Unklarheiten, unter Umständen auch Störungen im Gehirn, vor allem, wenn auf dem Kopf getragen.
- brennend: Kummer.
- ohne Licht: Freude und Glück.

Amputation
- meist erotisch-sexuell gefärbt wie Kastrationsträume; mitunter auch — vor allem, wenn von Frauen geträumt — Trennung von Liebesobjekt, von geliebter Person.

Amsel
- sehen oder singen hören: freudige Botschaft.
- mehrere zusammen: die Lebenslage wird sich verbessern.

Amt
- Ämter sind neben der damit verbundenen Aufgabe Einschränkungen der eigenen Freiheit.
- ausüben: Sorgen um das tägliche Brot.
- Amtsgebäude sehen: Hoffnungen werden nicht in Erfüllung gehen.
- Amtmann: große Armut.
- Amtsschreiber: Verfolgung eines Freundes.

Ananas
- sehen oder kaufen: Frohsinn, Heiterkeit.
- essen: zu Gast geladen werden.

Anatomie (Institut)
- von außen sehen: Kummer über die nächste Zukunft wird kommen.
- Gebäude betreten: Freude und Wohlergehen.

Anbeten
- eine schöne Frau: große Ehre und Reichtum.
- einen Mann (durch eine Frau): man kommt in bessere und glücklichere Verhältnisse.

Andacht
- einer beiwohnen: man geht einer frohen Zukunft entgegen.

Andenken
- geschenkt bekommen: eine Lebensfreude wird das Herz erfüllen.
- selbst verschenken: eine Angelegenheit steht bevor, die glücklich macht.

Anfangen
- irgend etwas: unangenehme Nachricht.
- ein Buch zu lesen: materielle Vorteile in nächster Zukunft.

Anführer
- einer Verschwörung oder eines Geheimbundes: Erbschaft und Reichtum, die jedoch ohne Bestand sind.

Angeln
- sehen: man findet sein seelisches Gleichgewicht wieder.
- andere angeln sehen: Gelegenheit zu einer guten Kameradschaft.
- große Fische aus klarem Wasser: Glück und Erfolg.

Angst
- haben: man wird seine Feinde überwinden und trotz vieler Hemmnisse seinem Lebensziel näher kommen.

Anker
- sehen: unliebsame Reise.
- werfen sehen: Hilfe und Hoffnung.
- sich an einem festhalten: die Verhältnisse bessern sich.

Anklage
- bei einer Behörde erheben: getäuschte Hoffnung.
- selbst erleiden: unverhoffter Verdruß und Unfriede.

Ankleben
- Zettel oder Affichen: Zorn und Ärger.
- sind diese schwarz: große Mißhelligkeiten in finanzieller Hinsicht und größere Verluste.

Ankleiden
- sich selbst: Geheimnisse werden entdeckt.
- bei anderen sehen: man wird einem fremden Menschen seine Hilfe nicht versagen.

Annageln
- irgend etwas: Verdruß.
- Bretter: Festigung der Verhältnisse.
- Fußboden: Erfolg auf durchaus gesicherter Basis.

Anruf (Telefon)
- durch eigene Vermittlung soll eine Entscheidung herbeigerufen werden, oder man wird benötigt.

Anschauen
- sich selbst: man wird wegen eines Unfalls bemitleidet.
- um etwas zu bewundern: befriedigte Eitelkeit.

Anspeien
- oder angespien werden: Glück und Erfolg.
- von einer Schlange angespien werden: Unglück und Verdruß.

Anstreichen
- etwas schwarz: Krankheit.
- etwas weiß: Verfolgung.
- etwas grell oder rot: Freude.

Antenne
- sehen oder besitzen: Nachricht von Freunden, die in der Ferne sind.
- an den Radioapparat anschließen: kommerzielle Bereicherung.
- erden: starke Kräfte befähigen zur Erledigung einer großen Arbeit.
- zerschneiden: schlechte Nachrichten.

Anzeige
- erstatten: man verliert seine Stellung und wird sich vergebens um eine neue bemühen.
- selbst angezeigt werden: Unfriede und Unruhe.

Anzug
- symbolische, soziale Bedeutung: jedem Stand seine Tracht; im Traum wird man entkleidet.
- besitzen oder kaufen: Reichtum und Ruhm.
- wechseln, umkleiden: eigene Geheimnisse werden aufgedeckt.
- einen schwarzen tragen: bevorstehende Krankheit.
- andere Menschen in schwarzen Anzügen sehen: Enttäuschung.

Apfel
- Liebeszeichen; gute Lebensbeziehungen in Sicht oder ins Auge gefaßt.
- sehen: Hochzeit.
- gute Äpfel essen: Heiratsglück.
- wurmige essen: Trennung und Trübsal.
- Apfelbaum vor der Ernte: glänzender Fortgang der Geschäfte.
- Apfelbaum blühend oder mit Früchten: bevorstehende freudige Nachricht, die für das ganze Leben maßgebend ist.

Apfelsine
- sehen: Reiselust.
- pflücken: das Glück steht auf schwachen Füßen.
- essen: man wird sich zum Vorteil verändern.

Apostel
- sehen: eine Patenstelle wird übernommen, oder man sorgt sich um jemanden.
- von einem gesegnet werden: die Verhältnisse sind alleine nicht mehr zu meistern.

Apotheke
- von außen sehen: Möglichkeit einer reichen Heirat.
- in eine eintreten und ein Medikament kaufen: Geldverlust.

Aprikose
- sehen: Gewinn und Freude.
- verkaufen: kommerzieller Vorteil.
- essen: Gesundheit.

Aquarium
- sehen: Unannehmlichkeiten.
- darin Fische und Reptilien sehen: Glück.
- selbst darin schwimmen: drohender Verlust.

Arbeit
- günstiges Vorzeichen für Erfolg aus eigener Kraft und mit eigenem Einsatz.
- ausführen: reicherer Geldzufluß als bisher.
- vergeben: Gewinn.

Arbeitslos
- selbst sein: Verlust einer Stellung oder das Mißlingen einer Sache, auf die man große Hoffnung gesetzt hat.

Arm (Zustand)
- sein: Täuschungen erleben.
- und dabei fromm sein: Glück und ruhiges Gewissen.

Arm (Körperteil)
- seinen eigenen sehen: schwere Arbeit.
- von besonderer Größe: schwere Arbeit.
- einen kleinen haben: Lustbarkeit.
- erheben: die Verhältnisse sind nicht frei von fremden Einflüssen.
- mit starker Behaarung: Vermögen in Aussicht.
- brechen: Uneinigkeit.
- nur einen haben: Hemmnisse im Leben.

Armband
- selbst eines tragen: stille Liebe.
- eines geschenkt erhalten: bevorstehende Freude.
- an anderen Menschen sehen: unnötige Ausgaben.
- schwarzes: Krankheit und Siechtum.
- Armbänder: unnötige Ausgaben.

Armbanduhr
- selbst tragen: die Zeit wird stark in Anspruch genommen.
- jemandem schenken: eigenes Glück.
- an anderen Menschen eine sehen: große Erfolge stehen bevor.

Armbrust
- sehen: man sehnt sich nach ruhigen und zufriedenen Zeiten.
- mit einer schießen: die Geschäfte gehen nur langsam vorwärts.

Armee
- sehen: Beunruhigung über die Zukunft.
- aufmarschieren sehen: große Veränderungen.
- in eine eintreten: Erfolg in finanzieller Hinsicht.
- im Kriege: großer Reichtum ist zu erwarten.

Armenhaus
- von außen sehen: Reichtum und Glück bei zäher Arbeit.
- sich selbst als Inhaber eines solchen sehen: große Ideen bringen reichen Erfolg.

Armenvater
- Erfüllung der Wünsche.

Arrest
- in einen kommen: Kummer, Elend, jedoch später Freude.

Arznei
- bereiten: Krankheit.
- verabreichen: Glück im Spiel für diejenige Person, die sie einnimmt.
- nehmen: Verluste, die jedoch wieder ausgeglichen werden können.
- Arzneigewächse sehen oder essen: schlechte Geschäfte haben ein Ende.

Arzt
- Bindung an den Vaterbegriff; Suche nach Ausweg, Rat, Hilfe.
- sehen: bevorstehende Unpäßlichkeit.
- einen sprechen: alte Hoffnungen werden sich erfüllen.
- einen sehen, der einen Verletzten behandelt: jemand aus Familie oder Bekanntenkreis wird heiraten.
- sich selbst als solchen sehen: Anstrengungen, größere Gewinne zu erzielen bzw. die Situation in finanzieller Hinsicht zu verbessern, werden von Erfolg gekrönt sein.

Asche
- Symbol des Vergangenen: Tod und Enttäuschung werden damit ausgedrückt.
- sehen: man wird bitter getäuscht und tief gekränkt werden.
- streuen: ein Trauerfall steht bevor.
- sammeln: Vermögenszuwachs.

Äste
- von Bäumen: getäuschte Hoffnung.
- belaubte: unbegründeter Kummer.
- abgebrochene: beruflicher Stillstand.

Astern
- sehen: zu Würde und Ansehen kommen.
- schwarze in voller Blüte: bevorstehende Erkrankung einer Person aus näherer Umgebung.
- weiße: bevorstehende Teilnahme an einer Beerdigung.
- verwelkte: Hoffnungen gehen nicht in Erfüllung.

Astrologie
- einen Astrologen sehen oder mit Astrologie sich befassen: größerer Erfolg als bisher wird eintreten.
- astrologische Zeichen sehen: Entdeckungen, die für das weitere Fortkommen von großer Bedeutung sind, werden gemacht.

Attentat
- sehen oder erleben: große Aufregung, die aber glücklich vorübergeht.
- selbst ausführen: man opfert sich für eine aussichtslose Sache.
- das an einem selbst ausgeführt wird: Gefahren drohen.
- fließt Blut dabei: geschäftliche bzw. private Verluste.

Audienz
- gewährt erhalten: man verbessert seine Stellung und hat Glück und Erfolg.
- selbst gewähren: die derzeitigen Pläne sind zu weittragend, um in Erfüllung gehen zu können.

Aufbahrung
- Traurigkeit.

Auferstehung
- vom Unglück befreit werden; eine innere Wandlung beginnt.

Aufhängen
- man ist in einem Entwicklungsübergang begriffen.
- z.B. Wäsche zum Trocknen: man sehnt sich nach einer besseren Umgebung, was teilweise auch erreicht wird.
- sehen: Unglück.
- sich selbst erhängen: die Situation ändert sich zum Besseren.
- aufgehängt sein oder werden: Glück und Ehre.

Aufregung
- Hindernisse stehen bevor.

Aufruhr
- sehen: die Situation wird unsicher.
- miterleben: es steht ein Umschwung im Leben bevor.
- wobei man Blut fließen sieht: unvorhergesehene Ausgaben sind zu erwarten.

Aufsteigen
- Symbol der Erneuerung; Blick auf Kommendes.
- die Treppe: Mißachtung wird einem begegnen.
- den Berg: man wird mit Bestimmtheit ein großes Ziel erreichen.
- auf ein weißes Pferd: Glück und Erfolg.
- auf ein schwarzes Pferd: Erfolg, der jedoch nicht anhaltend ist.

Auftrag
- einen erhalten: ein angenehmer Brief wird eintreffen.
- einen selbst erteilen: man macht sich unbeliebt.

Aufwachen
- gute Verrichtung.

Augen
- innerliche Unruhe, Beschäftigung mit sich selbst.
- blaue: große Liebe.
- schwarze: Vorsicht.
- kranke, schielende: Geldmangel.
- blinde: frohe Nachricht.
- feurige: Liebe.
- derselben beraubt werden: Liebesleid.

Augenbrauen
- starke haben: Freude.
- ausfallende, schüttere, verbrannte: Verlust zeigt sich an.

Augenschirm
- haben: großer Nachteil.

Aurikeln
- blühende: Glück in Lotterie und Spiel.

Ausbeißen/Ausziehen
- eines Zahnes: große Auslagen und Sorgen.

Ausgraben
- ein Schatz wird erworben, oder Ankunft eines Briefes.

Ausland
- reisen in dasselbe: eine große Veränderung steht bevor.
- in demselben sein: Sehnsucht nach stabilen Verhältnissen.

Auskehren
- Hochmut und Stolz.

Auslachen
- dumme Wünsche.

Ausruhen
- glückliche Zukunft.

Ausschlag
- Schädigungen der Gesundheit und des Körpers fordern als gerechten Ausgleich Geld und Glück.

Ausschlag (Fortsetzung)
- selbst haben: Geschäfte können gemacht oder Dispositionen getroffen werden, die reichen Gewinn bringen.
- an anderen Menschen sehen: die allgemeinen Verhältnisse bessern sich.

Aussicht
- die Aussicht ist meist das Symbol der nahen Zukunft: zwischen Klarheit und Nebel schwankt die gute und die schlechte Zukunft.
- schöne weite: Glück und Wohlstand.
- von einem Turm aus über viele Berge und Täler: eine größere Reise steht bevor.
- trübe durch Nebel oder Rauch: es wird große Unannehmlichkeiten geben.

Aussöhnen
- Schande.

Aussprache
- man kann eine Verbesserung der Existenz versuchen, aber ohne Kampf geht das nicht.

Austern
- das Symbol ist erotisch zu verstehen; Schwierigkeiten in der Erringung eines Zieles, das oft sexueller Art ist.
- sehen: hochfliegende Pläne gehen nicht in Erfüllung.
- essen: man will mehr scheinen, als man ist.

Aussteuer
- sehen, bekommen, kaufen: Heirat.

Ausverkauf

bei einem solchen preiswert einkaufen: es bietet sich eine günstige Gelegenheit, einen alten Wunsch zu verwirklichen.

Auswandern
- bevorstehende Veränderung im Leben.

Ausziehen
- seine Kleider: Unglück durch eigenes Verschulden.
- die Schuhe: eine Reise steht bevor.
- aus der Wohnung: Veränderung im persönlichen Leben.

Auto
- man kommt vorwärts und hat, wenn man selbst lenkt, die eigene Sache fest in der Hand.
- in einem mitfahren: bessere Verhältnisse.
- eines selbst lenken: Suche nach neuen Möglichkeiten, seinem Lebensziel näherzukommen.
- eines kaufen: Anbahnen eines neuen Unternehmens, das erfolgreich ist.
- aus einem aussteigen: das Ansehen nimmt Schaden.
- eines brennen sehen: gute Bedeutung, wenn man nur die Flammen sieht, schlechte Bedeutung bei schwarzem Rauch.
- Autopanne: eine Reise wird vergeblich sein.
- Autounfall: finanzieller Verlust.
- Autorennen gewinnen: man kommt seinen Konkurrenten oder Rivalen zuvor.
- Autozusammenstoß sehen: man bekommt in einer Sache starke Konkurrenz.

Automat
- Warenautomat sehen: eine angenehme Erleichterung steht bevor.
- Briefmarkenautomat: eine Sache in Güte zu erledigen bringt nur einen Teilerfolg.

Axt
- eigene oder fremde zerstörende Energien brechen durch und wirken sich aus.
- sehen: Unglück.
- mit einer arbeiten: gutes Fortkommen.

Bacchus
- schlechtes Weinjahr.

Bach
- der Wasserspiegel des Baches kennzeichnet in seiner Gestalt Reichtum und Ungunst des Lebens.
- mit klarem Wasser: gute Geschäfte.
- mit trübem Wasser: schlechte Geschäfte.
- mit reißendem Wasser: Mißgeschick.
- mit vielen Fischen: viel Glück.
- in einem baden: gesund werden.

Backen
- Brot: Glück.
- Kuchen: die Situation nimmt Formen der Besserung an.
- Konfekt: einige Wünsche gehen in Erfüllung.

Backenstreich
- erhalten: Vorsicht vor überstürzten und nicht gut durchdachten Dispositionen.
- selbst austeilen: Energie wird für eine Sache verschwendet, die es nicht verdient.

Bäcker
- Rückerinnerung an die Kindheit.
- sehen: die Sorgen nehmen ab.
- in einer Bäckerei sein: Glück, Erfolg und Zufriedenheit.
- Bäckerin: kräftige Gesundheit.
- Bäckerladen: gesegnetes Jahr.

Backofen
- von außen sehen: wohlhabende Verhältnisse werden angezeigt.
- die Glut in einem sehen: Erfolg und Glück.

Bad
- Versuch, Altes und Schmutziges wegzuwaschen.
- nehmen, lauwarm: bürgerlicher Wohlstand.
- heiß: Krankheit.
- kalt: Feinde werden besiegt.
- im Freien und in der Luft: Kraft und Zähigkeit.
- im Sande: Nervenstärkung.
- in hellem Wasser: Glück.
- in trübem Wasser: Verlust.

Badewanne
- in einer aus Marmor baden: freudige Überraschung nach einer ernsten Krankheit.
- in einer aus Zink baden: aus seinen Verhältnissen kommt man nicht heraus.
- in einer gußeisern-emaillierten baden: die Situation bessert sich.

Bahnhof
- neues Unternehmen, neuer Lebensabschnitt; fester, frischer Entschluß.
- sehen: im Leben tritt ein Wechsel ein.
- innerhalb eines Bahnhofes promenieren: man erhält eine Botschaft übermittelt.
- aus einem solchen herauskommen: dringende Angelegenheiten warten auf ihre Erledigung.

Bahnschranke
- Unannehmlichkeiten oder Unfall.

Bahre
- Zeichen, daß etwas Neues herangetragen wird; selbst der Tod eines Menschen bringt andererseits das Erbe.
- sehen: Todesfälle und Erbschaft.
- auf einer liegen: Gutes haben.

Bajazzo
- sehen: man kommt in eine kuriose Situation.
- die Rolle eines Bajazzos spielen: man erlebt Leid, Enttäuschung und Kummer.
- das Lied aus « Bajazzo » singen hören: gute Aspirationen verheißen einen kommerziellen Erfolg.

Balkon
- oft sexuell zu verstehen (Balkon = Brust).
- auf einem stehen: man findet einen lieben Kameraden.
- einen einstürzen sehen oder selbst mitstürzen: zahlreiche Hoffnungen muß man als unrealisierbar betrachten.

Ball
- das Schicksal spielt mit uns; man kann dabei Zeit verlieren, sein Glück gewinnen oder sich aufgeben.
- mit einem spielen: das Glück steht vor einer Wende.
- von einem getroffen werden: Unannehmlichkeiten.
- einen verlieren: man wird etwas finden, das von Nutzen ist.

Ball (Tanz)
- besuchen: Vergnügen finden.
- auf einem tanzen: baldige Verlobung.

Ballen
- von Kaffee, Papier usw. sehen: Glück in Geschäften.
- einen machen, etwas einpacken: Vermehrung des Vermögens.

Ballett
- sehen: Enttäuschung durch eine Person, von der man sich sehr viel versprochen hat.
- einem beiwohnen: Enttäuschungen allgemeiner Art.

Ballon
- sehen: man erlebt eine große Ernüchterung.
- sich selbst in einem fliegenden Ballon sehen: man entfernt sich von erreichbaren Zielen.
- einen mit Gas gefüllten platzen sehen: jemand wird wütend auf einen sein.

Balsam
- Gesundheit.

Banane
- bei Frauen rein sexuell zu verstehen.
- sehen: man findet Annäherung bei einem Menschen, der einen seelisch gut versteht.
- essen: die Sexualität erwacht stärker.

Band
- sehen: gute Freundschaft.

Band *(Fortsetzung)*
- halten: gute Freundschaft.
- im Wind flattern sehen: Glück und Erfolg.
- endlose Bänder: Schulden werden gemacht.
- blaue: treue Liebe.
- grüne: gute Hoffnungen.
- rote Bänder: Vergnügen.
- schwarze: Trauer.
- weiße: reine Liebe.

Bandit
- meist in Alpdrücken, sonst oft sexuell zu verstehen.
- sehen: man wird in eine Angelegenheit verwickelt, die keinen Vorteil bringt.
- von einem angefallen und beraubt werden: die Vermögenslage zeigt eine Tendenz zu einer grundlegenden Besserung.

Bank (Sitzgelegenheit)
- Abrechnung mit Vergangenem, oft wie bei Bahnhof.
- auf einer im Freien sitzen: Liebesabenteuer stehen bevor.

Bank (Gebäude)
- auf einer Geld einzahlen: einer der geheimsten Wünsche wird in Erfüllung gehen.
  von einer Geld abheben: Schulden.
- in einer angestellt werden: gute Aussichten, die Gesamtsituation zu verbessern.

Bankier
- sich selbst als einen sehen: man hüte sich vor Spekulationen; sie werden finanziell nicht von Vorteil sein.
- mit einem sprechen: man wird einen Verlust erleiden.

Banknoten
- viele sehen: es werden sich finanzielle Einbußen ergeben.
- zählen: die Lage verschlechtert sich.

Bankrott
- selbst machen: aus einer schwierigen Lage findet man ganz plötzlich einen gangbaren Ausweg.

Bar
- in einer sitzen: man wird eine flüchtige Bekanntschaft machen.

Bär
- Unklarheiten über Mitmenschen in innerer Beziehung.
- einen Bären tanzen sehen: Klatschereien und Verdruß.
- einen toten oder ein Bärenfell sehen: Glück, das jedoch nicht ohne Hindernisse ist.
- mehrere Bären sehen: es stehen Ereignisse bevor, welche die ganze Kraft in Anspruch nehmen.

Barbier
- sehen, sich von einem die Haare schneiden oder rasieren lassen: man kommt zu Schaden.

Barfuß
- gehen: die Gesundheit bessert sich.
- in klarem Wasser gehen: gute Bedeutung.

Barfuß *(Fortsetzung)*
- in taufrischem Gras gehen: sehr gute Bedeutung.
- auf Steinen gehen, die einem weh tun: in einem Unternehmen sind Schwierigkeiten zu erwarten.

Barometer
- sehen: ein mit großen Hoffnungen begonnenes Unternehmen wird ein Fiasko erleiden.
- in Scherben fallen lassen: eine plötzliche Änderung in der eigenen Lebenshaltung kann erwartet werden.

Barriere
- sehen: unverhofft stellen sich Hindernisse ein.
- überschreiten: in irgendeiner Sache wird man ein gutes Resultat erzielen.
- sehr hohe, die nicht zu übersteigen ist: in einer Angelegenheit ist man viel zu optimistisch.

Bart
- Vateridee; bei Frauen: Gefühl oder Geborgenheit bei einem Mann mit Bart.
- einen wachsen sehen: man wird in günstige Verhältnisse kommen.
- einen sehen oder haben: gute Gesundheit; je stärker und voller der Bart, um so günstiger.
- einen abschneiden oder abrasieren: Verluste.
- einen verlieren: Verluste.
- ein roter: man hüte sich vor falschen Freunden.
- einen bei einer Frau sehen: Vorsicht.

Baß
- singen oder hören: Vergnügen in Aussicht.

Baßgeige
- hören: bringt Glück.
- selbst spielen: man wird fröhlich.

Bauch
- fast immer sexuell zu verstehen.
- sehen: zeitgemäße Ansichten drängen sich in den Vordergrund.
- auf ihm liegen: die Gesundheit wird eine Einbuße erleiden.
- einen großen und dicken haben oder sehen: Vermögenszuwachs.
- ein magerer: Geldverlust.

Bauchweh
- haben: Warnung vor Unmäßigkeit.

Bauen
- Aufbau auch im Leben, Planen ist erfolgreich.
- ein Haus: rasches Vorwärtskommen im Leben und eine gesicherte Existenz.
- beim eigenen Hausbau mithelfen: Glück und Wohlhabenheit.
- einen Bau abtragen: Pläne werden nicht gut ausgehen.
- einen Bau einstürzen sehen: großes Unglück steht einem selbst oder der Familie bevor.

Bauer
- Sehnsucht nach Natur und einfachem Leben.
- tätig sehen: frohe Zukunft.

Bauer *(Fortsetzung)*
- einem jungen begegnen: Glück und Erfolg in beruflichen oder privaten Dispositionen.
- einem alten begegnen: Hemmnisse und Erschwernisse im Vorwärtskommen.
- sich selbst als einen sehen: gutes Vorwärtskommen auf sauberer Basis.

Bauernmädchen
- mit einem Blumenkranz auf dem Kopf sehen: Verlobung oder anderes unverhofftes Liebesglück.
- weinen sehen: Untreue eines Freundes.

Bauernstube
- sehen: Wohlstand.
- im Winter in eine geheizte eintreten: gesicherte Position.
- mit einer großen Gesellschaft in einer weilen: ein Familienfest kündigt sich an.
- aus einer in die Kälte hinaustreten: man wird Verluste haben; die Position wird unsicher werden.

Baum
- Besserung des eigenen Zustandes; Heilung, wenn Baum gesund und blühend; meist Potenzsymbol.
- blühen sehen: großes Glück.
- Früchte von einem abreißen: ein Abenteuer.
- einen erklettern oder darauf sitzen: Erlangung einer gesicherten Stellung.
- von einem fallen: dem Spott ausgesetzt sein.
- einen dürren sehen: Mißerfolg und Kummer.
- einen schütteln: Glück.
- einen mit Früchten beladenen sehen: man hat gute Aussichten.
- unter einem sitzen: gute Botschaft.

Bäume
- sind Zeichen des reinen und natürlichen Lebens. Siehe auch Baum, Birke und andere Bäume.

Baumeister
- sein oder mit einem zu tun haben: man wird eine befriedigende Stellung erreichen.
- mit einem streiten: Vorsicht bei allen Unternehmungen der nächsten Zeit.

Bauplatz
- sehen: gewinnbringendes Unternehmen.

Beamter
- einen sehen: in der Regel nichts Gutes.
- einem Geld geben: Verluste.
- mit einem streiten: viele Unannehmlichkeiten durch eine Auseinandersetzung oder einen Prozeß.

Becher
- der Becher ist das Gefäß des Lebens, von dessen Erhaltung Glück und Leben abhängen.
- einen geschenkt erhalten: deutet auf ein Ehrenamt oder eine Erbschaft hin.
- aus einem silbernen oder goldenen trinken: bringt Genesung.
- einen zum Trunk gereichten ablehnen: schwerer Zusammenbruch im Leben.
- einen zerbrechen: Krankheit.

Bedienter
- warnt vor Verleumdung und Betrug.

Bedrängnis
- man wird seine Feinde überwinden und trotz vieler Hemmnisse seinem Lebensziel wesentlich näher kommen.

Bedrohung
- deutet auf unabwendbare Leiden.

Bedürfnis
- fühlen oder haben: deutet auf Schmähungen hin.

Beeren
- sammeln: Last und Mühe.
- essen: Freude und Genüsse stehen in Aussicht.
- feilhalten: Sorgen um das tägliche Brot.
- unreife oder vertrocknete: Ärger und Verdruß.

Befehl
- erhalten: man findet sich in jede Lage hinein.
- erteilen: gute Stellung.

Befriedigung
- ein reines Gewissen haben.

Begräbnis
- seelisch ist etwas vorübergehend oder dauernd abgestorben.
- sein eigenes sehen: ein im allgemeinen gutes Zeichen.
- von guten Freunden: Ärgernisse.
- von Unbekannten: Erbschaft.
- einer hohen Persönlichkeit: politische Änderung.
- einem fremden beiwohnen: ein Freund wird ins Unglück geraten.

Begrüßen
- einer hohen Persönlichkeit: ein angenehmer Besuch wird angezeigt.
- einer Person, die man nicht mag: bringt einen unangenehmen Besuch.
- selbst von Kindern begrüßt werden: glückliches Ereignis im Familienleben.

Behaglichkeit
- ein reines Gewissen haben.

Beichte
- sehen: man macht sich Vorwürfe.
- einer beiwohnen: mahnt zur Erforschung seines Tuns und Lassens.
- selbst Beichtvater sein: man wird in einem wohltätigen Unternehmen aktiv werden.

Beil
- eigene oder fremde zerstörende Energien brechen durch und wirken sich aus.
- sehen: Unglück.
- mit einem arbeiten: gutes Fortkommen.

Bein
- sexuell zu verstehen (wie alle Gliedmaßen).
- ein gesundes haben: bringt Freude und Glück.
- ein krankes haben: bringt Verlust und Schaden.
- Beinbruch bei anderen sehen: Erfolg bei einem Wettbewerb, z.B. Examen, Sport.

Beischlaf
- rein sexuell zu verstehen; im späteren Alter Pläne für Neuschöpfungen.
- mit der Geliebten: zeigt Gutes an.
- mit der Gattin: Leid.

Beißen
- oder gebissen werden: bedeutet heftige Feindschaft.

Beistand
- es wird einem geholfen werden.

Bekannte
- treffen und sprechen: man erfährt eine Neuigkeit.

Bekehrung
- mahnt zur Ausdauer bei guten Werken.

Beklagen
- bei einer Behörde: getäuschte Hoffnung.
- selbst beklagt werden: unverhoffter Verdruß und Unfriede.

Belehrung
- geben: zeigt gute Stellung an.
- empfangen: Verkehr mit geistreichen Menschen

Beleibt
- sein: siehe Bauch.

Beleidigen
- selbst beleidigt werden: man wird ein liebes Wesen verlieren.
- von einem Erwachsenen beleidigt werden: kann eine Trennung bringen.
- von einem Kind beleidigt werden: gutes Zeichen; man wird einen Gewinn in der Lotterie, in einem allenfalls schwebenden Prozeß usw. haben.
- einer fremden Person: Mißverständnis in der beruflichen Tätigkeit.

Bellen
- der Mensch verläßt sich bei unbekannten Gefahren oft auf das Tier, wobei der Hund der beste Gefährte ist.
- hören: Warnung vor einer unbekannten Gefahr.
- bellende Hunde sehen: in der eigenen Umgebung befinden sich Leute, die schlechte Absichten haben.
- von Hunden angebellt werden: Vorsicht und kaltes Blut sind notwendig.

Benzin
- sehen: leicht entflammende, aber ebenso schnell wieder erlöschende Leidenschaft.
- brennendes sehen: eine lustige Unterhaltung ist in Aussicht.

Berg
- Schwierigkeiten sind zu überwinden.
- ersteigen: zeigt viele Hindernisse an, die aber, sobald sie überwunden sind, Freude bringen.
- hinabsteigen: wohlverdienter Genuß nach schwerer, segensreicher Arbeit.
- hinunterfallen: bringt eine Enttäuschung; wenn man dabei Blut sieht, kündet dies eine ernste Krise der eigenen Situation an.
- wanken sehen: Feindschaft und Verfolgung durch andere.

Berg (Fortsetzung)
- einen feuerspeienden sehen: es droht eine Gefahr.
- einen mit Schlössern sehen: eine Zeit guter finanzieller Verhältnisse beginnt.
- einen mit einer Ruine sehen: mahnt an das herannahende Alter.

Bergleute
- sehen: bringt Glück.
- die eine Grube verlassen: Verbesserung der Lage.
- selbst Bergmann sein: kündet gesicherte Verhältnisse an.

Bergtour
- machen: mühselige Überwindung von großen Schwierigkeiten.
- im Frühling, bei Sonnenschein: man ist hoffnungsvoll und glaubt an seinen Erfolg.
- bei Regen: man wird Sorgen bekommen.

Bernstein
- man wird ein Geschenk bekommen.

Beschwörung
- sehen oder erleben: Umwälzung im sozialen Leben.
- selbst vornehmen: kündet große Ereignisse im eigenen Leben an.

Besen
- meist rein sexuell als Instrument zu verstehen.
- sehen: bringt Verkehr mit unangenehmen Leuten.
- mit einem hantieren: glückliche Überwindung von Hindernissen.

Besuch
- erhalten: man wird mit dem Gericht zu tun bekommen.
- machen: kündet ein Familienfest an.
- als Besucher unfreundlich aufgenommen werden: Ärger unter Bekannten und Freunden.

Beten
- das Beten ist ein Zwiegespräch aus Gottesfurcht, heute im Traum meist nur der Ausdruck innerer Disharmonie.
- sehen: bedeutet Gottesfurcht.
- in der Kirche: Gewissensbisse.
- vor einem im Freien stehenden Kreuz oder Heiligenbild: Angst um die Existenz.

Betrübnis
- betrübt sein: Freude und Versöhnung mit Feinden.

Betrüger
- im Spiel erwischen: man wird sich für etwas rächen.
- als einer bei einem Geschäft erwischt werden: gutes Fortkommen.
- mit einer Betrügerin zu tun haben: kündet ein Liebesabenteuer an.
- Betrug im Traum zeigt oft an, daß die Verkehrtheit des Traumes im Leben anzunehmen ist: Wo man Liebe sucht, ist Betrug, wo man Ehrlichkeit erhofft, ist Vorsicht am Platze.

Betrunken
- oft Warntraum bei Ohr- oder Hirnstörungen, falls nicht einmalige Reaktion auf von außen kommende Störung.
- sein: man erlebt angenehme Stunden, die aber keinen großen Eindruck hinterlassen.

Betrunken (Fortsetzung)
- betrunkene Leute sehen: Enttäuschung seelischer Art.
- auf einem Maskenball sein: man wird ausgelacht werden.

Betschemel/Betstuhl
- Freude und Trost.

Bett
- sexuell zu verstehen; unter Umständen Ausdruck von Ruhebedürfnis.
- ein leeres sehen: Todesfall.
- machen: häusliches Glück.
- in einem liegen, wenn es rein ist: Zufriedenheit.
- wenn es schmutzig ist: Unzufriedenheit.
- in einem nicht schlafen können: Uneinigkeit.
- mit einem Kind in einem liegen: Erfüllung einer Hoffnung.

Betteln
- sehen: man wird Vergeltung üben.

Bettfedern
- sehen: bedeutet Verdrießlichkeiten.
- kaufen: gute Wirtschaft.

Bettler
- im Bettler liegt stets die Möglichkeit, gute wie schlechte Instinkte zu zeigen. Der andere als Bettler läßt einen selbst höher scheinen.
- sehen: eine kleine freudige Überraschung steht bevor.
- selbst einer sein: man wird Erfolg im Lotteriespiel oder Glück in Geschäften haben.
- einem etwas geben: Befreiung aus einer unangenehmen Lage.
- Bettlerin: man wird ein Geschenk erhalten.

Bettwäsche
- waschen: man soll seine Angelegenheiten in Ordnung bringen.
- in blendend weißer oder reich verzierter schlafen: Verbesserung der Situation.
- in schmutziger schlafen: man leidet an Minderwertigkeitsgefühlen.

Beutel
- das materielle Denken im Traum ist eine Warnung, sich im Leben nicht nur davon beherrschen zu lassen.
- ohne Geld: kündet einen Geldverlust an.
- mit Geld; Lotteriegewinn.
- einen auf der Straße finden: unverhofftes Glück oder unerwarteter Gewinn.
- einen mit Geld als Geschenk erhalten: angenehme Überraschung.

Bezaubert
- sein: Bekanntschaft mit Künstlern.

Bibel
- sehen oder lesen: glücklicher Hausstand.
- kaufen: familiärer Konflikt wird beigelegt werden.
- fallen lassen: bedeutet eine Trennung.

Bibliothek
- sehen oder darin sein: Erfolg, aber erst nach langem, ernstem und zähem Streben.

Biene
- Biene ist als Symbol gut, Wespe schlecht.
- sehen: Gewinn und Erfolg.
- eine auf großen roten Blüten sehen: Beginn einer Glücksepoche, in der so gut wie alles gelingen wird.
- von einer gestochen werden: man wird eine Bekanntschaft machen, die schöne Erinnerungen zurücklassen wird.

Bienenkorb
- sehen: glückliches Heim.
- einen zerstörten sehen: Pech und Mißverständnisse.

Bienenschwarm
- sehen: Befestigung einer Liebesbeziehung.
- von einem umschwärmt sein: man wird viel Freude erleben.

Bier
- Bier und Met sind seit alters Symbole von Ruhe und Gesundheit.
- trinken: Gesundheit und guter Verdienst.
- mit jemandem Bruderschaft trinken: gute und nützliche Freunde.
- verschütten: Heirat oder Kindtaufe.

Bierfaß
- sehen: Fröhlichkeit.
- aus einem trinken: man langweilt sich und braucht eine Zerstreuung.

Bild
- wie Spiegel und Fotografie: auf der Suche nach einem klaren Bild von sich oder von anderen.
- sein eigenes sehen: bringt Glück.
- das von Kindern, Frauen oder Bekannten sehen: bringt Neuigkeiten.
- von verstorbenen Eltern oder Freunden sehen: Befreiung aus einer drückenden Lage, Hilfe oder Unterstützung.
- von Menschen sehen, unter denen man leidet oder gelitten hat: man ist zu ängstlich und unsicher.
- viele Bilder sehen: kündet Ehre oder eine Ehrung an.

Bildhauer
- sehen: man wird Kenntnisse sammeln.
- sich selbst als solchen sehen: größere Sicherheit für die Existenz.
- Bildhauererzeugnisse ausgestellt sehen: man wird in kurzer Zeit ein großes Ziel erreichen.

Billard
- sehen: veränderliches Glück.
- spielen: fragliches Unternehmen.

Binde
- sehen: man wird seine Arbeit mit Leichtigkeit ausführen.

Birke
- Bäume sind Zeichen des reinen und natürlichen Lebens.
- sehen: bringt Glück und Gutes.
- auf eine klettern: unverhofftes Glück.

Birne
- die Birne ist mehr als der Apfel ein Zeichen der Liebesbeziehungen; mit ihr sind auch allgemeine Beziehungen zu Menschen angedeutet.
- sehen: Hochzeit.
- essen: Trauer.
- gute: Heiratsglück.
- wurmige: Trennung und Trübsal.
- Birnbaum blühend oder mit Früchten: bevorstehende freudige Nachricht, die für das ganze Leben maßgebend ist.
- Birnbaum vor der Ernte: glänzender Fortgang der Geschäfte.

Bischof
- die Verbindung mit einem Priester heißt Unterordnung und meist Maßregelung.
- sehen: Zank und Unfriede.
- mit einem streiten: kündet heftige Anfeindung an.

Biskuit
- sehen: Naschsucht.
- backen: Verlobung in der Familie oder ein anderes erfreuliches Fest.
- essen: man sehnt sich nach etwas, aber man ist sich noch nicht ganz klar darüber.

Bißwunde
- von einem Tier: Eifersucht.

Bitten
- die Traumbitte ist ein Zeichen von innerer Sorge und geheimen Befürchtungen.

Bitter
- eine bittere Sache genießen: Gesundheit.

Bittschrift
- sehen: schlechter Ausgang eines Unternehmens.
- aufsetzen: Unannehmlichkeiten geschäftlicher bzw. beruflicher Art.
- eine erhalten: Verlust.

Blasebalg
- Zank.

Blasrohr
- verwenden: Unglück.

Blatt
- die Blätter von Pflanzen und Bäumen zeigen den Wandel der Natur, das Werden und Sterben an.
- von einem Buch: Wissen bekommen.
- schöne grüne Blätter sehen: Erfüllung eines Wunsches.
- bunte oder welke sehen: Enttäuschungen und Sorgen.
- abfallende: Unheil.

Blattern
- haben oder sehen: man gelangt zu Reichtum.

Blau
- als Farbe: Symbol der Erfüllung von Wünschen.
- ein blaues Kleid sehen: seelisches Leid.

Blau (Fortsetzung)
- einen klarblauen Himmel sehen: gutes Zeichen dafür, daß man von mancherlei Schwierigkeiten befreit werden wird.
- in einem blauen Zimmer sitzen: materielle Sorgen.

Blech
- sehen oder verarbeiten: man gibt sich mit wertlosen Dingen ab.

Blei
- sehen: deutet auf eine Verleumdung.
- gießen: Glück in Liebe oder Ehe.
- eine schwere Menge auf dem Rücken tragen: Lotteriegewinn und gute Geschäfte.

Bleistift
- sehen oder damit schreiben: kündet Nachrichten an.
- mit einem zeichnen: man soll seinen künstlerischen Neigungen nachgehen, denn man wird damit Erfolg haben.

Bleiweiß
- Sittsamkeit.

Blind
- das blinde Glück und der blinde Zufall sind selten, der Mensch geht oft blind durchs Leben. Machen Sie die Augen auf.
- sich selbst sehen: man wird blindlings in eine Gefahr hineinlaufen.
- eine Person sehen oder führen: man übernimmt eine Aufgabe, die nicht durchführbar sein wird.
- einem Bettler begegnen: Glück im Lotteriespiel.

Blitz
- ganz plötzliche Klarheit über Zustände und Ereignisse; vor allem gut bei wohlhabenden Personen.
- sehen: Geldverlust, Verdruß, Streit in der Familie, Unannehmlichkeiten im Geschäft.
- auf seinen Kopf oder sein Haus schlagen sehen: Verlust an Gut und Leben.
- von einem getroffen werden, ohne dabei Schaden zu nehmen: eine Gefahr, der man entrinnen wird.
- von einem zu Schaden kommen: unerwarteter Schicksalsschlag oder schlechte Nachrichten.
- als Wetterleuchten sehen: bedeutet Gutes.
- und Donner: freudiges Wiedersehen mit Freund oder Freundin.
- der mit Donnern einschlägt: kündet einen Verlust an.

Blühen
- das Blühen zeigt (wie Blüten) Wachsen und Entfalten der Natur im Vergleich zum Menschenleben.

Blumen
- sehen: vielfältige Bedeutung, oft sexuell zu verstehen; es kommt auf die Blume an.
- frische: Gesundheit.
- schöne: Erfolge.
- gut riechende: viel Gutes.
- welke: Mißerfolge.
- pflücken: man hüte sich vor Schaden; reiche Ernte für Landleute.
- abreißen und wegwerfen: seinem Glück ausweichen.

Blumenstrauß
- sehen: beständige Liebe oder Freundschaft.
- binden: Liebesglück.

Blut
- sehr unterschiedlich, oft sexuell zu verstehen.
- sehen: man bangt um einen Menschen, der einem nahesteht.
- selbst bluten: ein gutes Zeichen.
- speien: Krankheit, Böses.

Blutegel
- für Kranke Genesung, für Gesunde Krankheit.

Blutwurst
- sehen oder essen: gibt Gesundheit.
- jemanden essen sehen und selbst Hunger haben: man ist ermüdet oder verbittert und benötigt eine Zerstreuung.

Bock
- sehen: Gewinn und Erbschaft.
- von einem bedroht werden: man soll sich nicht einschüchtern lassen.
- einen töten: man wird durch eine Ungeschicklichkeit einen materiellen Verlust erleiden.

Boden
- sehen und darauf laufen: Freude und Leid.
- auf einem liegen: Mahnung, auf seine Gesundheit zu achten.
- auf einem sitzen: zunehmende Unsicherheit der Verhältnisse.

Börse
- an einer spekulieren: ein Versuch, seinen Lebensstandard durch einen besonderen Schachzug zu verbessern, der fehlschlagen wird.
- an einer solchen Angestellter oder sonstwie beruflich tätig sein: Warnung vor einem unbedachten Unternehmen.

Bogen
- zum Schießen sehen: vergnügte Stunden.
- mit einem schießen: bedeutet ein Abenteuer.

Bohnen
- essen: Zank und Streit.
- pflücken und zubereiten: Glück im Geschäft.
- am Busch sehen: man hat Pläne, die sich nicht verwirklichen lassen.
- Sexualsymbol; keimend und schießend gesehen: für Frauen beachtenswert; bei jungen Männern und Greisen in Beziehung zum Skrotum zu bringen.

Bohrer
- sehen: langwierige Krankheit.
- mit einem hantieren: mühevolle Arbeit, die einem keinen Gewinn einbringen wird.
- mit einem ein Loch in die Erde bohren: Tod eines Angehörigen, Freundes oder anderen nahestehenden Menschen.

Bombe
- Gefahren, Vernichtungstraum.
- sehen: unerwartetes und ungünstiges Ereignis.

Bombe (Fortsetzung)
- selbst auf jemanden werfen: Anfeindungen durch andere.
- explodieren und Zerstörung anrichten sehen: Unfall.
- Bombenattentat auf hochstehende Person sehen: man wird einer vielleicht gar nicht bemerkten Gefahr glücklich entrinnen oder ist ihr bereits entronnen.

Boot
- Änderung des Lebensweges; auf Wasser freilich etwas unsicher empfunden, vor allem bei trübem Wasser.
- sehen: kündet eine Veränderung an.
- mit einem eine Ausfahrt machen: wenn das Wetter klar ist, kann man ein günstiges, anderenfalls muß man ein ungünstiges Ereignis erwarten (siehe auch Nachen).

Bordell
- die Eigenbewertung und die Liebeskraft werden von sich und vom Partner gegenübergestellt.

Bote
- der Bote ist der Bringer von Überraschungen, die meist die eigene Erwartung enttäuschen.
- wenn er einen Brief bringt: unangenehme Nachrichten.
- wenn er etwas anderes bringt: angenehme Überraschung.

Boxen
- sich selbst sehen: schwerer Kampf um einen Plan.
- dabei unterliegen: Scheitern einer Hoffnung.
- dabei siegen: ein Plan wird nach großen Schwierigkeiten doch noch zur Durchführung kommen.
- andere sehen: man wird mit anderen Menschen in Streit geraten.

Brand
- Unsicherheit, Hilfsbedürftigkeit, Unklarheit gegenüber der Umwelt.
- sehen: man wird eine große Freude erleben.
- einen entfachen: man wird vergebens gegen eine ungünstige Schicksalswendung protestieren oder ankämpfen.
- in der eigenen Wohnung sehen: wenn man nur helle Flammen ohne Rauch sieht: Verbesserung der Situation; bei starker Rauchentwicklung: das Gegenteil.

Branntwein
- sehen oder trinken: man wird durch eigenes Verschulden einen Schaden erleiden.
- verschütten oder auf den Boden gießen: Warnung vor einem leichtsinnigen Schritt, den man zu unternehmen im Begriffe ist.
- verkaufen: man hat einem anderen gegenüber schlechte Absichten.

Braten
- sehen oder zubereiten: man wird eine Einladung erhalten.
- essen: günstige Geschäfte oder andere Gewinne.

Bratpfanne
- eine leere sehen: Enttäuschung.
- über dem Feuer bei der Speisezubereitung sehen: Gewinn.
- eine schmutzige abwaschen oder reinigen: man wird mit einem Unternehmen zufrieden sein.

Braun
- als Zwischenfarbe deutet auf ein Übergangsstadium hin, das meist zum Schlechten führt.
- als Farbe sehen: trügerische Hoffnung.
- braune Augen sehen: man wird es mit einem falschen Menschen zu tun bekommen.
- ein braunes Kleid tragen: man wird in eine Gefahr geraten.

Braut
- die Sehnsucht nach der Ehe und der Geborgenheit ist ebenso groß wie die Sehnsucht nach dem Glück.
- sehen: Freude und Glück.
- sich selbst als eine sehen: man wird die eigene Situation verbessern können.

Brautführer
- sehen: verspricht Erfolge irgendwelcher Art.
- während der Trauung selbst sein: man steht vor einem entscheidenden Ereignis.

Bräutigam
- Erwartung auf die Erfüllung ist nicht immer konform mit dem Glück.
- sehen: baldige Hochzeit im Freundes- oder Verwandtenkreis.
- den seinen küssen: bedeutet einen kleinen Streit mit diesem.
- mit ihm streiten: man wird von ihm angenehm überrascht werden.

Brechen
- von Körpergliedern: man wird einen empfindlichen Verlust haben.

Brett
- kaufen: bringt die Vereinigung mit einem anderen Menschen.
- schneiden: bringt eine Plage.
- Bretter zusammenschlagen: Vergrößerung des Geschäftes oder des häuslichen Wohlstandes.
- auf ihnen über ein Wasser gehen: aus einer drohenden Gefahr wird man sicher und ohne Schaden herauskommen.

Bretzel
- sehen, kaufen oder essen: kündet ein Vergnügen an.
- auf der Straße verkaufen: Verbesserung der Situation.

Brief
- erhalten: unangenehme Nachrichten.
- Liebesbrief: schlechte Nachrichten.
- Trauerbrief: gute Nachrichten.

Briefmarke
- sehen, kaufen oder aufkleben: bringt eine neue Bekanntschaft.
- ausländische sehen oder sammeln: Bekanntschaft mit Ausländern.

Brieftasche
- in der Brieftasche kann die eigene Existenz gesehen werden; um sie ringt man, und man will sie nicht verlieren.
- verlieren: ein eigenes Geheimnis wird offenbar werden.
- finden: man wird hinter das Geheimnis eines anderen kommen.
- eine mit Geld finden: man möchte ohne Arbeit zu Geld kommen, was aber nicht gelingen wird.

Brieftasche (Fortsetzung)
- eine gestohlen bekommen: Warnung vor einem Menschen in der näheren Umgebung, der schlechte Absichten hat.

Briefträger
- gute Gesundheit.

Brillant
- sehr oft Minderwertigkeitsgefühle, Bluff; eigene Überwertung.
- sehen: man hat oder findet einen Menschen, der einen aufopfernd liebt.
- geschenkt bekommen: Verlobung oder Verbesserung der Lage.
- verlieren: eine Person, die man liebt, wird einen verlassen.

Brille
- innerliche Unruhe, Beschäftigung mit sich selbst.
- sehen oder tragen: man kommt in eine Pechsträhne.
- eine grüne tragen: gute Aussicht in geschäftlichen oder anderen Angelegenheiten.

Brombeeren
- sehen: Freude.
- sammeln: man wird einen Menschen kennenlernen, der es gut mit einem meint.
- essen: kündet einen fröhlichen Ausflug an.

Brot
- je nachdem: Nottraum, Wunschtraum, Sexualtraum.
- sehen, kaufen oder essen: bringt treue Freunde.
- backen: Glück.
- jemanden essen sehen, während man selbst Hunger hat: Freund oder Freundin werden einen Erfolg haben, den man für sich erhoffte.
- altes, hartes: man wird demnächst große Schwierigkeiten zu überwinden haben.
- frisches, mürbes: fremde Gäste.

Brotkrumen
- sehen: bringt viel Geld.
- Vögel damit füttern: glückliches Familienleben.

Brücke
- sehr günstig für die Zukunft, wenn die Brücke ganz ist.
- sehen: es wird einem gelingen, gegensätzliche Interessen auszugleichen und dadurch zu gewinnen.
- mehrere sehen: Verdruß.
- auf einer gehen: man muß auf der Hut sein.
- auf einer hinfallen: Verhinderung an Geschäften.
- über eine alte, unsichere gehen: man wird einer Gefahr noch glücklich ausweichen können.
- über eine sehr lange gehen: großer Fortschritt im Leben.

Bruder
- Besinnungstraum auf sich selbst.
- sehen: gute Gesundheit.
- sich von ihm verabschieden: man ist in einer Angelegenheit ganz auf sich alleine angewiesen.
- ihn sterben sehen: Verschlechterung der Lage.

Bruderschaft
- mit jemandem trinken: treue Freundschaft.

Brunnen
- schlecht, wenn er ohne Wasser; gut, wenn er voll ist.
- sehen: ein anfänglicher Flirt verwandelt sich in eine tiefe Leidenschaft.
- mit klarem Wasser: gute Spekulation.
- das Wasser überlaufen sehen: Verlust.
- aus einem solchen Wasser schöpfen: Bindung an einen anderen Menschen; je nachdem, ob das Wasser klar ist oder trübe, wird dieser Mensch treu oder falsch sein.

Brüste
- rein sexuell zu verstehen.
- schöne einer Frau sehen: angenehme Überraschung.
- von einem schönen Mädchen sehen: Erfüllung der geheimsten Wünsche.
- übermäßig große sehen: verheißt eine Zeit äußeren Wohlstandes.
- welke sehen: bringt Sorgen.
- übermäßig große haben: Wohlbefinden.
- Kind an der Mutterbrust sehen: viel Glück in persönlichen und privaten Angelegenheiten.
- selbst ein Kind an der Brust halten: Heimweh.

Buch
- beim Buch ist der Titel zu beachten; er bedeutet unter Umständen «Buch des Lebens».
- sehen oder lesen: man macht eine Bekanntschaft von dauerndem Wert.
- eines schreiben: Unzufriedenheit im beruflichen Leben.
- ein ernsthaftes lesen: Ehre und Weisheit.
- eines kaufen: man bringt sich und anderen Nutzen.

Buchsbaum
- sehen: Erfüllung von Hoffnungen.
- verdorrter: man kommt schwer vorwärts.
- durch eine Buchsbaumhecke gehen: herrliche Zukunft.

Buchstaben
- sehen und lernen: häusliches Glück.
- in alphabetischer Reihenfolge schreiben: man wird eine Angelegenheit in Ordnung bringen.

Bücken
- sich selbst: Erniedrigung.

Bucklig
- sexuell zu verstehen, wenn von Frauen geträumt.
- einen buckligen Menschen sehen: man wird einen Vorteil erlangen.
- mit einem Buckligen sprechen oder zu tun haben: Glück in einer Spekulation oder in der Lotterie.
- selbst bucklig sein: verspricht gute Gesundheit.

Buddha
- sehen: man fürchtet sich vor dem suggestiven Einfluß eines Menschen, dem man sich nicht entziehen kann.

Buddha (Fortsetzung)
- anbeten: man möchte einem Menschen sagen, was man auf dem Herzen hat, aber man wird es nicht wagen.
- von einem angesprochen werden: es wird ein unerwartetes günstiges Ereignis eintreten.

Bügeleisen
- sehen oder benutzen: verspricht einen Gewinn.
- mit einem etwas versengen: günstige Veränderung.

Buhlen
- sehen: frohe Stunden.
- selbst daran beteiligt sein: Glück.

Burg
- die Burg im Traum ist nicht Symbol des innerlich Gefestigten, sondern der aus ihr drohenden Gefahr.
- sehen oder sich darin aufhalten: bedeutet Gefahr.
- an eine verschlossene kommen: man wird etwas Unverhofftes erleben.
- eine brennende mit viel Rauch sehen: kündet schwere Ereignisse im Lande an.
- eine zerfallene sehen: man wird an bessere Zeiten erinnert werden.

Bürger
- man ist allein und sehnt sich nach anderen Menschen, mit denen man sprechen möchte.
- sein: Ehren erhalten.

Bürgermeister
- sehen oder sprechen: man wird eine vorteilhafte Bekanntschaft machen.
- mit einem streiten: Widerwärtigkeiten.
- selbst sein: Fortschritte im Beruf.

Bürste
- Unruhe, sehr oft sexuell zu verstehen.
- sehen: man wird ins Gerede der Leute kommen.
- kaufen: man wird unter der Eifersucht anderer zu leiden haben.
- Kleider ausbürsten und dabei viel Staub sehen: bringt Ärger.
- Schuhe bürsten: man wird eine schlechte Behandlung erfahren.
- Fußboden bürsten: man wird Schwierigkeiten in der Arbeit zu überwinden haben.
- viele Bürsten sehen oder besitzen: man wird in Streit kommen.

Busch
- einen grünen sehen: große Freude.
- einen vertrockneten sehen: man wird sich in der nächsten Zeit viel langweilen.

Buße
- tun: man wird eine Kränkung erleiden.
- einen Büßer sehen: schlechte Nachrichten.

Bütte
- sehen oder tragen: wenn sie gefüllt ist: gutes Einkommen; wenn sie leer ist: das Gegenteil.

Butter
- es können damit Nahrungssorgen ausgedrückt werden, aber auch sexuelle Neigungen.

Butter (Fortsetzung)
- sehen: etwas, was man verheimlichen möchte, wird herauskommen.
- frische: bedeutet ein gutes Jahr.
- ranzige: bedeutet Verleumdung.
- essen: bringt Gesundheit.
- machen: Sehnsucht nach Zärtlichkeiten.

Buttermilch
- bringt dem Landmann Gutes, den anderen Schaden.

Café
- Andeutung der Ruhephase vor etwas Neuem.
- in einem sitzen: man wird gezwungen sein, seine Zeit mit Nichtstun zu verbringen.

Cello
- das Instrument und jede Musik sind ein gutes und harmloses Zeichen der inneren Ausgeglichenheit.

Champagner
- fraglich, ob sexuell zu verstehen; Ausbruch aus der Disziplin.
- sehen: Glück von kurzer Dauer.
- alleine trinken: man findet in seiner Umgebung kein Verständnis.
- in Gesellschaft trinken: kündet einen fröhlichen Zeitvertreib an.
- eine Champagnerflasche zerbrechen: ein stürmisches Erlebnis kündet sich an.

Chauffeur
- sehen: man verliebt sich in jemanden, der gesellschaftlich unter einem steht.
- selbst sein: man braucht eine Änderung.

Chef
- immer ein unangenehmes Zeichen, wobei meist im eigenen Beruf ein Wechsel bevorsteht.
- von seinem träumen: Unannehmlichkeiten, auch wenn der Chef im Traum noch so gnädig ist.
- mit einem streiten: bringt Unsicherheit in die Existenz.
- ein Geschenk von einem erhalten: man wird einen Verlust haben.

Chemiker
- die Enthüllung der Naturgeheimnisse durch die Chemie zeigt an, daß im Leben ebenfalls vieles gelüftet wird.
- sehen: man wird ein Geheimnis lösen.
- sich mit einem unterhalten oder mit ihm zu tun haben: es hat jemand ernste Absichten mit einem.
- chemische Artikel herstellen: man hat schlechte Absichten einem anderen gegenüber.

China
- sehen oder dort sein: man wird Neuigkeiten hören; ob sie einem aber Freude machen werden, ist fraglich.
- im Atlas oder auf einer Landkarte sehen: man hat Gewissensbisse.
- nach China fahren: bedeutet ein gefährliches Unternehmen.

Chinese
- sehr unterschiedlich; oft Furcht vor Verschlagenheit oder Enthüllungen eigener Verschlagenheit.
- mit einem verkehren: man wird mit einem falschen Menschen zu tun bekommen.
- einen sehen: Fleiß führt zum Ziel.

Chinageschirr
- man erhält feinen Umgang.

Cholera
- eine Erkrankung zeigt an, daß eine Gefahr droht; im Unbewußten bleibt immer die Furcht vor dem Krankwerden.
- sehen: kündet eine Krankheit an.

Cholera (Fortsetzung)
- sich in einem Ort mit Epidemie aufhalten: bedeutet Unglücksfall.
- Familienmitglieder davon befallen sehen: Warnung zur Vorsicht.

Chormeister/Chormusik
- Fröhlichkeit.

Christ/Christin/Christkind
- betend: Festigkeit im Glauben.
- sehen und reden hören: Freude und Segen.
- Gott lobend und preisend: Glück und Segen allezeit.

Chronik
- darin lesen: verheißt eine gute Zukunft.

Chronometer
- besitzen: man ist hochmütig.
- beim Musizieren gebrauchen: man wird eine monotone Arbeit bekommen.
- beschädigen: es wird ein Durcheinander im privaten oder beruflichen Leben geben.

Chrysanthemen
- die Erwartung des Liebes- und Ehelebens wird angedeutet.

Clown
- Ungewißheit, Furcht vor Spott und Gefühl eigener Minderwertigkeit.
- sehen: man wird eine Auszeichnung erhalten.
- selbst einer sein: man wird bei seinen Freunden kein Verständnis finden.

Cocktail
- trinken: man sehnt sich nach Abwechslung.
- zubereiten: es wird Mißverständnisse im privaten Leben geben.

Coiffeur (Friseur)
- eine innere Reform geringerer Wichtigkeit ist im Gange, besonders, wenn Frauen davon träumen.

Couplet
- singen: bedeutet ein frohes Ereignis.
- singen hören: bringt einen fröhlichen Zeitvertreib.
- mit jemand anderem eines singen: bringt eine angenehme Bekanntschaft.

Coupon (Wertpapier)
- Entlohnungsproblem, vor allem bei Frauen.
- sehen: man wird rasch Geld verdienen.

Courage
- Minderwertigkeitsbewußtsein wird im Traum zu besonderem Mutbeweis.
- haben: man wird zu Ansehen und Einfluß kommen.

Cricket
- spielen: man kommt mit hochmütigen Personen zusammen.

Dach
- unerlaubte Phantasien; Dachbrand gefährlich, oft Gehirnentzündungen.
- besteigen: man wird sich in Gefahr begeben.
- auf einem stehen: hohe Ehre.
- decken: bringt fröhliches Leben.
- von einem herunterfallen, ohne sich zu verletzen: man wird einer Gefahr entrinnen.
- von einem herunterfallen und sich dabei verletzen: kündet eine Erkrankung an.
- ein schadhaftes sehen: schlimme Nachrichten.
- aus einem Dachfenster schauen: ferne Hoffnungen.

Dachrinne
- hinaufklettern: man wird auf einem verbotenen oder nicht gebräuchlichen Weg zu einem bestimmten Ziel gelangen.
- beim Hinaufklettern abrutschen oder herunterfallen: ein verbotenes oder ungebräuchliches Unternehmen wird schiefgehen.
- an einer herunterrutschen: aus einer unangenehmen Affäre wird man sich auf ungewöhnliche Weise herauswinden können.

Dame
- die Verbindung mit einer Frau läßt Wünsche und Erwartungen in Erfüllung gehen.
- mit einer sprechen: es wird etwas gut gehen.
- mehrere Damen sehen oder sprechen: man wird das Opfer von Klatsch.

Dämmerung
- die Morgendämmerung bedeutet Gutes; eine neue Welt wird vorbereitet.

Dampf
- sehen: eine mit ehrlichem Streben durchgeführte Arbeit erweist sich als unnütz.
- von einer Lokomotive sehen: man macht zu große Pläne.
- dampfendes Wasser auf einem Herd oder Ofen sehen: bringt Differenzen in der Familie.

Dampfbad
- in einem sitzen: man wird sein Ziel nach vieler Mühe erreichen, aber es wird sich nicht lohnen.

Dampfmaschine
- sehen: bedeutet Behaglichkeit.
- bedienen: man wird zufriedenstellende Arbeit leisten.

Dampfschiff
- sehen: man wird eine Reise machen.
- mit einem fahren: Verbesserung der augenblicklichen Lage.

Datteln
- ein weibliches Symbol, das erotisch auszulegen ist.
- abpflücken: Sehnsucht nach Liebe.
- verschenken: man wird Küsse erhalten.
- essen: man wird von einer Frau geliebt.

Dauerwellen
- sehen, haben oder gemacht bekommen: man findet einen beständigen Liebhaber oder eine Freundin, die einen nicht verlassen wird.
- einem anderen machen: man ist eifersüchtig.

Decke
- die Decke soll Wahres verhüllen, vor dem man sich schämt.

Defizit
- haben: man wird einen Prozeß verlieren, den man schon gewonnen glaubt.

Degen
- der Mann kann ihn als Zeichen seiner Sexualkraft sehen, die Frau fühlt sich gefährdet.
- in der Hand: Ehre.
- mit einem gestochen werden: Lebensgefahr.
- ein rostiger: Schändung der Ehre.

Deichsel
- sehen: man wird eine Reise machen.
- eine zerbrochene sehen: ein Plan wird sich nicht realisieren.

Denkmal
- Abschluß einer Arbeit, eines Planes; oft übersteigerte Hoffnungen auf Verwirklichung eigener Pläne.
- sehen oder setzen: man freut sich über Fortschritte.
- sein eigenes sehen: man wird sich durch Größenwahn lächerlich machen und zugrunde richten.
- das eines Bekannten sehen: man wird an dem Erfolg eines anderen teilnehmen.
- das einer großen Persönlichkeit sehen: man wird in der Arbeit dank eigenen Verdienstes vorwärtskommen.

Depesche
- telegrafische: man erlebt Aufregungen.

Deserteur
- einen sehen oder selbst desertieren: man wird von Entfernten Nachricht erhalten.
- viele Deserteure sehen: Unzufriedenheit im Lande, Streiks oder Manifestationen.
- einem zur Flucht verhelfen: es wird einem aus einer Schwierigkeit herausgeholfen werden.

Detektiv
- sehen: man wird unruhigen Zeiten entgegengehen.
- sein: man wird eine verantwortungsvolle Aufgabe anvertraut bekommen.
- von einem verfolgt werden: man hat kein reines Gewissen.

Detektivroman
- lesen: man wird ein aufregendes Abenteuer erleben.

Deuten
- Schuldbewußtsein, oft Verfolgungsmanie.
- mit dem Finger: man bekommt Ärger.

Deutsch
- fühlen und handeln: Ehrgefühl besitzen.

Devisen
- sehen: man will etwas verheimlichen, es wird einem aber nicht gelingen.
- mit ihnen handeln oder welche erhalten: Glück bei der Arbeit.

Diadem
- aufsetzen: man wird ausgezeichnet werden.
- einem anderen aufsetzen: man wird viel Freude haben und zufrieden sein.
- verlieren: man wird gekränkt werden.
- finden: man sehnt sich nach Ehre und Größe.

Diamant
- sehr oft Minderwertigkeitsgefühl, Bluff; eigene Überbewertung.
- sehen: freundliche Zukunft.
- sich im Besitz mehrerer Diamanten sehen: Wohlstand.

Dick
- Dickheit ist immer mit Glück und Erfolg gekoppelt.
- werden: Erfüllung von Hoffnungen und Wünschen.
- sein: unverhoffter Reichtum.
- dicke Person sehen: Glück und Gewinn.
- ein dickes Kind sehen: es beginnt eine sehr günstige Epoche.

Dieb
- Annäherung erwünscht (bei Frauen) oder geplant (bei Männern); oft betrifft der Traum verbotene Genüsse bei diesen Annäherungen.
- sehen: Liebesabenteuer.
- einbrechen sehen: verheißt Glück und Ruhe.
- fangen oder fassen: man wird ein Liebesabenteuer erleben.
- entwischen lassen: bringt eine Enttäuschung.
- von einem bestohlen werden: günstige Transaktionen.
- Diebin: man wird leichtsinnig.
- Diebstahl: Trauer.

Diener
- selbst dienen wäre Demut, aber viele Diener (Liebediener) sind falsch; im allgemeinen fürchtet man, ausgenutzt zu werden.
- sehen: man wird in starke finanzielle Abhängigkeit kommen.
- sein: man wird ausgenutzt werden.
- haben: man muß sich vorsehen.
- von einem bedient werden: man ist ermüdet.

Dietrich (Nachschlüssel)
- sehen: man wird bestohlen werden.
- finden: man wird einen Diebstahl verhindern.

Diplom
- bekommen: bringt eine rasche Beförderung.
- ein erwartetes nicht bekommen: bringt eine Enttäuschung; man wird etwas nicht so schnell erreichen, wie man hofft.

Diplomat
- sehen: man wird einen gefährlichen Gegner aus dem Felde schlagen.
- sein: man hat eine schwere Aufgabe vor sich.
- eine diplomatische Reise machen: bringt wichtige günstige Ereignisse.

Direktor
- werden: ein Wunsch wird sich erfüllen.
- sich mit einem unterhalten: man macht eine Bekanntschaft, die geschäftliche Unannehmlichkeiten mit sich bringt.

Dirne
- Traumüberwindung der Monogamie, mitunter auch sexueller Wunschtraum.

Disteln
- Zeichen des Unheils; hierbei ist betont, daß eigene Schuld vorliegen muß.
- sehen: bringt Widerwärtigkeiten.
- pflanzen: man wird sich durch eigene Schuld Unannehmlichkeiten zuziehen.
- begießen: man wird Undank ernten.
- von solchen gestochen werden: man wird Ärger haben.

Dogge
- sehen: man hat gute Freunde, die einen lieben und schützen.
- von einer gebissen werden: man wird von einem der besten Freunde betrogen werden.

Dokumente
- öffnen: Erbschaft.

Dolch
- man fühlt sich schwach und hofft auf stärkende Hilfe; dieses Instrument bringt vorwiegend Unheil.
- sehen: man wird Feinde besiegen.
- mit einem verwundet werden: bringt eine Trauerbotschaft.
- besitzen: man wird eine erwartete Nachricht erhalten.
- einen anderen damit verwunden: man wird über einen Widersacher triumphieren.
- einen im Boden stecken sehen: Warnung vor einer Gefahr.
- einen sehen, der mit Blut befleckt ist: man hat erbitterte Feinde.

Dollar
- sehen: bedeutet eine Erbschaft.
- kaufen oder erwerben: man macht sich an eine Sache heran, die über die eigenen Kräfte geht und deshalb mißlingt.
- verlieren: bringt Ärger durch ein Mißverständnis, aber es wird gut ausgehen.
- finden: man wird ein Geschenk erhalten.

Dolmetscher
- sein: man wird Besuch empfangen.

Don Juan
- im Traum eines Mannes: eine Frau, der man blindlings vertraut, wird einen hintergehen.
- im Traum einer Frau: ein gefährliches Liebesabenteuer, das schlecht ausgehen wird, steht bevor.
- sich mit einem unterhalten: man wird belogen.

Donner
- die grollende Natur zeigt dem Träumenden, daß positive wie negative Planausgänge von ihr beeinflußt werden.
- hören: man wird Streit und Sorgen bekommen.
- im Theater hören: bedeutet viel Lärm um nichts.
- und Blitz: ein freudiges Wiedersehen.
- wenn der Blitz einschlägt: kündet einen Verlust an.
- Gewitter an einem sehr finsteren Himmel: bringt Unruhen im Lande.

Dorf
- Wunsch nach Rückkehr zur Natur.
- ein schönes, sauberes sehen: bringt gutes Einkommen.
- ein ärmliches und schmutziges sehen: rückgängige Vermögensverhältnisse.
- in einem wohnen: bedeutet allerlei Gutes.
- von einem in die Stadt fahren: bringt eine Abwechslung im Leben.
- eines ansehen: schlichte Zukunft.
- mehrere sehen: Ungunst.
- Dorfschenke besuchen: man wird Glück finden.
- eines durchwandern: man wird Freude erleben.

Dorn
- weiblich sexuell zu verstehen; Angst vor Gefahren infolge Geschlechtsverkehrs.
- sehen: man wird liebeskrank werden.
- sich mit einem stechen: Liebesfreude.
- von einem gestochen werden: Auflösung einer Bekanntschaft.
- Dornenkranz auf dem Kopf: kündet ein seelisches Leiden an.
- in ein Dornengestrüpp fallen: man wird in eine sehr verworrene Lage kommen.

Dose
- als Behälter Sinnbild des behüteten Lebens, ohne das alles Verlust ist.
- eine silberne: bringt Vorteile.
- eine schön bemalte: baldige angenehme Bekanntschaft.
- eine geschenkt bekommen: man hat gute Freunde.
- eine finden: man genießt Freude und Gunst.
- eine benutzen: man wird Gutes hören.
- eine verlieren: bedeutet Uneinigkeit mit sich selbst.

Drache
- kaltblütige Vitalität: man setzt sich über alles hinweg, um zum Erfolg zu gelangen.
- einen als Fabeltier sehen: man wird die Gunst hochgestellter Personen erlangen.
- einen bösen sehen: bringt Verlust.
- von einem verletzt werden: Bedrohung durch einen mächtigen Feind.
- einen töten: man wird sich aus einer schwierigen Situation befreien.

Drachen
- aus Papier fliegen sehen: bedeutet ein falsches Glück.

Dragoner
- man kommt in die Fremde.

Draht
- der Traum von Draht ist der Ausdruck von unüberwindlichen Hindernissen, die sich einem entgegenstellen.
- sehen: man bekommt eine Falle gestellt.
- ein goldener: guter Fortgang der Geschäfte.
- ein silberner: Vereitelung böser Pläne anderer.

Drechsler
- bei der Arbeit sehen: bedeutet Gesundheit.
- selbst als einer arbeiten: gutes Ende einer Arbeit.

Dreck
- sehen oder in solchen hineinfallen: bringt Reichtum.

Drehbühne
– unerwartete Wendung im Leben.

Drei (Zahl)
– bedeutet viel Glück.

Dreieck
– Ursymbol, das teils sexuell (weiblich), teils magisch gedeutet wird.

Dreifuß
– bringt Arbeitsbefriedigung.

Dreirad
– fahren: man wird an sein Ziel kommen.

Dreispitz
– als Hut: Ehre und Ansehen.

Dreschen
– sehen: man wird es mit einem unangenehmen Menschen zu tun bekommen.
– selbst dreschen: kündet eine anstrengende Arbeit an.
– leeres Stroh dreschen: bedeutet fruchtlose Bemühungen.

Dreschflegel
– bedeutet Kummer.

Drogerie
– sehen: man möchte jemandem gefallen, was auch gelingt.
– in einer arbeiten: Aussicht auf eine gute Beschäftigung.
– in einer etwas kaufen: man wird eine gute Idee bekommen.

Drohung
– Ausdruck des Unvermögens, weil man sich nicht durchsetzen kann.
– eine an jemanden richten: kündet eine Aufregung an.
– eine bekommen: Angst um die Zukunft.

Druck
– fühlen: bedeutet Krankheit.
– am Hals: Furcht.
– jemandem die Hand drücken: man wird die Bekanntschaft eines guten Menschen machen.

Duell
– zu einem herausgefordert werden: kündet Todesgefahr an.
– an einem teilnehmen und als Sieger daraus hervorgehen: man wird ein Ziel nach großen Schwierigkeiten erreichen, ohne Freude daran zu haben.
– einem von weitem zusehen: bringt Unannehmlichkeiten durch Eifersucht.

Dukaten
– man wird zu Amt und Ehren gelangen.

Dummheit
– bringt Ehre.

Dünger
– sehen: bringt Gewinn.
– auf solchem stehen: bedeutet Krankheit.

Dünger (Fortsetzung)
- etwas düngen: man wird bei einem Unternehmen sehr gute Resultate erzielen.
- Düngergrube: bringt Wohlhabenheit.

Dunkelkammer
- sehen: man wird, ohne daß man es weiß, beobachtet.
- in einer arbeiten: trotz aller Vorsicht eines Gegners wird man dessen schlechte Absichten bemerken und vereiteln.

Durchfall
- haben: bringt Kummer, Leid und Schaden.

Durchfallen
- wenn man vor einem Examen steht: man wird es bestehen.
- bei sonstigen Gelegenheiten: bedeutet einen Erfolg.

Durst
- meist liegt eine rein körperliche Reaktion vor; man sehnt sich nach dem Getränk als Lebenselixier.
- haben: man lernt falsche Freunde kennen.
- stillen: bedeutet Glück.
- nicht stillen: kündet ein vergebliches Bemühen an.
- empfinden, ohne ihn stillen zu können: bringt Trauer und Unruhe.
- im Ubermaß stillen: Reichtum und Ansehen.
- haben und eine leere Flasche finden: man wird eine Liebesenttäuschung erleben.
- einem Durstigen zu trinken geben: bringt Dankbarkeit.
- einem Durstigen den Trunk versagen: man wird von schlechten Gedanken verfolgt werden.

Dusche
- Reaktion der eigenen Handlungen.
- eine kalte bekommen: man wird in seinen ehrlichen Absichten verkannt.
- in einem kalten Raum eine warme nehmen: bedeutet Gesundheit.
- in lustiger Gesellschaft eine nehmen: bringt viel Vergnügen.

Dutzend (Zwölf)
- sehen: Verwirklichung der Pläne.

Duzen
- einen Höhergestellten mit Du anreden: große Zukunft.

Dynamit
- neue Pläne, Lebensprojekte und plötzliche Hoffnungen sollen alle Hindernisse sprengen.
- explodieren sehen: man wird sehr geachtet werden.

Ebbe
- die Gezeiten zeigen das Auf und Ab des Lebens, meist im Fließen.
- am Meer sehen: Gewinn oder Erbschaft.
- und Flut sehen: wechselndes Glück.

Ebenbild
- wie Spiegel und Fotografie=auf der Suche nach einem klaren Bild von sich oder von anderen.

Ebene
- Verleugnung von Hindernissen.
- sehen: großes Glück und Freude.
- sich auf einer befinden: gutes Fortkommen.
- eine mitten im Wald sehen: beruhigendes Dasein.
- von einem hohen Standpunkt aus weit über eine schauen: man wird im Leben aufsteigen.

Eber
- bedeutet (wie Stier) Sexualpläne und Sexualhoffnungen.
- sehen, fangen, schießen: bedeutet Glück.

Echo
- meist einfacher Geräuschtraum, sonst Warnung.
- hören: kündet Besuch an.
- im Walde: bedeutet Einsamkeit.

Ecke/Eckhaus/Eckstein
- man erlangt Vorteile.

Edelfrau/Edelleute
- bedeutet Ehre

Edelstein
- sehen: man wird in eine Versuchung kommen.
- kaufen: Verlust.
- geschenkt bekommen: bedeutet Vermögenszunahme.
- besitzen: man wird zu großen Ehren gelangen.
- tragen: man wird hochmütig werden.
- finden: man wird in Armut geraten.
- verlieren: bedeutet Schmach.
- verkaufen: Verbesserung der materiellen Lage.

Efeu
- Brutstätte der Insekten, die einen aussaugen; andererseits ist die romantische Ranke ein Liebesnest.
- sehen: Glück in Liebe und Freundschaft.
- an Bäumen emporranken sehen: deutet auf falsche Freunde hin.
- an Mauern sehen: Befestigung eines bestehenden Verhältnisses.
- zu einem Kranz flechten: man hat einen sehr treuen Freund.

Egge
- sehen: eine Schuld wird in Vergessenheit geraten.
- mit einer arbeiten: Hindernisse auf dem Lebensweg.

Ehe
- sexuell zu verstehen; Wunschtraum; Auseinandersetzung mit zu schließender oder bestehender Ehe.
- eingehen: bedeutet Glück und Gewinn.
- mit einer Witwe oder einem Witwer: bringt Sorgen.
- Ehebruch: Feuergefahr.
- Ehefrau: Wohlstand.
- Ehemann: bedeutet versorgt sein.
- Ehescheidung: böse Nachrede.

Ehre
- entgegennehmen: freudiges Leben.
- einem anderen zuteil werden lassen: Traurigkeit.
- abschneiden: böse Zeit.
- Ehrenerklärung abgeben müssen: gutes Gewissen.
- Ehrenkleid: freudige Zukunft.

Ehrgeiz
- man wird als Streber Enttäuschungen erleben.

Ei
- positive Erfolgsplanung.
- sehen oder haben: häusliche Verträglichkeit.
- finden: kündet feste Bindung an einen anderen Menschen an; bei Ledigen=Verlobung oder Heirat.
- ein sehr großes sehen oder in der Hand halten: kündet ein sehr vorteilhaftes Ereignis an.
- sehen, wie ein Huhn eins legt: verspricht gute Nachrichten.
- essen: bedeutet Beseitigung von Nahrungssorgen.
- schönes aus Schokolade: man wird die Bekanntschaft eines Don Juan oder einer sehr eleganten Dame machen.
- bunte Eier sehen: bedeutet schweren Kummer.
- rote sehen: Tod oder Zorn eines Freundes oder Feuergefahr.
- gelbe sehen: verkündet eine Erkrankung.
- fallen lassen: bringt Uneinigkeit und Klatschereien.
- ein faules: man wird in schlechten Ruf kommen.
- eins aufmachen und darin Küken finden: kündet einen großen Gewinn an, besonders in der Lotterie.
- Küken ausschlüpfen sehen: deutet auf ein glückliches Ereignis in der Familie hin, das eine Verbesserung der Situation bringt.
- faule Eier auf jemanden werfen: ein Unrecht, das man beging, wird sich rächen.
- mit Eiern beworfen werden: bedeutet eine Anfechtung oder Verfolgung.
- Eierspeise machen: Einladung von einem interessanten Menschen.
- verdorbene Eierspeisen: kündet Streit in der Familie an.
- kaufen: man erlangt Vorteile.
- gesotten: bedeutet Freude.

Eiche
- Symbol der starken und gesunden Natur, die man ersehnt.
- sehen: verheißt gute Gesundheit.
- eine dürre sehen: Trennung von einem Verwandten oder Bekannten oder Tod eines solchen.

Eiche (Fortsetzung)
- eine besonders große und dichtbelaubte: bringt Glück und langes Leben.
- an einem heißen Tag im Schatten einer solchen sitzen: ein Mensch, der einem treu ergeben ist, wird einen vor Schlechtem schützen.
- während eines Gewitters unter einer stehen: kündet eine Gefahr an, der man ausweichen soll.

Eicheln
- sehen: bedeutet Armut und Elend.
- suchen: man wird sich sehr anstrengen müssen, um aus einer schwierigen Situation herauszukommen.
- auflesen: bringt Gewinn.
- vom Baum fallen sehen: man wird ein gutes Geschäft versäumen oder in anderer Hinsicht eine Ungeschicklichkeit begehen.
- den Schweinen als Futter geben: deutet auf ein glückliches Erlebnis hin.

Eichhörnchen
- sehen: bedeutet für Ledige Verheiratung, für Verheiratete Kindersegen.
- beim Fressen beobachten: kündet ein ruhiges und glückliches Familienleben an.
- von einem gebissen werden: bedeutet einen üblen Ehegatten oder mißratene Kinder.
- töten: Erkrankung eines Angehörigen.

Eid
- Zeichen dafür, daß man sich schon in einer Klemme befindet; meist ein unangenehmes Zeichen.
- leisten: man wird in einen Prozeß verwickelt werden.
- zur Rettung der Unschuld ablegen: unerwartete Erbschaft.
- einen falschen leisten: man möchte eine unangenehme Sache auf illegalem Wege aus der Welt schaffen.
- eines anderen, um einen selbst vor einem ungünstigen Urteil zu retten: man hat gute Freunde, die einem in einer schwierigen Lage behilflich sein werden.
- einer Eidgenossenschaft angehören oder eine solche sehen oder kennenlernen: politische Verwicklung, durch die man viel Schaden haben wird.

Eidechse
- sehen: Unheil durch heimliche Feinde.
- eine grüne: Mißverständnisse, welche sich am Ende klären werden.
- eine graue: Streit und Ärger durch Personen, welche das ihnen entgegengebrachte Vertrauen mißbrauchen.

Eifersucht
- bedeutet Streit.

Eile
- haben: bringt Unruhe.
- zum Zug eilen: deutet auf viele Neuigkeiten hin.
- trotz der Eile den Zug versäumen: man will etwas Unmögliches erreichen.
- sehr eilig essen: bringt Gesundheit.
- sich eilen, um ins Theater oder zu einer Festlichkeit zu kommen: man wird ein Abenteuer erleben.

Eimer
- Gefäß des Lebens, nach dessen Inhalt sich die Deutung richtet.
- sehen: man wird getröstet werden.
- einen vollen tragen: verheißt Gewinn.
- in einen klares Wasser laufen lassen: Glück bei einem Unternehmen.
- einen mit trübem Wasser: man wird viele Sorgen und Unannehmlichkeiten haben.

Einäugiger
- selbst sein oder einen sehen: man wird betrogen werden.

Einbrecher
- sexuelles Triebbegehren bricht durch.
- einen der Polizei übergeben: man wird einen Prozeß gewinnen oder für eine Tüchtigkeit belohnt werden.

Einbruch
- sehen: man wird ein Liebesabenteuer erleben.
- selbst einen ausführen: man sehnt sich nach Reichtum.
- durch einen bestohlen werden: auf die Gesundheit achten.
- einen bei sich entdecken, aber feststellen, daß nichts gestohlen wurde: Warnung vor einer drohenden Gefahr.

Eingeschlossen sein
- die Einsamkeit ist die kokette Spielmöglichkeit, um schnell in eine Gesellschaft zu kommen.

Eingeweide
- Freude und Liebe.

Einkaufen
- sehen: bringt Nutzen und Vorteil.
- für sich selbst: Erfüllung eines Wunsches.
- von Lebensmitteln: Verbesserung der materiellen Verhältnisse.
- von Toilettensachen: man wird eine Einladung zu einem Ball oder einem großen Essen bekommen.
- für einen anderen: man wird durch eine Demütigung viel Ärger haben.

Einladung
- man will aus seiner Einsamkeit herauskommen.

Einöde
- Sorge und Gram.

Einquartierung
- man wird es mit falschen Leuten zu tun bekommen.

Eins (Zahl)
- sehen: bedeutet Glück.
- groß und mit roter Farbe gemalte Zahl oder selbst so gemalte: Lotteriegewinn, wenn man ein Los mit vielen Einern kauft.

Einseifen

man hat Betrüger um sich.

Einsiedelei
- sehen oder darin sein: man wird seine Menschenliebe verlieren.

Einsiedelei (Fortsetzung)
- mit seinem Ehepartner in einer leben: der Ehegatte oder Liebste wird einen langweilen und zur Last fallen.

Einsiedler
- sehen: man wird es mit Heuchlern zu tun bekommen.
- sein: man wird in einen Verein eintreten.
- einem mit zerrissener oder abgerissener Kleidung begegnen: kündet eine schlechte Nachricht an.
- einer mit zerrissener oder abgerissener Kleidung sein: man wird eine fruchtlose Arbeit unternehmen.
- als solcher in seine eigene Wohung kommen und nicht erkannt werden: bedeutet eine längere Trennung von der Familie.

Einsturz
- bedeutet Unglück.

Eis
- ausgesprochener Gefahrentraum.
- im Sommer sehen: bedeutet ein nutzloses Beginnen.
- darauf schlittern: getäuschte Liebe und vereitelte Hoffnungen.
- darauf ausgleiten und hinfallen: kündet einen Unfall an.
- in Eis einbrechen: man hat feindlich gesinnte Menschen in seiner Umgebung.
- an heißen Tagen essen: kündet ein ermüdendes Abenteuer an.

Eisbär
- sehen: man wird eine Liebesenttäuschung erleben.

Eisen
- Stärke; Widerstandswillen; unter Umständen auch Widerstand gegen eigene Pläne.
- schmieden: bedeutet Zank und Streit.
- glühendes sehen: heiße Liebe.
- altes, verrostetes sehen: man wird sich von einem Freund oder einer Freundin trennen.
- mit einem Stück geschlagen werden: bringt schweren Kummer.
- schmelzen: bedeutet Liebe.
- Eisenblech: fester Charakter.
- Eisengitter: es wird Hindernisse geben.
- Eisenkette: trübe Zukunft.
- Eisenring: man wird eine goldene Hochzeit erleben oder daran teilnehmen.

Eisenbahn
- neue, klare Planung ist im Gange.
- sehen: kündet einen Abschied an.
- damit fahren: gutes und schnelles Vorwärtskommen.
- aus einer aussteigen: man wird sein Ziel erreichen.
- eine aus einem Tunnel kommen sehen: man wird ein Geheimnis über sich selbst erfahren.
- einer Eisenbahnkatastrophe beiwohnen: man bekommt von einem Freund, der in der Ferne weilt, schlechte Nachrichten.
- Eisenbahner sein: man wird Streit mit seinem Chef bekommen, oder es gibt Unannehmlichkeiten ähnlicher Art.

Eisenbahn (Fortsetzung)
– trotz der Eile sie versäumen: man wird eine Chance verpassen.

Eishockey
– spielen: man ist ein Freund von Dingen, die rasch vorübergehen.
– sehen, wie andere spielen: man sucht Zerstreuung.

Eiszapfen
– an den Dächern sehen: eine Liebe wird sich vertiefen.

Ekel
– eine rein körperliche Reaktion auf unbewußte Gedanken.
– empfinden: bringt eine Magenverstimmung.
– beim Essen empfinden: ein Mensch wünscht einem Schlechtes.
– ein ekelhaftes Tier in der Hand halten: man wird viel Erfolg in der Liebe haben.

Elefant
– meist Frauentraum in bezug auf die männliche Stärke.
– sehen: es finden sich Verehrer, die man nicht so leicht wieder loswerden wird.
– auf einem reiten: verheißt Glück in der Ehe oder, wenn man nicht verheiratet ist, Anschluß an einen vertrauenswürdigen Menschen.
– im Zirkus sehen: im übertriebenen Bestreben zu gefallen, wird man sich lächerlich machen.
– Elefantenmutter mit Jungen: bescheidenes und ruhiges Familienleben.

Elektrizität
– elektrisiert werden: kündet unerwartete Ereignisse erotischer Art an.
– elektrische Funken sehen: Ernüchterung nach einer leidenschaftlichen Liebe.
– elektrisches Licht: Warnung aus dem unbewußten Raum, da tödliche Gefahr besteht, wenn man unvorsichtig ist.
– ein Elektrizitätswerk besuchen oder sehen: man wird eine ernste Zusammenkunft haben.
– in einem Elektrizitätswerk arbeiten: man wird eine sehr verantwortungsreiche Arbeit übertragen bekommen.

Elend
– von anderen sehen: man wird beneidet werden.

Elfen
– sehen: verheißt ein schönes Liebeserlebnis.
– von ihnen umringt sein: Zweifel, welchen von zwei Menschen man mehr liebt oder wem man seine Liebe schenken soll.
– fliehen oder verschwinden sehen, wenn man nach ihnen greift: ein trauriges Liebeserlebnis.

Elfenbein
– wertvolles Produkt eines Tieres, das auf das Innere hindeutet.
– sehen: man wendet sich dem Journalismus zu und wird eine scharfe Feder führen.
– einen daraus geschnitzten Gegenstand sehen: man wird in einer besseren Gesellschaft gut aufgenommen werden.
– einen solchen geschenkt erhalten: jemand denkt mit lieben und freundlichen Empfindungen an einen.

Elster
- sehen: deutet auf einen Diebstahl hin.
- fangen: man wird sich seiner Feinde geschickt erwehren.
- viele Elstern sehen: man wird durch eine Frau verleumdet werden.
- töten: ein Mißverständnis wird aufgeklärt werden.

Eltern
- von ihnen träumt man, wenn man ihren Halt ersehnt.
- sehen oder mit ihnen sprechen: bringt Heiterkeit und Glück.
- mit ihnen streiten: üble Vorbedeutung.
- verstorben sehen: kündet gute Familiennachrichten an.

Endivie
- bedeutet Schwierigkeiten.

Engel
- aus momentanen Schwierigkeiten wird ein Ausweg gesucht.
- sehen: in jedem Zusammenhang ein gutes Zeichen.
- sich selbst als einen sehen: man wird Liebe und Freundschaft gewinnen.
- von solchen umgeben sein: man wird die große innere Ruhe finden.

England
- auf der Landkarte sehen: man macht in einer Sache seine Ansprüche geltend, stößt aber auf Gleichgültigkeit.
- dorthin reisen: man wird viel Geld ausgeben.

Englisch
- sprechen: Glück in Geschäften, aber Pech in der Liebe.
- ein Buch in dieser Sprache lesen: man wird sich langweilen.

Enkel
- Heimat der Kinder.

Entbindung
- gilt als eine Entlastung des Körpers und der Organe und ist daher als eine Art Säuberung aufzufassen.
- einer glücklichen beiwohnen: bedeutet Glück und Freude.
- eines Knaben: Glück in Geschäften.
- eines Mädchens: schmerzliche Erfahrungen.
- einer unglücklichen beiwohnen: Schmerz und Trübsal.
- eigene: wenn man das geborene Kind sieht, so bedeutet das Gewinn und Entlastung von vielen Kümmernissen und Sorgen.
- eigene schmerzvolle oder unglückliche: bedeutet Erkrankung.
- mit Totgeburt: Trübsal.

Entblößt
- umhergehen: man wird in Not geraten.
- durch den plötzlichen Anblick eines Nackten erschrecken: bedeutet auch im Leben einen bösen Schreck.
- einen schönen Menschen anderen Geschlechts nackt sehen: Befriedigung einer heimlichen heißen Sehnsucht.
- einen häßlichen Menschen anderen Geschlechts nackt sehen: man wird durch eine Liebesaffäre Schande und Spott zu erwarten haben.
- kleine Kinder nackt sehen: verheißt schönstes und reinstes Glück.

Entdeckung
- machen: man wird viel Neues erfahren.

Ente
- mit dem Symbol sind Hoffnungen verbunden.
- sehen: bedeutet Ehre.
- schwimmen sehen: ungünstige Nachrichten.
- fangen wollen und dies nicht können: bedeutet Verluste.
- fangen: Gelingen eines Unternehmens.
- füttern: man wird für eine gute Tat an einem seiner Freunde Undank ernten.
- eine gebratene sehen: Verschlechterung des Einkommens.
- eine solche essen: fröhliches Fest im Familienkreis.

Enterbt
- werden: deutet Verlust an.

Entführung
- vornehmen: bedeutet ein Eheversprechen oder einen Freundschaftsbund.
- eines Kindes: bringt unverhofftes Glück.
- einer großen Persönlichkeit des öffentlichen Lebens: Ausdruck der Unzufriedenheit im Volke mit einer politischen Richtung.

Enthauptung
- Revision der bisherigen Lebenseinstellung zu bestimmten Vorgängen.
- sehen: Überwindung eines Feindes oder Schaffung eines neuen Feindes.
- eines Freundes oder einer nahestehenden Person: bringt Trennung von einem lieben Menschen.
- selbst durchführen: wenn Blut dabei, wird man einen Prozeß oder eine Auseinandersetzung gewinnen; wenn ohne Blut oder wenn der Enthauptete wieder lebendig wird, kann man einen Feind trotz aller Bemühungen nicht außer Gefecht setzen.
- selbst erleiden: wenn Schmerzen dabei, kündet dies eine Erkrankung an; anderenfalls wird man unter Schande und Erniedrigung leiden.

Entkleiden
- siehe Ausziehen.

Entlassung
- erhalten: bedeutet Sorgen.

Entwaffnen
- lassen: Ehrlosigkeit.

Enzian
- sehen oder pflücken: deutet auf Unannehmlichkeiten hin.

Epauletten
- sehen oder tragen: man wird zu Ehre und Ansehen gelangen.
- goldene tragen: bringt Erfüllung einer Hoffnung.

Erbleichen
- selbst: man wird bei einer Unwahrheit ertappt werden.
- bei anderen sehen: man wird eine unangenehme Nachricht erhalten.

Erbrechen
- bedeutet Glück.

Erbschaft
- das Plötzliche der überkommenden Erbschaft zieht Streit und Ärger nach sich.
- machen : man wird plötzlich viel Geld verlieren und dadurch in Elend und Kummer geraten.
- verweigern : günstige Änderung der Situation.

Erbsen
- sehen : guter Fortgang eines begonnenen Unternehmens.
- essen : bedeutet Kränklichkeit oder Ende eines Geschäftes.
- stecken : gibt Hoffnung für ein Vorhaben.
- Erbsensuppe : bringt Streit in der Familie.

Erdbeben
- Naturtraum als Ursymbol der Menschheit ; oft Warnung.
- sehen : ermahnt, standhaft zu bleiben.
- erleben : deutet eine bevorstehende Änderung der Lebensverhältnisse an.
- bei einem zu Schaden kommen : Verluste durch die allgemeine Entwicklung im Lande.

Erdbeeren
- süße Erwartung mit sexueller Färbung.
- sehen : wachsende Freundschaft zu einem Menschen.
- essen : man wird einen Kuß von einem Menschen bekommen, von dem man dies nicht erwartet.
- viele Walderdbeeren sehen oder sammeln : bedeutet ein Liebesabenteuer.
- diese verschütten : bringt eine Liebesenttäuschung.

Erde
- schwarze sehen : bringt Kummer und Trauer.
- gelbe oder von der Sonne beschienene sehen : kündet treue Freunde und Glück im allgemeinen an.
- auf nackter Erde sitzen und Kälte empfinden : man soll auf seine Gesundheit achten.
- auf Erde liegen und ein Sonnenbad nehmen : man wird sich auf einem Ausflug gut amüsieren.

Erdkugel
- Symbol für weitgehende Planung.
- sehen : bringt baldige glückliche Heirat oder, wenn man bereits verheiratet ist, eine schöne Reise.
- im strahlend schönen Weltenraum schwebend : Mahnung zur Vorsicht in bezug auf Gehirn oder allgemeine Gesundheit.
- etwas auf ihr (als Globus) suchen und nicht finden : man wird einen anonymen Brief erhalten.
- auf ihr (als Globus) studieren : man wird einen großen Gelehrten kennenlernen.

Erfindung
- meist Zeichen von Unzufriedenheit mit den gegebenen Umständen ; man sollte auf jeden Fall realer denken lernen.
- machen : man bekommt eine wichtige Mitteilung, die einen veranlassen wird, etwas in seinem bisherigen Leben zu ändern.
- keinen Erfolg mit einer haben : man hat zu idealistische Ideen, die sich nicht in die Praxis umsetzen lassen.
- in der Kriegstechnik von einer großen träumen : kündet beunruhigende Ereignisse in der Politik an.

Erhängen
- man ist in einem Entwicklungsübergang begriffen.
- sehen: bringt Unglück.
- sich selbst: die Situation ändert sich zum Besseren.
- erhängt sein oder werden: Glück und Ehre.

Ermordet
- werden: bedeutet langes Leben.

Ernte
- Sehnsucht nach dem Lebenserfolg und der Anerkennung des Geleisteten.
- halten: Lohn des Fleißes.
- einbringen: verheißt eine Erbschaft.
- eine gute: baldige Erfüllung von Wünschen.
- eine schlechte: bedeutet einen Mißerfolg.

Erröten
- selbst: man ist verliebt, wagt es aber nicht einzugestehen.
- jemanden sehen: man wird eine Liebeserklärung erhalten.

Erschossen
- werden: bedeutet Ehre.

Erstechen
- einen Menschen: man wird große Hindernisse überwinden.
- ein Tier: bedeutet großen Gewinn.
- selbst erstochen werden: man wird sich verlieben.

Ersticken
- selbst: bedeutet Genesung; oder man wird Erfolg haben, der Eifersucht und den Neid anderer weckt.
- andere sehen: man wird seine Feinde besiegen.
- einen anderen: ein Gegner möchte einem etwas Böses antun.

Ertrinken
- Mutprobe, die immer zu besonderer Vorsicht mahnt.
- selbst: Glück und Freude.
- davor gerettet werden: man wird einen sehr gutmütigen Menschen kennenlernen, der viel für einen opfern wird.
- von einem anderen ertränkt werden: Vermögensverlust.
- einem Ertrinkenden zu Hilfe eilen: man wird eine gefährliche Situation mit viel Mut und Kaltblütigkeit überwinden.
- einen Ertrunkenen sehen: bedeutet Vergnügen.
- bei einer Katastrophe viele Ertrunkene sehen: kündet große Opfer an.

Erwürgt
- werden: es steht einem Schweres bevor.

Erz
- bedeutet Gewinn in der Lotterie.

Erzbischof
- sehen oder sprechen: bedeutet Segen und Glück.

Esel
- Zeichen der Geduld, die man überspannen kann, da man entweder für dumm gehalten wird oder dumme Freunde hat.
- sehen: bedeutet Zwietracht.
- auf einem reiten: man wird nur langsam zu einem Ziel kommen.
- einen füttern: man tut einem Unwürdigen Gutes.
- einen laufen sehen: kündet Ungemach an.
- einen schlagen: bedeutet Hartherzigkeit gegen seine Angehörigen.
- einen schreien hören: bedeutet vergebliche Mühe und Arbeit.
- in einem mit Eseln bespannten Wagen fahren: man läßt sich zu sehr von leichtsinnigen Menschen beeinflussen.

Esse
- einer Fabrik: bedeutet Wohlstand.

Essen
- entweder Nottraum oder Ersatz für Abneigung gegen Essen im Wachen.
- sehr eilig essen: bringt Gesundheit.
- ein reichliches alleine einnehmen: man macht sich durch eine Rücksichtslosigkeit oder einen Mangel an Mitgefühl unbeliebt.
- ein kärgliches einnehmen: man empfindet über etwas Reue.
- eines einnehmen wollen, aber nichts zu essen finden: bringt eine Veränderung im Leben.

Essig
- etwas realisiert sich nicht so, wie man es geplant hat.
- sehen: man wird durch Neider Ungelegenheiten haben.
- in der Küche gebrauchen: bringt Streitigkeiten in der Ehe.
- Umschläge davon machen: bei dem Versuch, einen unterlaufenen Fehler wieder gutzumachen, wird man die Sache noch mehr verschlechtern.

Estrich
- die zukünftigen Pläne sind sorgfältig zu prüfen.
- ein brennender: mahnt, die Kopfnerven zu beobachten.

Eule
- neben der sexuellen Symbolik ein Bild der Beruhigung; die Leidenschaft kämpft mit dem Geist des Menschen.
- sehen: man wird eine Belehrung empfangen.
- schreien hören: bedeutet einen Schreck.
- fangen oder im Käfig sehen: weist auf unheimliche Gäste hin.

Euter
- man wird seinen Besitz teilen müssen.

Evangelium
- hören oder lesen: man wird einen guten Rat erhalten.

Examen
- bei einem durchfallen: man wird dieses bestehen, wenn man im Leben vor einem solchen steht.
- machen: man wird ans Ziel kommen.

Exekution
- man erfährt über sich schlechte Nachrede.

Exerzieren
- sehen: bedeutet Zank.
- selbst: bringt peinliche Überraschungen.

Explosion
- sehen: nervöse Unruhe, die sich ganz plötzlich legen wird.
- mit Todesopfern: man wird aus einer kritischen Lage, ohne Schaden zu nehmen, herauskommen.
- einer großen Fabrik mit Feuersbrunst: kündet ein vorteilhaftes Ereignis an.

Exzellenz
- eine sprechen: man wird der Protektion teilhaftig werden.

Fabel
- lesen oder erzählen: bedeutet eine Kränkung.

Fabrik
- Unruhe und neue Pläne.
- sehen: bedeutet gute Geschäfte.
- besitzen: man wird viel Geld ausgeben, ohne einen Nutzen davon zu haben.
- in einer arbeiten: bringt Zufriedenheit im Beruf.
- Fabrikschlot: starkes sexuelles Bedürfnis.

Fackel
- Änderung im Wesen ist wahrscheinlich.
- sehen: man wird ein Geheimnis erfahren.
- tragen: man wird geliebt.
- leuchten sehen: man wird Klarheit in eine dunkle Sache bringen.
- auslöschen: bringt die Zerstörung eines angenehmen Verhältnisses.
- erloschene sehen: unerreichbare Hoffnungen und unerfüllte Wünsche.
- Indianertanz mit Fackeln sehen: man wird im Ausland viel Glück haben.
- brennende am hellen Tage sehen: man wird etwas erreichen, auf das man bereits verzichtet hatte.
- vom Himmel fallen sehen: man wird schlechte Nachrichten bekommen.

Fackelzug
- mit einem gehen: bringt Freude.

Faden
- oft Zeichen für Nervenreizungen, wenn der Faden sehr lang ist.
- sehen: etwas, von dem man hoffte, es würde schnell vorübergehen, wird sich sehr in die Länge ziehen.
- aufwickeln: Mahnung, seine Geheimnisse wohl zu hüten.
- abwickeln: man wird ein Geheimnis entdecken.
- mit einem schwarzen ein weißes Kleid nähen: bedeutet Unheil.
- mit rotem seidenen nähen: bedeutet Verlobung oder allgemein Glück in der Liebe.

Fächer
- wahre Absichten werden verdeckt oder verkleidet; Koketterie mit wirklichen Wünschen und Plänen.

Fagott
- selbst blasen: fröhliche Zeiten.

Fahne
- Symbol für Lebenspläne, Schöpfungen und Polaritäten.
- fliegende sehen: bringt Ungemach und Leid.
- tragen: bedeutet Ansehen.
- senken: bedeutet Reue über eine Handlung.
- schwarze: kündet Feindschaft an.
- die Nationalfahne tragen: man wird seinem Lande einen Dienst erweisen.
- viele Fahnen an den Häusern sehen: die Regierung des Landes wird mit einer starken Faust regieren.
- schwingen: gute Zeiten werden kommen.

Fahnenstange
- sexuelle Gefühle werden angezeigt.

Fahren
– weist auf angenehme Stunde hin.

Fahrkarte
– der Lebensweg soll auf neuer Basis fortgesetzt werden.
– lösen: man wird sich in Geduld fassen müssen.

Fahrrad
– sehen oder fahren: man ist durch einen kleinen Straßenunfall gefährdet.
– ein beschädigtes sehen: mahnt zur Vorsicht.
– kaufen: man wird sich sportlich betätigen.

Fahrt
– antreten: das Fahren ist der weitere Weg in das Leben, wobei die Weggenossen wichtig für die Fahrt sind.

Fahrzeug
– gutes Fortkommen ist zu erwarten.

Fakir
– sehen: man wird unter den Bann eines Menschen geraten.
– bei seinen Kunststücken sehen: man wird sich in eine ältere Person verlieben.
– selbst sein: kündet den Wunsch zur Teilnahme an einer unerlaubten Sache an.

Falbe (Pferd)
– zeigt die Ankunft eines Freundes an.

Falke
– sehen: man wird Jagdglück haben.

Falle
– fast immer Warntraum, der zu beachten ist.
– sehen: Zeichen dafür, daß man in Sicherheit ist.
– in eine geraten: man wird sich in einen Menschen verlieben, der es nicht verdient.
– jemanden darin fangen: etwas, das man schon lange erwartet hat, wird sich bald erfüllen.

Fallen
– aus der Höhe: bedeutet Verlust an Ehre und Vermögen.
– in einen Graben: man wird in schlechten Ruf kommen.
– über einen Gegenstand: man wird über etwas Aufschluß erhalten.
– stolpern, ohne hinzufallen: man wird vor einem Unglück bewahrt werden.
– selbst: bedeutet Gefahr.
– andere sehen: man wird Feinde entlarven können.

Fallschirm
– sehen: man wird sich ohne Grund einer Gefahr aussetzen.
– benutzen: ein geplantes großes Unternehmen wird nur gelingen, wenn es in der nächsten Glücksepoche ausgeführt wird.
– viele Fallschirmabspringer sehen: kündet große Massenbewegungen im Lande an.

Falltüre
– man muß mit einer Hinterlist rechnen, um einer Gefahr zu entrinnen.

Falsch
– sein: bedeutet Schande.

Falsch (Fortsetzung)
– Falschgeld, -gold oder -ware: man wird enttäuscht werden.

Familie
– sehen oder haben: bedeutet Glück.

Farbe
– Farbsymbolik ist fast immer mit sexuellen Leidenschaften verbunden, wobei Schwarz und Weiß (als männlich und weiblich) als Extreme gelten; dazwischen liegen verschiedene Nuancen. Blau = Angleichung, Anpassung, Milde; Gelb = Intuition; Grün = erwachend, unentschieden; Rot = Laster, Wut, Teufel, sexuell; Schwarz = Nacht, beunruhigend; Weiß = kalt, unfertig, Jungfrau.
– sich damit anstreichen: man wird belogen werden.
– einen Gegenstand damit anstreichen: man ist einem Freund gegenüber nicht ganz ehrlich.
– das Gesicht damit anstreichen: man wird lächerlich gefunden.
– einem anderen das Gesicht färben: man soll über einen anderen nicht spotten.
– einen Wagen färben: es steht eine Überraschung bevor; siehe betreffende Farbe.
– reiben: bedeutet guten Geschäftsgang.
– kaufen: man sehnt sich nach Abwechslung.
– in einem Behälter haben: verheißt eine gefüllte Kasse.
– Wasserfarbe zum Malen vorbereiten: man wird sich in eine unsichere Sache einlassen.
– Ölfarben verwenden: man wird seine Lage sicherer gestalten.

Fasan
– sehen: bedeutet Freude.
– fangen oder schießen: gutes Fortkommen.
– essen: Gesundheit.

Fasching (Fastnacht)
– sehen: bringt neue Bekanntschaften.
– daran verkleidet teilnehmen: kündet ein Abenteuer an.
– andere dabei verkleidet sehen: man wird einen lustigen Abend verbringen.

Fasten
– weist auf eine langandauernde Krankheit hin.

Faß
– wenn nicht gesundheitliche Störungen Traumursache sind, ist es sexuell zu verstehen.
– sehen: belohnte Mühe.
– ohne Boden: vergebliche Mühe.
– anzapfen: man wird sich dem Trunk ergeben.
– vor sich herrollen: man wird eine lohnende Arbeit erhalten.
– ein schweres tragen: verspricht Erholung nach einer ermüdenden Arbeit.
– mehrere Fässer sehen: Vermehrung des Vermögens.
– mehrere in seinen Keller rollen: verheißt eine reiche und sichere Zukunft.
– eines voll Wein kaufen: man wird Gäste bekommen.
– ein leeres: bedeutet Mangel.
– ein volles: Wohlhabenheit.
– eines leck sehen: Verluste.

Fata morgana
- sehen: weist auf unerreichbare Dinge hin.

Faulheit
- meist Nervenreaktion auf Übermüdung; als gesundheitliche Warnung zu beachten.

Faust
- eine geballte vor seinem Gesicht sehen: ein Feind bereitet eine unangenehme Überraschung vor.
- selbst gegen jemanden erheben: man möchte im Vordergrund stehen.
- machen oder sehen: bedeutet Streit.

Fechten
- negatives Traumzeichen, welches Auseinandersetzungen andeutet.
- mit der Waffe: man wird sich mit Freunden entzweien.
- im Sinne von Betteln: man wird Vergeltung üben.

Feder
- Eitelkeit und Hochmut schmücken sich auch im Traum; nur reine, weiße Federn sind Sinnbild von Unschuld und reinem Wollen.
- weiße sehen: man wird von einem falschen Verdacht gereinigt werden.
- schwarze: deutet auf langanhaltenden Kummer hin.
- fliegen sehen: man hofft vergeblich auf ein Glück.
- damit geschmückt sein: bedeutet eine große Reise.
- mit einem Federbesen hantieren: verheißt ein glückliches Familienleben.
- mit einer Schreibfeder schreiben: baldige gute Nachricht.
- am Hut tragen: Begierden werden befriedigt.
- Bettfedern: bedeuten Verdrießlichkeiten.
- Bettfedern kaufen: gute Wirtschaft.

Fee
- Ursymbol der Liebe zum anderen Geschlecht.
- sehen: glückliche Zukunft.
- mit einer reden: baldige Verlobung oder Heirat.

Fegefeuer
- bringt Unglück.

Fegen
- den Keller: Unglück im Geschäft.
- das Zimmer oder die Wohnung: eine Hoffnung.
- den Kamin: glücklicher Erfolg.

Fehler
- machen: man wird beleidigt werden.
- eigene sehen: man befaßt sich zuviel mit sich selbst.

Fehlgeburt
- wenn das Symbol keine direkte Warnung darstellt, ist es ein Anzeichen für Unsicherheit bei Plänen und Annahme eines Fehlschlages.
- eines Kindes: neues Unternehmen, neue Tat.

Feiertag
- man wird Sorgen haben.

Feigen
- als rein sexuelles Symbol zu verstehen, das bei jungen Leuten oft im Zusammenhang mit neuen Abenteuern gesehen wird.
- frische sehen oder essen: man wird in bessere Verhältnisse kommen.
- getrocknete sehen: Verminderung des Vermögens.
- pflücken: Erfolg in einem Vorhaben.
- geschenkt erhalten: bringt freundschaftlichen Verkehr.
- Feigenblatt: bedeutet Keuschheit.
- ein Feigenblatt mit der Hand machen: man wird verspottet werden.
- Feigenbaum: man bezähme seine Gelüste.

Feile
- sehen: Warnung, sich besser zu halten.

Feilen
- Fingernägel: man langweilt sich.
- Holz: bedeutet ein ungewisses Unternehmen.

Feilhalten
- etwas: bedeutet Glück im Handel.

Feinde
- Warntraum, der bestimmte Instinkte vor Menschen der näheren Umgebung wachrufen soll.
- mit Feinden zusammentreffen: Achtung auf Hinterhältigkeiten.
- im Feld bzw. Krieg: bedeuten Zank und Ärger.

Feld
- Hindeutung auf künftige Tätigkeit.
- brachliegendes sehen: kündet den Stillstand eines Unternehmens an.
- verwüstetes: deutet auf eine traurige Zukunft hin.
- pflügen: bringt viel Arbeit.
- bepflanzen: bedeutet Krieg und Elend.
- grünes sehen: kündet guten Erwerb an.
- Kornfeld sehen: man wird den Gipfel des Glücks erreichen.

Feldherr
- sein: man hüte sich, übermütig zu werden.

Feldstecher
- sehen oder benutzen: verheißt eine reiche und zufriedene Zukunft.
- einen beschädigten sehen oder benutzen: bringt materielle Unsicherheit.

Fell
- Zeichen für Ärger und Mißerfolg.
- sehen: bringt Unheil.
- sich in Felle kleiden: bringt Abneigung gegen das Gesellschaftsleben.
- von einem Tier abziehen: bringt Wohlstand.
- einer Trommel: läßt gute Nachrichten erwarten.

Felsen
- Ursymbol der Standfestigkeit und der Basis aller Handlungen.
- hohe sehen: bedeutet ein großartiges Vorhaben.
- erklettern wollen und nicht können: bringt einen Rückschlag.
- besteigen: eine Angelegenheit wird sich verzögern.

Felsen (Fortsetzung)
- von einem mühsam herabklettern: bedeutet den Verlust von Freunden oder Verwandten.
- herunterstürzen: kündet ein plötzlich eintretendes Unglück an.

Fenster
- das Traumbild ist im Zusammenhang mit Haus zu prüfen und unter Umständen wie Türe zu werten, d.h. als Sexualorgan.
- offenes sehen: bringt Glück und Zufriedenheit.
- in eines hineinsteigen: bringt Streit und Widerwärtigkeiten.
- aus einem heraussteigen: bedeutet einen Vermögensverlust.
- geschlossenes sehen: man wird hart verfolgt werden.
- an einem sitzen oder stehen: bringt Sorgen im Beruf.
- eines mit zerbrochenen Scheiben sehen: man wird beschimpft werden.
- aus einem hinausschauen: getäuschte Erwartungen.
- aus einem hinausfallen: man wird vergeblich auf Hilfe warten.

Ferkel
- sehen oder füttern: bedeutet Glück und Erfolg.

Ferne
- weit in sie schauen: bedeutet glückliches Werden.

Fernglas
- sehen oder benutzen: verheißt eine reiche und zufriedene Zukunft.
- ein beschädigtes sehen: bringt Unsicherheit in materieller Hinsicht.

Fernsprecher
- sehen: man wird die Bekanntschaft eines Menschen machen, der sich nicht zu erkennen gibt.
- benutzen: man wird Vorstehendes bei einem anderen Menschen tun.
- angerufen werden: man wird eine Absage zu einer Verabredung erhalten.
- falsche Verbindung: kündet auch in der Wirklichkeit eine falsche Verbindung an.
- der Teilnehmer meldet sich nicht: man wird bei einem Rendezvous versetzt werden.
- während eines Gespräches getrennt werden: bringt ein freudiges Wiedersehen.
- sehen: man wird Neuigkeiten erfahren.

Ferse
- Symbol einer bekannten Schwäche, vor deren Entdeckung durch andere man sich fürchtet.
- sehen: bringt Unheil.
- an ihr eine Wunde haben: man hat eine Schwäche, die von anderen ausgenutzt wird.

Fessel
- Nervenreaktion auf Spannungen; oft zusammen mit Alpdruck.
- tragen: das Wiedersehen mit einer früheren Liebe macht erneut einen starken Eindruck auf einen.

Fest
- Ausdruck der inneren Ruhe und Ausgeglichenheit.
- feiern: bedeutet Fröhlichkeit.

Festung
- Angst vor Angriffen und Hindernissen, je nachdem, ob die Handlung in oder außerhalb der Festung spielt. Wichtig, wenn junge Frauen davon träumen.
- sehen: bedeutet Feindschaft.
- im Bau sehen: kündet eine politische Krise an.
- eine zerstörte: bringt eine traurige Erinnerung.

Festzug
- sehen: großes Glück steht bevor.

Fett
- zeigt einen gewissen Überfluß an, der einmal die Sorgen auslöscht, aber auch Ursache von Krankheiten sein kann. Vorsicht!
- essen: kündet Krankheit an.
- zubereiten: bedeutet einen Verlust.
- Fettflecken an den Kleidern haben: bedeutet reiche Heirat.
- sein: deutet auf einen sanften, natürlichen Tod.

Feuer
- eines der wichtigsten Symbole. Es ist je nach Situation zerstörend, anregend, wärmend; insofern gut oder beunruhigend. Hausbrände sind immer zu beachten, weil ein Haus als Person zu betrachten ist; oft Warntraum oder Liquidierung vergangener Dinge.
- sehen: helles Feuer bedeutet Liebe von und zu den Seinen; mit viel Rauch kündet es ein Unheil an.
- im freien Felde machen oder sehen: man wird eine schöne Freundschaft schließen.
- um eines tanzen oder andere tanzen sehen: kündet einen fröhlichen Ausflug an.
- in eines geraten: bringt großen Schaden.
- im Ofen oder Herd sehen: Aussicht auf Kinder oder auf viel Freude durch solche.
- im Ofen oder Herd auslöschen: bedeutet eine ernste Erkrankung.

Feuersbrunst
- sehen: bedeutet Ehre und Wohlstand.

Feuerwehr
- sehen: man wird in große Not geraten.

Feuerwerk
- sehen: bringt eine Täuschung.
- selbst eines abbrennen: man wird großes Aufsehen erregen, was aber schnell vorübergeht.

Feuerzange
- man wird schwere Arbeit zu bewältigen haben.

Feuerzeug
- man wird bequem werden.

Fichte
- als ein sexueller Traum zu verstehen.
- sehen: bedeutet starke physische Liebe.

Fieber
- Warntraum; oft einfache Störung des Kreislaufs.
- haben: bringt Unbeständigkeit in Liebe und Freundschaft.
- einen Fieberkranken sehen: man wird von einem Freund verlassen werden.

Fiedelbogen
- sehen: bringt Trost und Hilfe.

Film
- sehen: bringt Langeweile.
- in einem solchen selbst spielen: man wird eine vornehme Bekanntschaft machen, der man in Zukunft viel zu danken haben wird.
- einen erzeugen: man wird gut vorwärtskommen.

Filmatelier
- sich in einem aufhalten: kündet unruhige Tage an.
- in einem arbeiten: berufliche Veränderung.

Filmschauspieler
- sehen: hoffnungslose Sehnsucht nach etwas Unerreichbarem läßt einen das Glück in der Nähe nicht bemerken.
- selbst sein: Verkehr in einem Kreis, in dem man sich nicht wohlfühlt.

Finden
- man richte sich in seinen Erwartungen anders ein.
- etwas: bedeutet falsche Hoffnungen.
- Sachen: bedeutet viel Geld.

Finger
- als einfacher sexueller Traum zu verstehen.
- schöne haben: man wird begehrt werden.
- schmutzige: man wird in eine üble Angelegenheit verwickelt werden.
- sich in einen schneiden: bringt üble Nachrede.

Fingerhut
- bedeutet Arbeit.

Fingernägel
- stehen oft im Zusammenhang mit Prozessen und heftigen Diskussionen.
- feilen: man langweilt sich.
- solche, die brechen, so daß der Gegenstand entgleitet, den man halten will: man fürchtet im Inneren kommenden Verlust.

Fink
- schlagen hören: gute Botschaft.

Finsternis
- seelische Lage, die nur durch Dritte verändert werden kann; man fühlt sich schutzlos und sollte Hilfe herbeiziehen.
- sich in solcher befinden: man wird den Rat anderer benötigen.
- in einem unterirdischen Gewölbe in solcher sein: man hat einen Angriff auf seine Person zu erwarten.
- mit vielen Leuten zusammen darin sein: kündet eine Verschwörung gegen den Staat an.

Firmament
- die Zukunft ist gesichert.

Fisch
- ein altes Symbol für Hoffnung und Aufschwung.
- sehen: man wird von einem Schlauberger hintergangen werden.

Fisch (Fortsetzung)
- große Fische sehen: bedeutet guten Verdienst.
- kleine sehen: bringt Unzufriedenheit.
- goldene sehen: Erfüllung einer Hoffnung.
- essen: bedeutet für Frauen leichte Geburt, für Männer, daß sie bei Frauen Glück haben werden.
- einen großen fangen: verheißt gute Geschäfte.
- kleine fangen: Traurigkeit.
- Fischangel: Gewinn und Hoffnung.
- Fischbehälter, voll: guter Geschäftsgang.
- Fischhändler: zeigt Gewinn an.
- Fischmarkt: bedeutet Erfolg.
- Fischteich: bringt Sorgen.

Fischen
- man geht zwar Gefahren und einer Ungewißheit entgegen, findet aber das Gleichgewicht wieder.
- sich dabei sehen: man findet sein seelisches Gleichgewicht wieder.
- andere dabei sehen: Gelegenheit zu einer guten Kameradschaft.
- große Fische aus klarem Wasser: Glück und Erfolg.

Flachs
- kaufen: bedeutet Hochzeit.
- spinnen: glückliche Ehe.
- Flachshändler: gute Zukunft.

Flasche
- geschlechtlich und oft wie Gefängnis zu verstehen.
- sehen: kündet frohe Stunden an.
- zerbrochene: bedeutet ein trauriges Erlebnis.
- leere: weist auf Mangel hin.
- mit Wein: bedeutet Reichtum.
- mit Wasser: gute Zukunft.

Flecken
- von Fett an den Kleidern haben: bedeutet reiche Heirat.
- machen: man wird einen Fehltritt tun.
- von Blattern: man wird eine gute Bekanntschaft schließen.

Fledermaus
- sehen: unsicheres Unternehmen.
- fangen: baldige Besserung der Lage; für Kranke baldige Genesung.
- Fledermäuse sehen: guter Geschäftsgang.

Fleisch
- wenn nicht als direkter Nottraum, dann rein fleischlich-sexuell zu verstehen.
- essen: bedeutet Krankheit.
- sein eigenes essen: bringt Verbesserung der Verhältnisse.
- von Menschen essen: man wird in Verachtung geraten.
- schlecht gewordenes: man wird Pech in einer Unternehmung haben.
- den Hunden vorwerfen: man wird eine verächtliche Behandlung erfahren.
- sehen: kündet eine Freude an.

Flicken
- etwas: bedeutet Armut.

Flieder
- Symbol der angebotenen Liebe, auch der Sehnsucht nach einem Angebot.
- sehen: man hat Sehnsucht nach Liebe.
- welken sehen: bringt eine Ernüchterung nach einem Liebesabenteuer.
- pflücken: man wird einen Verehrer oder eine Verehrerin mit romantischer Veranlagung bekommen.
- unter einem Fliederbusch stehen: bedeutet ein leichtsinniges Liebeserlebnis.
- einen Fliederstrauß geschenkt erhalten: kündet eine Liebeserklärung an.

Fliege
- meist auf Nervenreizungen zurückzuführen; kann auch Ausdruck unangenehmer Launen sein.
- sehen: man wird betrübt und beleidigt werden.
- in den Mund bekommen: man wird mit einem frechen Menschen zu tun bekommen.
- auf einem Fliegenfänger kleben sehen: verspricht viel Erfolg ohne große Mühe.
- töten: man wird einen Widersacher beseitigen.

Fliegen
- im Flugzeug: ein hochfahrender Plan wird nicht gelingen und obendrein Schaden bringen.
- und selbst Flügel haben: bringt Kummer.
- ohne Flügel: bedeutet Freude und Glück.
- dabei herabstürzen: man wird in eine böse Angelegenheit hineingezogen werden.
- jemanden sehen: bringt Eifersucht.
- mit dem Luftballon: Wünsche werden sich erfüllen.

Fliegeralarm
- Sorgen, Kummer und Elend.

Flinte
- tragen: man hat unlautere Absichten gegen einen anderen.
- mit einer schießen: man wird in Zorn geraten.
- einen anderen mit einer sehen: jemand wird versuchen, einen zu beeinflussen, um einen nachher auszunutzen.

Floh
- oft im Sinne von unangenehmen Gedanken, die reizen, aber dennoch abgelehnt werden; häufig direkte Nervenreizungen.
- sehen: bringt großen Ärger.
- fangen oder töten: man wird unverhofft zu Geld kommen.
- Flöhe haben: bedeutet Streit.

Flöte
- sehen, blasen oder hören: bringt Enttäuschung.

Flucht
- Ausweg, um Gefahren auch in Gedanken aus dem Weg zu gehen. Vorsicht!
- jemandem dazu verhelfen: man wird infolge seiner Gutmütigkeit Unannehmlichkeiten bekommen.
- selbst auf ihr sein: man wird einer Gefahr entrinnen.

Flüchtlinge
- viele sehen: große politische Umwälzungen und Kriegsgefahr.

Flügel
- haben und damit fliegen: bringt Kummer.

Flugzeug
- Loslösung von störenden Belastungen; mitunter Entspannungen im Organismus.
- mit ihm fliegen: ein hochfahrender Plan wird nicht gelingen und obendrein Schaden bringen.
- es brennend mit schwarzer Rauchwolke abstürzen sehen: bedeutet Unheil.
- es nur in Flammen abstürzen sehen: ein gutes Zeichen.

Fluß
- wird unter Umständen als Hindernis empfunden; Zaudern an einem wichtigen Punkt auf dem Lebensweg.
- mit klarem und ruhigem Wasser dahinfließen sehen: deutet auf reine Absichten hin.
- mit trübem und unruhigem Wasser: man hat schlechte Absichten gegen jemanden.
- stark rauschen hören: man wird geschmäht werden.
- einen über seine Ufer treten sehen: bringt Hemmungen in einem Vorhaben.
- in einen fallen: bedeutet Unglück.
- durch einen schwimmen: man wird einen gefährlichen Gegner überwinden.
- einen Wasserfall sehen: Ruin eines Familienmitgliedes.
- Überschwemmung in das Zimmer fließen sehen: bedeutet bei klarem Wasser einen vornehmen Besuch oder besonderen Gewinn, bei trübem Wasser Unglück und Streit.

Flut
- das Negative im Leben, gegen das man sich anstemmen muß.
- und Ebbe sehen: wechselndes Glück.

Folter
- das Symbol steht für das Gewissen, das einen treibt, Stellung zum Geschehen zu nehmen.
- einer beiwohnen: man hat Mitleid mit Freunden, die in einer mißlichen Lage sind, kann aber nicht helfen.
- eine erleiden: bringt eine große Bedrängnis.
- eine an jemandem vollziehen: man wird jemandem unrecht tun.
- Folterkammer sehen: man hat Angst vor den Folgen einer Handlung.

Forellen
- das Glück ist unterwegs.

Forst
- einen durchwandern: man wird eine Erbschaft machen.

Fotografie
- seine eigene sehen: Mahnung, sich selbst zu erkennen und seine Fehler abzulegen.
- die eines Bekannten sehen: bedeutet eine dauerhafte und glückliche Verbindung mit ihm.
- die eines Fremden sehen: kündet eine wichtige neue Bekanntschaft an.
- eine von jemandem machen: Gefahr der Trennung von der fotografierten Person; kennt man diese nicht, so handelt es sich um eine neue Bekanntschaft von kurzer Dauer.

Fotografie (Fortsetzung)
- eine von sich selbst machen lassen: verheißt ein langes Leben.

Fotografieren
- bedeutet Liebe und Heirat. Siehe auch Fotografie.

Frachtwagen
- sehen: man wird Güter erwerben.

Frack
- sehen oder tragen: man wird einer feierlichen und sehr langweiligen Angelegenheit beiwohnen.

Frau
- ist als Traumsymbol meist Ausdruck von Wünschen und Erwartungen.
- sehen: bringt kleine Mißhelligkeiten.
- eine schöne sehen: man ist verliebt.
- eine schwangere sehen: bringt erfreuliche Neuigkeiten.
- eine junge nackt sehen: vergebliches Verlangen.
- mit langen Haaren: verheißt Glück und Ehre.
- mit roten Haaren: man wird verfolgt.
- mit schwarzen oder braunen Haaren: bedeutet Krankheit.
- mit Bubikopf: verspricht ein schönes Vergnügen.
- eine in seine Arme nehmen: bedeutet Zank.
- eine küssen: bringt Gewinn.
- einer den Hof machen: man wird von Schmeichlern betrogen werden.
- bei einer in Gunst stehen: man wird in Streit geraten.
- Verwandlung einer solchen in einen Mann oder umgekehrt: bedeutet Verehelichung oder feste Bindung.
- eine niederkommen sehen: verheißt Wohlfahrt und Glück.
- alte sehen: oft Rückerinnerungen und idealisierte Muttererinnerungen.
- eine alte küssen: bedeutet Streit in der Ehe.
- eine beten sehen: deutet auf gute Zeiten.
- eine geschminkte sehen: bedeutet Heuchelei.
- eine mit einem Kind: Sorgen.
- in der Gesellschaft sehen: bedeutet Unfrieden und Klatschsucht.
- mit eleganten Schuhen: Vergnügungssucht.
- mit Schlafhaube: bedeutet Faulheit.
- viele Frauen sehen: man wird eine Gesellschaft geben.
- die Scham von ihr sehen: bedeutet ungestilltes Verlangen.

Freude
- Ausdruck innerer Ausgeglichenheit; man sollte aber prüfen, ob sie echt oder künstlich ist.

Freudenmädchen
- man wird in schlechte Gesellschaft geraten.

Freund
- Freunde bedeuten die eigene Person; oft im Sinne von Bruder, Doppelgänger usw.
- mit einem lachen: bedeutet baldige Trennung von ihm.
- mit einem streiten: bedeutet Treulosigkeit eines Freundes.

Freund (Fortsetzung)
- mit mehreren Freunden zusammensein: kündet den Besuch von Menschen an, die man gerne sieht.
- einen verstorbenen sehen: bringt unerwartete Neuigkeiten.
- einem helfen: man wird selbst Hilfe erhalten.
- einen haben: man wird Geheimnisse preisgeben.
- einen besuchen oder ihm begegnen: bedeutet Heiterkeit.

Freundschaft
- schließen: bedeutet treue Freundschaft.

Frieden
- mit Feinden schließen: bedeutet Vorteil und Nutzen.

Friedhof
- Unruhe wegen neuer Probleme, besonders wenn man plötzlich vor eine Entscheidung gestellt wird.
- sehen: Verlust eines lieben Menschen.
- einen Soldatenfriedhof sehen: kündet politische Wirren und Kriegsgefahr an.
- Blumen auf einen bringen: kündet einen Todesfall in der Verwandtschaft an.

Frieren
- Nervenreizung zeigt sich mit Unbehaglichkeit an. Vorsicht vor dem Wetter!
- selbst: kundet eine Erkältung an.
- jemanden sehen, während man es selbst warm hat: man wird einen Kranken pflegen.
- einen erfrorenen Menschen retten: man wird einen Freund, der einen verlassen hat, wiedergewinnen.

Frisieren
- Sehnsucht nach gutem Aussehen, um zu Erfolg und Glück zu kommen; oft auf sexueller Basis.
- jemanden: man wird in Ungnade fallen.
- selbst frisiert werden: bringt jungen Leuten Verlobung oder Hochzeit, älteren materielles Glück.

Frisur
- eine kleine innere Reform ist im Gange, besonders bei Frauenträumen.
- eine phantastische tragen: man wird sich lächerlich machen.

Fröhlichkeit
- bedeutet Unruhe, auch Krankheit.

Frosch
- sehr viele neue Möglichkeiten, Verbesserung der eigenen Stellung durch Zufall oder Zähigkeit.
- sehen: verheißt viel Geld.
- quaken hören: man wird gelobt werden.
- in der Hand halten: bedeutet Gewinn.
- töten: man wird sich selbst einen Schaden zufügen.
- essen: kündet Krankheit an.

Frost
- man wird sich mit Freunden aussöhnen.

Frucht
- Symbol für das Bangen um den eigenen Erfolg, meist im erotischen Sinn zu verstehen.
- essen: bedeutet Klugheit.
- pflücken: bringt Vorteile.
- faule: bringt Widerwärtigkeiten und Verluste.
- verschiedene Früchte sehen: guter Ausgang einer Auseinandersetzung.

Frühling
- meist reiner Potenztraum, der oft bei jungen und bei Menschen in der «zweiten Jugend» vorkommt.
- sich von ihm träumen sehen: man hat einen Wunsch, der niemals in Erfüllung gehen wird.

Fuchs
- Symbol für den sexuellen Willen, auf etwas Jagd zu machen, das zur Vorsicht mahnen sollte.
- sehen: man wird einen Heuchler entlarven.
- einen zahmen sehen: deutet auf einen falschen Freund oder treulose Dienstboten hin.
- fangen: man wird ein geheimes Komplott entdecken.
- töten: man wird sich selbständig machen.
- Fuchsjagd: man wird eine Frau überlisten oder von einer solchen überlistet werden.
- Fuchspelz tragen: man wird von jemandem an der Nase herumgeführt werden.
- Fuchsschwanz sehen: Ränke werden geschmiedet.

Fuchsschwanz (Säge)
- man wird gute Arbeit verrichten.

Fuhrmann
- sehen: bringt Zwietracht.
- selbst einer sein: man wird sich ohne Ursache über etwas aufregen.

Füllfederhalter
- sehen oder damit schreiben: man wird einen schriftstellernden Menschen kennenlernen, der im eigenen Leben eine bedeutende Rolle spielen wird.

Fund
- machen: man verläßt sich zu sehr auf den Zufall und hält nicht viel von zielvoller Arbeit.

Funken
- sehen: kündet gute Einnahmen an.
- in einer Schmiede sehen: für jüngere Leute Heirat, für ältere harmonisches häusliches Leben.

Funkturm
- sehen: kündet ein Stelldichein an.

Furcht
- Alpdruck infolge Kreislauf- und Herzstörungen.
- empfinden: bringt Kummer und Mangel sowie eine entscheidende Wendung im Leben.
- vor einem Phantom empfinden: bringt größere Aufregungen.
- jemanden in solche versetzen: man wird in eine kritische Lage kommen.

Fürst/Fürstin
- bedeuten unbeständiges Glück.

Fürstenhof
- sehen: man wird betrogen.

Fuß
- sofern nicht sexuell zu verstehen, Planung für weiteren Lebensweg, wenn der Fuß fortschreitende Bewegungen ausführt.
- einen großen haben: man wird Hausbesitzer.
- ein dünner: man hat einen ermüdenden Weg vor sich.
- ein kranker: man wird in einer Sache aufgehalten werden.
- ein schmutziger: kündet Krankheit an.
- ein verkrüppelter: deutet auf Verachtung hin.
- in ihn gebissen werden: bedeutet Eifersucht.
- ein abgehauener: Schande und Spott.
- ein dicker: kündet Krankheit an.
- waschen: deutet auf ein reinliches Hauswesen hin.
- küssen: bringt eine mit einer Demütigung verknüpfte Reue.
- brechen: kündet einen Unfall an.

Fußball
- Symbol für Leichtsinn, Sorge darüber, daß man mit der Arbeit nicht fertig wird.
- spielen: man wird seine Arbeit vernachlässigen.
- einem Spiel zusehen: bringt Teilnahme an sportlichen Veranstaltungen.

Fußfall
- machen: bedeutet Erniedrigung.

Futtertrog
- schlechte Zeiten kommen.

Fütterung
- von Tieren: Wohltun trägt Zinsen.
- eines Kleides: bedeutet Wohlleben.

Gabe

- aus Mitleid empfangen: gute Kapitalanlage.
- planlos austeilen: man wird in Mißkredit kommen.

Gabel

- Zersplitterung in persönlicher, oft auch in sexueller Hinsicht.
- handhaben: man wird hintergangen werden.
- fallen lassen: bringt Zwist und Streit.
- mit einer nach jemandem stechen: man wird ausgenutzt.
- Mistgabel: bedeutet Nutzen.
- Heugabel: bedeutet Vermehrung der Güter.

Galant

- sein: traurige Nachricht.

Galeere

- man wird in eine triste Lage kommen.

Galerie

- mit Bildern sehen: man wird einen ermüdenden Besuch machen müssen.
- auf einer im Theater sitzen: man bekommt eine Einladung von einem Menschen, mit dem man nicht gerne ausgeht.
- eine große mit Waren sehen: man wird gute Einkäufe machen.

Galgen

- Wunschtraum, alle Hindernisse und Gegner auf diese Art zu beseitigen. Vorsicht vor eigener Überschätzung!
- sehen: man ist von falschen Freunden umgeben.
- einen bauen: es steht eine unerwartete Veränderung bevor.
- jemanden daran hängen sehen: ein Gegner wird kapitulieren.
- selbst daran hängen: verheißt Glück.

Galläpfel

- bedeutet eine reiche Heirat.

Galoschen

- tragen: es werden Regentage kommen.

Gans

- Symbol der sexuellen Einfalt; man wird ausgenutzt und wehrt sich nicht richtig.
- sehen: bedeutet einen Gewinn.
- hören: Klatschereien in der Nachbarschaft.
- hüten: man wird sich einer unangenehmen Beschäftigung unterziehen müssen.
- fliegen sehen: bringt Verluste.
- mästen: man bestärkt jemanden in einer törichten Ansicht oder Absicht.
- schlachten: man wird sich von einem schwachköpfigen Menschen befreien.
- rupfen: man wird einem törichten Menschen den Kopf zurechtsetzen.
- braten: verspricht ein erfolgreiches Unternehmen.
- essen: bedeutet glückliches Gelingen.
- andere essen sehen: man wird von anderen ausgenutzt werden.

Garbe

- was man zusammengetragen hat, soll man zu halten versuchen; Symbol der Bindung an einen Menschen.

Garbe (Fortsetzung)
- sehen: Demütigung eines Feindes.
- binden: bringt die Anknüpfung einer neuen Bekanntschaft.
- aufladen und einbringen: man wird für seine Mühe belohnt werden.
- aufbinden: bedeutet fruchtlose Arbeit.
- auseinanderfallen sehen: man wird einen Freund verlieren.
- dreschen sehen: man wird aus einer Sache das Beste herausholen.

Gardine
- sehen: man hat etwas zu verbergen.
- weiße, saubere aufhängen: es kommen unbekannte Gäste.
- dunkle oder schmutzige am Fenster haben: bringt Sorgen im Haushalt.

Garn
- man ist nervös und kann sich nicht sammeln; man sollte versuchen, ruhiger zu werden!

Garnison
- man wird den Wohnort wechseln.

Garnitur
- man wird große Ereignisse erleben.

Garstig
- sich benehmen: bedeutet eine Reise.

Garten
- entspricht dem Innenleben, je nachdem, ob der Traum ihn geordnet oder verwildert zeigt.
- sehen: man wird eine neue Liebe finden.
- in einem spazierengehen: bringt Vergnügen.
  in einem arbeiten: bringt Zufriedenheit durch Pflichterfüllung.
- einen mit hoher Umzäunung sehen: eine Bitte wird abgeschlagen werden.
- einen vernachlässigten sehen: man ist von falschen Ratgebern umgeben.

Gärtner/Gärtnerin
- bedeutet Verdruß.

Gas
- man ist unruhig und sucht eine Erklärung für einen Sachverhalt; man muß versuchen, sich nicht täuschen zu lassen.
- riechen: man versucht, jemandem mit einer frommen Lüge etwas vorzutäuschen.
- damit kochen: eine Neigung wird erkalten.
- einen damit gefüllten Ballon platzen sehen: jemand wird wütend auf einen sein.

Gasse
- sehen: bedeutet Heiterkeit.
- eine kehren: bedeutet Trauer.

Gassenhauer
- singen hören: bringt eine Bekanntschaft mit einem wenig angesehenen Journalisten oder Schriftsteller.
- selbst singen: man wird die Möglichkeit haben, seine Talente zu entfalten.

Gassenjunge
- man hüte sich vor zuviel Übermut.

Gast
- man fühlt sich einsam und getrennt von seinen Freunden; man sollte einmal verreisen.
- selbst einer sein: große Auslagen stehen einem bevor.
- einen haben: bedeutet Besuch von auswärts.

Gaststätte
- ein Freudenfest oder eine große Reise ist zu erwarten.

Gastwirt
- bedeutet viel Geld.

Gaukler
- man hat Angst, sich wegzuwerfen, gehe aber ruhig weiter und überlege jeden Schritt.
- sehen: man wird mit Menschen zu tun haben, die einen ausnutzen wollen.

Gebackenes
- essen oder zubereiten: deutet auf großen Gewinn.

Gebäude
- das Haus des Lebens muß sich jeder selbst bauen; je höher es ist, um so erfolgreicher ist das Leben.
- bauen sehen: man wird zu hohem Ansehen kommen.
- einen Neubau fertig sehen: Aussicht auf eine neue Verdienstquelle.
- ein sehr hohes (Wolkenkratzer) sehen: man wird viel Geld besitzen.
- ein amtliches sehen: bringt Unannehmlichkeiten und Geldverlust.
- eines einstürzen sehen: ein Plan wird vereitelt werden.

Gebet
- Zeichen der Demut und der notwendigen Hilfe.
- verrichten: Erhörung der Wünsche.

Gebetbuch
- sehen oder darin lesen: bringt Trost im Leid.
- geschenkt erhalten: man wird mit guten Menschen zu tun haben.
- verlieren: man wird einen treuen Menschen verlieren.
- wegwerfen: man wird durch eigene Schuld in Not geraten.

Gebirge
- bedeutet Unfrieden.

Gebrechlich
- sein: kündet Kummer für die Zukunft an.

Gebüsch
- Warntraum, der mahnt, sich vor unbekannten Gefahren zu verstecken.
- sich in einem verstecken: man wird in Gefahr kommen.
- jemanden darin versteckt sehen: man wird ein Geheimnis entdecken.
- ein brennendes sehen: kündet ein wichtiges Ereignis an.

Geburt
- bei der Frau: Symbol einer neuen Einstellung zum Leben; beim Mann: große Pläne nähern sich der Vollendung.

Geburt (Fortsetzung)
– sehen: bringt dem Mann die Trennung von seiner Frau; für Arme gute, für Geschäftsleute und Reiche schlimme Bedeutung; Reisenden verheißt dies die Rückkehr in die Heimat.
– selbst gebären: neue Existenzmöglichkeiten.
– eines Tieres sehen: bringt eine sehr günstige Zeit.

Geburtstag
– bedeutet Heiterkeit.

Geburtswehen
– bedeuten Sorgen und Schmerz.

Gedärme
– meist Reaktion auf direkte Eingeweidestörungen; sonst starke Beunruhigung auf Grund innerer Probleme.

Gedicht
– man wird einen abschlägigen Bescheid erhalten.

Gedränge
– von Menschen: bedeutet Gewinn.

Gefahr
– in einer sein: man wird Ruhe bekommen.

Gefangen
– werden: man wird eine gute Stellung bekommen.
– sein: man wird keine Nahrungssorgen haben.

Gefängnis
– man ist an Umstände, Dinge und Menschen gebunden, von denen man frei sein sollte.
– sehen: verspricht Sicherheit.
– unschuldig in eines kommen: man wird auf Mißtrauen stoßen.
– aus einem entlassen werden: es beginnt eine neue Lebensepoche.

Gefäß
– Erfolg oder Nichterfolg des Lebens; man macht sich Sorgen, sollte aber zuversichtlicher sein.

Geflügel
– man ist unruhig und voller Spannungen; man sollte ausspannen, sonst wird die Überreizung krankhaft.

Gefrorenes (Eis)
– essen: bringt den Gesunden Glück, Kranken den Tod.

Geheimnis
– erfahren: bedeutet Freundschaft.
– verraten: läßt Schaden erwarten.

Gehen
– rasch: man wird Irrtümer begehen.

Geheul
– hören: ein Unglück sagt sich an.

Gehilfe
- sehen: man wird in starke finanzielle Abhängigkeit kommen.
- sein: man wird ausgenutzt werden.
- einen haben: man muß sich vorsehen.
- von einem bedient werden: man ist ermüdet.

Gehirn
- sehen oder essen: bedeutet Erbschaft.

Gehör
- ein gutes haben: man wird Erfahrungen sammeln.
- verlieren: bedeutet Trübsinn.

Geier
- sehen: bedeutet eine bösartige Krankheit.
- fliegen sehen: es wird einem ein Unrecht zugefügt werden.
- einen erlegen: Sieg über einen Feind.

Geige
- Sexualtraum, der ein Potenzsymbol sein kann.
- spielen hören: man wird sich durch sein Benehmen beliebt machen.
- selbst spielen: man geht fröhlichen Tagen entgegen.
- eine beschädigen oder beschädigt sehen: man wird sich selbst ein Glück zerstören.
- kaufen: man kann etwas Gutes erwarten.

Geist
- Symbol für ein Phantom, dem man nachjagt.
- sehen: man wird Unangenehmes erfahren.
- mit einem sprechen: man wird gute Eindrücke gewinnen.

Gelb
- Farbe der Weiblichkeit, durch die man schicksalhaft zu Gutem wie zu Ärger kommt.

Gelbsucht
- meist Warnung in gesundheitlicher Hinsicht.
- haben oder bei jemandem sehen: man hat Glück in seinen Unternehmungen.

Geld
- beim Mann Symbol für Leistungsfähigkeit in der Liebe und im Leben, bei der Frau fast immer Symbol für erotische Spekulation.
- sehen: plötzliche Ausgaben.
- ausländisches sehen: man wird ein sehr riskantes Unternehmen beginnen.
- verdienen: bringt Glück in der Liebe.
- finden: man wird vor einem empfindlichen Schaden bewahrt werden.
- besitzen: läßt auf Hochmut schließen.
- verlieren: kündet Mißgeschick an, das aber schnell vorübergehen wird.
- einem Bettler geben: verspricht großen Gewinn.
- gewinnen: bedeutet nichts Gutes.
- wechseln lassen: Unbeständigkeit im Handel.
- zahlen: man wird einen Lohn einheimsen.
- zählen: man wird guten Verdienst haben.

Geldbeutel
- einen vollen sehen: bedeutet Elend und Ungemach.

Geldbeutel (Fortsetzung)
- einen leeren sehen: bringt Frohsinn und Zufriedenheit.
- verlieren: man wird durch eine Unvorsichtigkeit einen großen Verlust haben.
- einen leeren finden: man erhält ein Versprechen, das aber nicht gehalten wird.

Geldbrief
- einen erhalten: man wird eine Mahnung bekommen.
- einen versenden: man wird Geld erhalten.
- Geldbriefträger sehen: bedeutet eine unerwartete Geldausgabe.

Geldschrank
- einen leeren sehen: Verluste und geschäftliche Mißerfolge.
- einen gefüllten sehen: verspricht viel Erfolg.

Gelübde
- bedeutet im Leben meist das Gegenteil; man muß versuchen, in seinem Tun ausgeglichener zu sein.

Gemälde
- man ist auf der Suche nach einem klaren Bild von sich oder von anderen.
- sehen: bringt unverhoffte Freude.
- kaufen: bedeutet Verdruß.
- verkaufen: guter Handel.

Gemeindediener/Gemeinderat
- man wird Ordnung machen.

Gemüse
- Gurken, Mais, Möhren, Spargel sind erotisch-sexuelle Symbole in Frauenträumen (männliche Traumsymbole).
- frisches im Garten sehen: Entdeckung eines traurigen Geheimnisses.
- damit handeln: kündet Streit mit der Nachbarschaft an.
- essen: bedeutet Krankheit.
- pflanzen: Herzensfreuden erwarten einen.

General
- betrifft meist innere «Befehlsfragen», unter Umständen auch Konflikte in der Ehe.
- sehen: große Ehrung.
- selbst sein: man wird eine sehr verantwortungsvolle Aufgabe erhalten.
- mit einem verkehren: man wird die Unterstützung einer hochstehenden Persönlichkeit finden.

Generaldirektor
- sehen: verspricht eine sehr rasche Beförderung.
- selbst sein: bedeutet guten Verdienst.
- mit einem geschäftlich zu tun haben: man wird an einer wichtigen Konferenz teilnehmen.

Genick
- brechen: man lasse sich in keine Waghalsigkeiten ein.

Gepolter
- zeigt ein Unglück an.

Gericht
- Abrechnung mit sich oder der Umwelt.

Gericht (Fortsetzung)
- sehen: man wird sein Recht suchen müssen.
- eine Vorladung bekommen: man wird unter Nachstellungen leiden.
- von einem verurteilt werden: man wird Undank für eine Tat ernten, für die man Dank erwarten durfte.
- Zeuge vor einem sein: man wird jemandem in einer schwierigen Lage helfen müssen.

Gerichtsdiener
- sehen: Warnung vor schlechten Menschen.
- mit einem streiten: mahnt zu größerer Distanz gegenüber Menschen, von denen man nichts Gutes zu erwarten hat.
- selbst sein: man wird eine undankbare Beschäftigung bekommen.

Gerichtssaal
- sehen: bedeutet Unglück.
- verlassen: bringt eine gute Entscheidung in einer Angelegenheit, die schon viel Ärger verursacht hat.

Gerichtsvollzieher
- sehen: Glück in Unternehmungen.
- von einem gepfändet werden: bringt gute Nachrichten.
- selbst sein: man wird einen Plan durchführen können.

Gerippe
- sehen: zeigt Unglück an.

Gerste
- zeigt Wohlstand an.

Geruch
- angenehmer: bedeutet Erfreuliches.
- unangenehmer: es wird Ärger geben.
- verlieren: Feinde stellen einem nach.

Gerüst
- sehen: deutet auf ein gefährliches Unternehmen hin.
- auf einem arbeiten: man wird einer Gefahr mutig begegnen.
- von einem stürzen: der Verwirklichung eines Planes werden sich unerwartete Hindernisse entgegenstellen.
- umfallen sehen: Tapferkeit ist nötig, aber Tollkühnheit schadet.

Gesang
- Versuch, sich etwas von der Seele zu wälzen; man muß versuchen, sich etwas zu erleichtern.
- hören: bedeutet Frohsinn.
- selbst pflegen: bedeutet Traurigkeit.

Gesäß
- das eigene sehen: bedeutet Schmach.
- das eines Mannes sehen: bedeutet Ungemach.
- das einer Frau sehen: man wird Neuigkeiten erfahren.
- das eines Kindes sehen: bringt Befreiung von Übeln aller Art.

Geschäft
- Symbol für seelische Exhibition, allzu freiweillige Anbietung.
- haben: es gibt Mühe und Plage.

Geschenk
- Abtastung und Abschätzung der Beziehungen zu anderen.
- machen: bringt Gewinn.
- annehmen: bedeutet Verlust.

Geschirr
- man geht mit anderen Menschen vorsichtig oder leichtsinnig um und zerbricht dabei manches leicht.
- neues kaufen: Vergrößerung der Familie.
- schmutziges sehen: man wird Sorgen im Haushalt haben.
- abwaschen: Harmonie in der Liebe und Freundschaft.
- zerbrechen: bedeutet Glück.

Geschlechtsteile
- Entlastungstraum, der Entspannung bringt; Auslösung von Verdrängungen, unterdrückten Wünschen usw.

Geschmeide
- bedeutet Hochzeit und Ehre.

Geschrei
- zeigt ein Unglück an.

Geschoß
- man wird von Gefahr befreit werden.

Geschütz
- sehen: bringt Angst und Unglück.
- mit einem schießen: zeigt Ehre und die Geburt eines hervorragenden Menschen an.
- Geschützdonner hören: man wird eine frohe Nachricht erhalten.

Geschwister
- sehen: bringt eine Überraschung.
- verstorbene sehen: bedeutet langes Leben.

Geschworener
- sein: bedeutet Zeitverlust.

Geschwür
- haben: Trauer über trübe Zeiten.
- bei anderen sehen: man wird viele Hindernisse zu überwinden haben.

Geselle
- bedeutet Freude und Heiterkeit.

Gesellschaft
- geben: man wird Bekanntschaften schließen.
- einer beiwohnen: verwirrte Verhältnisse.

Gesicht
- man muß versuchen, die Person zu finden, auf die das Gesicht im Traum Bezug nimmt.

Gesicht (Fortsetzung)
- ein schönes haben: eine Hoffnung wird sich erfüllen.
- ein schönes sehen: bedeutet Freude.
- ein häßliches haben: bedeutet Sorgen.
- das eigene sehen: verheißt nichts Gutes.
- ein geschminktes: deutet auf falsche Freunde.

Gesindel
- bedeutet Verdruß.

Gespann
- mit Pferden: bedeutet Glück.
- mit Rindern: Freude.
- mit Eseln: weist auf dumme Geschichten hin.

Gespenst
- Störung der natürlichen inneren Ordnung, wobei die innere Stimme zu intervenieren versucht.
- sehen: man wird Unangenehmes erfahren.
- mit einem sprechen: man wird gute Eindrücke gewinnen.

Gestirne
- helle sehen: eine gute Botschaft.
- dunkle: rätselhafte Dinge künden sich an.

Gestohlenes
- sehen: gute Zeiten.
- selbst besitzen: man wird Rückschläge erleiden.

Getöse
- hören: bringt Unruhe ins Haus.

Getreide
- sehen: bedeutet Überfluß, wenn große Menge, Armut und Mangel bei kleiner Menge.
- mähen oder einbringen: die Sorgen nehmen ein Ende.
- kaufen: Sorgen ziehen auf.

Gevatter (Taufzeuge)
- sein: bedeutet Ehre.

Gewand
- kaufen: bringt Glück.
- tragen: Zufriedenheit.

Gewehr
- sehen: man wird sich verlieben.
- tragen: man ist hinter jemandem her.
- mit einem schießen: man wird in große Verlegenheit kommen.

Geweih
- Angst des sich selbst unterbewertenden Ehemannes oder Liebhabers.
- sehen: unglückliche Ehe oder Liebe.

Gewichte
- sehen: die Geschäfte gehen gut.

Gewinn
- im Handel: man wird sein gutes Auskommen haben.
- im Spiel: verspricht gute Freundschaften, aber finanzielle Verluste.

Gewitter
- auf freiem Feld erleben: kündet größere Ereignisse allgemeinpolitischer, sozialer oder ähnlicher Art an, und zwar Verschlimmerung.
- an einem sehr finsteren Himmel: bringt Unruhen im Lande.
- dabei unter einer Eiche stehen: kündet eine Gefahr an, der man ausweichen soll.
- dabei an einem geschützten Ort sein: man wird eine Gefahr vermeiden.
- von einem überrascht werden: drohendes Unheil.
- ein schweres erleben: guter Fortgang der Geschäfte.

Gewölbe
- als Laden: guter Geschäftsgang.
- als Keller: man wird Ersparnisse machen.
- einstürzen sehen: bringt Unglück.
- in einem unterirdischen finsteren sein: man hat einen Angriff auf seine Person zu erwarten.
- mit vielen Leuten zusammen darin sein: kündet eine Verschwörung gegen den Staat an.

Gewürz
- sehen: bedeutet Gewinn und Freude.

Gicht
- haben: Verbitterung des Daseins.

Gießkanne
- man wird Besitzer eines Gartens werden.

Gift
- die Gedanken sind getrübt; man muß mit Plänen und Vorhaben vorsichtig sein.
- nehmen: Gefahr in Aussicht.
- jemandem geben: man wird in Not kommen.

Giftpflanzen
- man wird mit Bosheiten verfolgt.

Gipsfigur
- man wird schöne Geschenke erhalten.

Gitarre
- sehen oder hören: man wird sich vergnügen.
- selbst auf einer spielen: man wird sich verlieben.

Gitter
- sich selbst hinter einem sehen: kündet eine längere Reise oder Abwesenheit an.
- aus einem Gitterfenster schauen: bringt Sehnsucht nach einem fernen Menschen.
- ein Gittertor sehen: man wünscht sich etwas Unerreichbares.

Gläubiger
- bringen die Überwindung von Hemmnissen.

Glas
- schleifen: bedeutet eine Spekulation.

Glas (Fortsetzung)
- kaufen: deutet auf Verschwendung hin.
- verschenken: man wird bei einem Menschen in gutem Ansehen stehen.
- wertvolles besitzen: man wird ein Geschenk erhalten.
- zerbrechen: kündet eine Entzweiung an.
- zerbrochenes sehen: bedeutet Glück.
- ein leeres sehen: man wird ein ungern gesehener Gast sein.
- eines mit Wasser füllen: gute Gesundheit.
- ein volles sehen: man wird in einer Gesellschaft gerne gesehen sein.
- ein überlaufendes sehen: bringt Streit.
- eines mit Wein füllen: bringt Freude und Vergnügen.
- aus einem trinken: bedeutet Wohlergehen.

Glatze
- haben: man wird im Kreise gelehrter Menschen viel Erfolg haben.
- bei einem anderen sehen: man wird einen ernsten Menschen kennenlernen.

Gletscher
- sehen: Rückgang der Geschäfte.
- eine Frau dabei sehen: kündet das Ende einer Liebschaft an.
- mit der eigenen Frau auf einem stehen: deutet auf baldige Scheidung hin.
- am Fuße eines solchen stehen: man befindet sich in einer sehr unsicheren Lage.
- allein auf einem stehen: Überwindung von vielen Schwierigkeiten.

Globus
- weitgehende Planung.
- etwas auf ihm suchen und nicht finden: man wird einen anonymen Brief erhalten.
- auf ihm studieren: man wird einen großen Gelehrten kennenlernen.

Glocke
- läuten hören: kündet Gutes an.
- sehen: man wird etwas wagen, das nicht gelingen wird.
- selbst eine läuten: man wird jemandem unbewußt eine Freude machen.

Glück
- haben: bedeutet Verfolgung.
- in der Liebe haben: der oder die Liebste ist untreu.
- ein glückliches Paar sehen: man wird sich selbst unglücklich fühlen.

Glücksrad
- sehen: bedeutet Unglück.
- daran drehen: bringt einen Mißerfolg.

Götzenbild
- anbeten: man wird sich demütigen lassen müssen.
- eines in Besitz haben: man wird von schlechten Menschen beeinflußt werden.

Gold
- fast immer im gleichen Sinne wie Geld, wobei es noch mehr mit dem Synonym der Flüchtigkeit behaftet ist.
- sehen oder besitzen: die Geschäfte werden sich gut entwickeln.
- finden: man wird einen Menschen finden, der einen aufrichtig liebt.
- verlieren oder ausgeben: bedeutet einen Verlust.
- sich mit Gold behängt sehen: bedeutet eine oberflächliche Lebensführung.

Gold (Fortsetzung)
- ein goldenes Kleid tragen: man wird ein schönes, aber nicht ernst gemeintes Versprechen erhalten.
- putzen oder waschen: man wird sich emporarbeiten.

Goldfisch
- sehen: kündet einen reichen Bräutigam oder eine reiche Braut an.
- fangen: man wird viel Glück haben.
- einen entschlüpfen sehen: man wird ein großes Glück versäumen.

Golf
- spielen: man wird an einer vornehmen, aber langweiligen Gesellschaft teilnehmen.
- andere spielen sehen: man wird eine Abwechslung suchen.

Gondel
- sehen: man unternimmt eine Reise mit dem oder der Liebsten.
- allein in einer sitzen: verheißt ein Abenteuer, an das man sich später noch gerne erinnern wird.
- mit einer umkippen und ins Wasser fallen: bringt eine Ernüchterung nach einer leidenschaftlichen Liebe.
- Gondelführer sein: man wird Erfolg in der Liebe haben.

Gott
- immer sehr wichtig; Ausgleich von inneren Spannungen und Depressionen.
- anbeten: bedeutet Festigkeit im Glauben.
- sehen und reden hören: bringt Freude und Segen.
- ihn loben und preisen: Glück und Segen allezeit.

Gottesdienst
- einem in der Kirche beiwohnen: man wird eine gute Stellung erhalten.

Gotteslästerung
- bringt Unheil und Verhängnis.

Grab
- Symbol für Lebenskonflikte, die noch nicht gelöst sind; Tasten nach Auswegen; Unsicherheit, Ratlosigkeit.
- schaufeln sehen: kündet eine Todesnachricht von einem nahestehenden Menschen an.
- selbst in eines steigen: man wird verleumdet werden.
- eines zusammenstürzen sehen: Mißgeschick und Krankheit in der Familie.
- an das der Mutter Blumen legen: man möchte Trost finden.
- auf einem seinen Namen geschrieben sehen: man sollte auf seine Gesundheit achten.
- sehen: bedeutet Verschwiegenheit.
- selbst in einem liegen: Todesfall eines Bekannten.
- Grabhügel sehen: man wird an etwas erinnert werden, das man schon lange vergessen hat, oder man wird etwas wiederbekommen, das man verloren hatte oder einem genommen worden war.
- Grabmal sehen: ein alter Freund, der großes Ansehen genießt und lange abwesend war, wird zurückkehren.
- Grabschrift sehen: man wird einen Freund verlieren.
- Grabstein sehen: bringt Ehesegen und Wohlstand.

Graben
- einen sehen: man wird einen Verkehrsunfall erleiden.
- selbst einen anlegen: man wird durch eigene Schuld Schaden erleiden.
- einen mit einer kleinen Brücke sehen: bedeutet Betrug.
- über einen springen: man wird sein Ziel erreichen.
- in einen hineinfallen: man wird viele Hemmnisse haben.

Graf/Gräfin
- sehen: man läuft Gefahr, über seine Verhältnisse zu leben.
- selbst sein: man stellt zu hohe Ansprüche.
- einen oder eine heiraten: man wird mit einem Menschen aus dem Volk in Verbindung kommen.

Grammatik
- verheißt Familienglück.

Grammophon
- geschenkt bekommen: man ist auf der Suche nach einer neuen Liebe.
- hören: gemütliches Zusammensein zu zweit.
- seine eigene Stimme aus einem hören: starker Wunsch, sich in der Öffentlichkeit zu betätigen.
- die Stimme eines Lebenden daraus hören: man befolge einen Rat, den man erhalten hat oder erhalten wird.
- die Stimme eines Verstorbenen daraus hören: kündet einen Witterungswechsel an.

Granat
- man wird frohe Zeiten erleben.

Granatapfel
- sehen oder essen: man wird von einem Verdacht befreit werden.

Granate
- explodieren sehen: man läßt sich ohne Überlegung auf ein gefährliches Unternehmen ein.

Gras
- darin liegen: man gibt sich schmeichelhaften Hoffnungen hin.
- schneiden: man wird fröhlichen Leuten begegnen.
- essen: man wird lächerlich gemacht werden.

Gräte
- verschlucken: man wird mit Widerwärtigkeiten zu tun haben.

Greis/Greisin
- sehen: man wird alt werden.
- selbst sein: bedeutet eine gesunde Nachkommenschaft.

Grieß
- essen: man wird einen Überfluß an Sachwerten haben.

Grille
- hören: bedeutet Glück.
- fangen: man wird durch Glauben an sich selbst Erfolg haben.

Grind
- auf dem Kopf haben: bedeutet Reichtum.

Grind (Fortsetzung)
- bei Kindern sehen: Gesundheit.

Grob
- sein, oder grobe Ware: man fürchtet sich vor Neidern.

Groll
- bedeutet unangenehme Geschäfte.

Großeltern
- sehen: kündet einen baldigen Todesfall an.
- mit ihnen zusammen am Tische sitzen: langes Leben.
- von ihnen ein Geschenk erhalten: kündet eine Erbschaft an.

Großmut
- beweisen: bedeutet Gefängnis.

Großmutter/Großvater
- sehen oder sprechen: ein gutes Vorhaben wird gelingen.

Grube
- eine sehen: man wird einen Verkehrsunfall erleiden.
- selbst eine anlegen: man wird durch eigene Schuld Schaden erleiden.
- über eine springen: man wird sein Ziel erreichen.
- in eine hineinfallen: man wird viele Hemmnisse haben.

Gruft
- Symbol für Lebenskonflikte, die noch nicht gelöst sind; Tasten nach Auswegen; Unsicherheit, Ratlosigkeit.
- sehen: bedeutet Verschwiegenheit.
- schaufeln sehen: kündet eine Todesnachricht von einem nahestehenden Menschen an.
- selbst in eine steigen: man wird verleumdet werden.
- eine zusammenstürzen sehen: Mißgeschick und Krankheit in der Familie.
- auf die der Mutter Blumen legen: man möchte Trost finden.
- auf einer seinen Namen geschrieben sehen: man sollte auf seine Gesundheit achten.
- selbst in einer liegen: Todesfall eines Bekannten.
- Grabschrift sehen: man wird einen Freund verlieren.
- Grabstein sehen: bringt Ehesegen und Wohlstand.
- Grabmal sehen: ein alter Freund, der großes Ansehen genießt und lange abwesend war, wird zurückkehren.
- Grabhügel sehen: man wird an etwas erinnert werden, das man schon lange vergessen hat, oder man wird etwas wiederbekommen, das man verloren hatte oder einem genommen worden war.

Grün
- Sinnbild des Wachstums der Pflanzen, der unberührten Natur, aber auch des Gift-Grünen, also Wertlosen.
- als Farbe: bedeutet im allgemeinen Gutes.
- grüne Augen sehen: deutet auf treue Freunde hin.
- grünes Gesicht sehen: man wird einen Kranken pflegen müssen.
- grünes Wasser: gutes Fortkommen.
- grünes Kleid tragen: bringt Glück.

Guckkasten
– sehen oder in einen hineinschauen: bedeutet eine Täuschung.

Gürtel
– ein Machtattribut, das in erster Linie als erotisches Symbol in Männer- und Frauenträumen gilt.
– einen alten sehen: eine vergebliche Mühe.
– einen goldenen: verspricht Erfolg.
– einen beschädigten: kündet Unheil an.
– einen finden: man wird das Vertrauen eines Menschen gewinnen.
– einen tragen: kündet eine baldige Verbindung an.
– einen verlieren: Nachlässigkeit in einem Vorhaben.

Gürtler
– bei der Arbeit sehen: bedeutet einen reichen Ehepartner.

Gugelhupf
– bedeutet eine Kindstaufe.

Guillotine
– sehen: man wird ein vernichtendes Urteil zu hören bekommen, aber es wird sich doch noch alles zum Besten wenden.
– sich unter einer liegen sehen: man erwartet eine Entscheidung, ist aber nicht sicher, ob sie günstig oder ungünstig sein wird.
– einer Exekution beiwohnen: man wird Zeuge eines Unfalles werden.

Gurke
– typisches Symbol in Frauenträumen, fast ausschließlich sexuell zu verstehen.
– essen: bringt eine Täuschung, für Kranke baldige Genesung.
– saure essen: man wird eine schlechte Erfahrung machen.
– pflanzen: schwere und nutzlose Arbeit.

Gurt
– man kann seine Kenntnisse nicht verwerten.

Gut
– eines erwerben oder besitzen: verheißt eine schöne Zukunft.
– sein oder Gutes tun: zeigt Wohlstand an.

Gutshof
– sehen: bedeutet schnelles Emporkommen.

Haar
- Symbol der Verbundenheit mit dem animalischen Leben; starkes erotisches Symbol, aber im übertragenen Sinne.
- färben: man strengt sich für eine Sache an, die bereits verloren ist.
- waschen: bringt eine Beunruhigung.
- bei anderen abschneiden: man wird auf Kosten eines anderen einen Gewinn erzielen.
- flechten: man wird eine zerrissene Verbindung wiederherstellen.
- geschnitten bekommen: bedeutet Kummer.
- kämmen: kündet eine nächtliche Reise an.
- ausfallendes: bedeutet ein Begräbnis.
- gut frisiertes: verheißt eine schöne Freundschaft.
- unfrisiertes: kündet einen Familienstreit an.
- erbleichen sehen: bedeutet den völligen Verlust des Vermögens.
- schwarzes haben: bedeutet Gesundheit.
- rotes: man wird sich beliebt machen.
- graues: bringt Sorgen.
- schwarzes, kurzes und gekräuseltes haben: man geht schlechten Zeiten entgegen.
- auf den Händen wachsen sehen: ein schlechtes Zeichen.
- im Munde haben: kündet ein schreckliches Erlebnis an.
- einen Mann ohne sehen: bringt Ansehen und Reichtum.
- eine Frau ohne sehen: bringt Verachtung.
- Haarlocken sehen: Erfolg in der Liebe.
- Mann mit Frauenhaaren: Betrug in der Liebe.
- in der Suppe finden: bedeutet Zank.
- langes weißes: bedeutet Glück.
- auf der Brust: Glück.
- am Bauch: Gesundheit.
- verbrennen: in allen Dingen ist Vorsicht zu üben.
- von einem Toten: bedeutet Ehrerbietung.

verlieren: man wird sich im Alter noch jung fühlen.
- blondes oder gelbliches: Freude und Lebensglück.
- Haarband oder -kamm: Freude zur Arbeit bringt Glück.
- Haarpomade: man wird großes Ansehen erreichen.

Habicht
- bedeutet Untreue oder kein Glück in der Lotterie.

Hacke
- sehen: bedeutet Unglück.
- mit einer arbeiten: gutes Fortkommen.

Hackholz/Hackstock
- man wird vieles erdulden müssen.

Hafen
- sehen: kündet ein sorgloses Alter an.
- in einen einlaufen: Erfüllung einer Hoffnung.
- in einem einkaufen: bedeutet Glück nach vielen Mühen.

Hafer
- auf dem Felde sehen: bringt Segen und Gewinn.

Hafer (Fortsetzung)
- dreschen: gutes Geschäft.

Hagebutten
- sehen oder essen: man wird Junggeselle oder Jungfer bleiben.

Hagel
- man steht vor einem materiellen oder geistigen Verlust.
- sehen: bringt großen Schaden.
- von einem geschützten Ort aus sehen: bringt Unzufriedenheit und üble Laune.
- in ein Hagelwetter geraten: kündet ein zerrüttetes Familienleben an.

Hahn
- Symbol für Mann und männliche Absichten.
- sehen: kündet einen Brand an.
- krähen hören: man wird etwas Unangenehmes zu hören bekommen.
- Eier legen sehen: bringt plötzlichen und unerwarteten Geldzufluß.
- unter Hühnern sehen: aus einer Freundschaft wird sich eine starke Liebe entwikkeln.
- kämpfen sehen: bedeutet Zwietracht.

Halfter
- man wird eine Reise machen.

Halm
- in die Hand nehmen: man wird gegen jemanden aggressiv werden.

Hals
- falls in Warnträumen sichtbar oder im Mittelpunkt, ist der Hals von besonderer Empfindlichkeit in gesundheitlicher Hinsicht.
- sehen: ist ein gutes Zeichen.
- einen geschwollenen haben: bedeutet Glück.
- einen großen, dicken haben: bedeutet Erfolg.
- einen kleinen, dünnen haben: bringt einen Mißerfolg.
- ihn von einem Menschen, den man kennt, zugeschnürt oder zusammengedrückt bekommen: dieser Mensch wird einen guten Einfluß auf einen bekommen.
- Halsschmerzen haben: bringt einen Witterungsumschlag.
- Halstuch: man soll sich vor Erkältung schützen.

Halsband/Halskette
- verkleidete innere Bindung persönlicher, bei Frauen meist erotischer Art; das Zerreißen hat eine entsprechende Bedeutung.
- sehen oder tragen: Glück in der Liebe.
- mit Edelsteinen: kündet eine Erbschaft von entfernten Verwandten an.

Hammer
- man versucht mit Gewalt etwas zu erreichen, was man mit Klugheit längst haben könnte.
- sehen: man wird eine Lebensversicherung abschließen.
- benutzen: man wird trotz vieler Hindernisse ein Ziel erreichen.

Hampelmann
- man wird wenig ernsthaft sein.

Hamster/Hamstern
- man wird leicht zu Wohlstand kommen.

Hand
- Kraft- und Geschicklichkeitssymbol; linke Hand weiblich, rechte Hand männlich.
- besehen: bringt Kummer und Leid.
- verbrennen: man hat Neider.
- eines anderen drücken: man wird eine treue Freundschaft schließen.
- ohne Finger sehen: großer Verlust und starke feindliche Einflüsse.
- kleine: Untreue von Freunden oder Dienstboten.
- behaarte: bringt Unglück.
- viele Hände sehen: verspricht Ehre und Vermögen.
- Händewaschen: bringt Ansehen.
- eine verwundete sehen: man wird einen Nachteil haben.
- eine geschwollene haben: bringt Unverträglichkeiten.
- die Hände vor die Augen halten: man wird jemandem etwas nachsehen müssen.
- beschmutzte haben: Vertraulichkeiten mit einem schlechten Menschen.
- eine abgeschnittene oder verdorrte sehen oder haben: Treulosigkeit der besten Freunde.
- eine schöne und kräftige haben: man wird ein gutes Geschäft abschließen.
- die rechte verlieren: Tod des Vaters.
- die linke verlieren: Tod der Mutter.
- küssen: man wird schöntun.

Handeln
- bedeutet einen zufälligen Erwerb.

Handelsbücher
- sehen oder daran arbeiten: viele Sorgen kommen auf einen zu.

Handschellen
- Nervenreaktion auf Spannungen; tritt oft zusammen mit Alpdruck auf.
- tragen: das Wiedersehen mit einer früheren Liebe macht erneut einen starken Eindruck auf einen.

Handschuhe
- geschenkt erhalten: jemand wird unberechtigte Ansprüche an einen stellen.
- anziehen: bringt Freude.
- anhaben: bedeutet Glück und Ansehen.
- zerrissene: man wird vernachlässigt werden.
- verlieren: deutet auf Zank und Streit hin.

Handtuch
- sauberes sehen: bringt die Eröffnung von etwas Unangenehmem.
- schmutziges sehen: Sorgen im Haushalt.

Harfe
- meist Warntraum aus dem vegetativen Nervensystem; man muß etwas tun, um ruhiger zu werden.
- sehen oder spielen: man wird enttäuscht werden.
- jemanden spielen sehen: man wird sich Hals über Kopf verlieben.

Harn
- lassen: die Lage wird sich verbessern.

Harn (Fortsetzung)
– trinken: man wird Gesundheit erlangen.
– ins Bett harnen: bedeutet Enthaltsamkeit üben.

Hase
– Fruchtbarkeitssymbol; man geht wildern, und zwar auf verbotenen Wegen und auf verbotene Beute.
– sehen: man wird sich vor etwas fürchten.
– einem nachlaufen: man wird ein Abenteuer suchen.
– schießen: man wird Glück haben.
– essen: bedeutet Zufriedenheit.
– laufen sehen: plötzlicher Schreck.
– sitzen sehen: ein guter Ratschluß.

Haselnuß
– öffnen: bringt Erfolg nach mühevoller Arbeit.
– essen: man wird Zähne verlieren.

Haus
– Symbol für den Körper des Menschen und seinen inneren oder äußeren Zustand; Dach = Kopf, Gehirn; Türen = Geschlechtsteile; Fenster = Nebenorgane geschlechtlicher Art; Keller = Füße oder untere Organe; Balkon = Brust und Brüste.
– bauen: kündet günstige Verhältnisse an.
– besitzen: bringt sorglose Tage.
– sein eigenes verlassen: eröffnet neue Wege für die Zukunft.
– brennen sehen: unerwartetes Glück.
– abbrechen sehen: ein Hindernis wird beiseite geräumt werden.
– zusammenstürzen sehen: kündet einen Todesfall an.
– mit vielen Stockwerken: bedeutet einen sehr großen Gewinn.

Hausgeräte
– reinigen: Verbesserung der Wirtschaft.

Hausschuhe
– man wird ein behagliches Dasein führen.

Hauswurz
– man wird die Apotheke in Anspruch nehmen.

Haut
– braune oder schwarze sehen oder haben: bringt die Enthüllung schlechter Absichten; bei Frauen Hinweis auf Ehebruch.
– gelbe: man ist in einer Sache zu ängstlich.
– eine zarte berühren: jemand wird einem energisch widerstehen.
– weiße: bedeutet Freude.

Häute
– siehe unter Fell.

Hebamme
– sehen: bringt die Enthüllung eines Geheimnisses.
– mit einer sprechen: kündet eine Geburt oder Taufe an.
– von einer untersucht werden: man hat kein reines Gewissen.
– selbst sein: man wird es mit einer Sache sehr eilig haben.

Hebel
- man wird Schwierigkeiten überwinden.

Hecht
- man wird Besuch empfangen.

Heide
- eine blühende sehen: letzter Hoffnungsstrahl in einer Angelegenheit.

Heidekraut
- sehen: die Lage wird sich verändern.
- sammeln: man sucht Mittel, um lange jung zu bleiben.

Heidelbeeren
- sehen: man kann Hoffnung schöpfen.
- essen: schnell vorübergehende Freude.

Heiland
- immer sehr wichtig: Ausgleich von inneren Spannungen und Depressionen.
- anbeten: bedeutet Festigkeit im Glauben.
- sehen und reden hören: bringt Freude und Segen.
- ihn loben und preisen: Glück und Segen allezeit.

Heilige
- sehen und anbeten: bedeutet Gutes.

Heimat
- man sehnt sich nach einer Erfüllung, schaut aber zuviel in die Vergangenheit.
- sie verlassen: man wird große Sorgen um die Zukunft seiner Familie haben.
- dieselbe wiedersehen: bedeutet glückliche Stunden.

Heimweh
- haben: man hat eine neue Liebschaft und fühlt erst jetzt, was man an der alten verloren hat.

Heiserkeit
- bedeutet Gewinn und Vorteil.

Hemd
- erotisch unruhiger und offensiver Traum; auch Angst oder Wunsch, bloßgestellt zu werden.
- ein seidenes tragen: man wird in mißliche finanzielle Verhältnisse geraten.
- ein schmutziges tragen: deutet auf Liederlichkeit hin.
- ein zerrissenes tragen: Schutz gegen Anfeindungen.
- ausziehen: bringt eine bittere Enttäuschung.
- waschen: man gerät in eine schlechte Gesellschaft.
- bügeln: man wird sich beliebt machen.
- viele Hemden sehen: kündet baldige Heirat oder neue Freundschaften an.
- wechseln: man wird seinen Liebhaber oder die Liebhaberin wechseln.
- in einem herumlaufen: man wird Glück in der Liebe haben.

Hengst
- für Frauen ein reines Sexualsymbol; Suche nach kraftvollem Leben. Männer auf Hengsten hoffen auf Erfüllung ihrer Wünsche.

Henker
- siehe Scharfrichter.

Henne
- sehen: Glück in der Liebe.
- Eier legen sehen: Zuwachs in der Familie oder materieller Gewinn.
- mit Küken sehen: bedeutet viele Kinder, Enkel oder einen großen Familienkreis.
- schlachten: man wird sich durch Unvorsichtigkeit schaden.
- essen: kündet Wohlstand an.
- vom Hahn bestiegen sehen: glückliches Familienleben.
- brüten sehen: bedeutet frohe Hoffnung.

Herberge
- finden: bringt Ruhe und Zufriedenheit.
- in einer sein: kündet das Zusammentreffen mit einem treuen Freund an.
- eine verlassene sehen: man wird von Freunden verlassen werden und einsam bleiben.
- Herbergsmutter oder -vater sein: man steht in gutem Ruf.

Herbst
- reiner, meist negativer Potenztraum des Mannes.
- sehen oder empfinden: Nachlassen der Liebe.

Herd
- mit Feuer: bedeutet große Wohlfahrt.
- ohne Feuer: man wird verlassen werden.

Herde
- von Tieren: bedeutet Vermehrung des Vermögens.

Herr
- ein vornehmer sein: man wird Beleidigungen ertragen müssen.
- als Arbeitgeber: deutet auf gutes Einkommen hin.

Herz
- sein Zustand zeigt das Befinden und den Zustand im Innersten.
- sehen: man wird herzlich geliebt.
- zerschneiden: Trennung von einem nahestehenden Menschen.
- bluten sehen: bedeutet eine Beleidigung.
- essen: man kann der gegenseitigen Liebe versichert sein.
- ein krankes oder verwundetes haben: bringt Sorgen in der Verwandtschaft.
- keines haben oder es verlieren: Vorteil für die Feinde.
- Herzklopfen haben: man empfindet Zuneigung.
- Herzleiden: bedeutet innere Qualen und Unruhen.
- Herzlos sein: Kummer und Not.

Herzog
- sehen oder sein: man wird ein Ehrenamt erhalten.

Heu
- animalisches Prinzip, das anzeigt, daß alle Arbeit auf diese Art nur wenig Verdienst bringt.
- sehen: kündet einen ernsten Vorfall an.
- auf einen Wagen laden: bringt viel Arbeit bei schlechtem Verdienst.
- im frischen liegen: man wird bei bescheidenen Ansprüchen zufrieden sein.
- verfaultes sehen: schlechter Fortgang aller Unternehmen.
- abmähen: Vermehrung des Wohlstandes.

Heu (Fortsetzung)
- schönes haben: warnt vor Dieben.
- riechen: bedeutet Gesundheit.
- Heuschober oder -wagen: bringt Nutzen.

Heugabel
- bedeutet Vermehrung der Güter.

Heuschrecke
- sehen: kündet ein glückliches Ereignis von kurzer Dauer an.
- lebendig fangen: Rache an einem machtlosen und wehrlosen Menschen.
- töten: man wird einem anderen Nachteile bringen.

Hexe
- weibliches Ursymbol der Liebe zum anderen Geschlecht.
- sehen: glückliche Zukunft.
- mit einer reden: baldige Verlobung oder Heirat.

Himbeeren
- bringen Freude und Genuß.

Himmel
- Trostausgleich für Unsicherheit im Leben.
- einen blauen sehen: kündet Freude an.
- roten sehen: bringt allerlei Zwistigkeiten.
- bewölkten sehen: bringt Unbeständigkeit.
- trüben sehen: bedeutet Verdrießlichkeiten.
- mit Sternen: bringt die Erfüllung eines Wunsches.

Hinken
- sehen oder selbst hinken: Rückgang der Geschäfte.

Hinrichtung
- Revision der bisherigen Lebenseinstellung zu bestimmten Vorgängen.
- sehen: Überwindung eines Feindes oder Schaffung eines neuen Feindes.
- eines Freundes oder einer nahestehenden Person: bringt Trennung von einem lieben Menschen.
- selbst durchführen: wenn Blut dabei ist, wird man einen Prozeß oder eine Auseinandersetzung gewinnen; wenn ohne Blut oder wenn der Hingerichtete wieder lebendig wird, kann man einen Feind trotz aller Bemühungen nicht außer Gefecht setzen.
- selbst erleiden: wenn Schmerzen dabei sind, kündet dies eine Erkrankung an; anderenfalls wird man unter Schande und Erniedrigung leiden.

Hintern
- Analerotik mit rein sexuell-erotischen Ausschlägen und infantilen Rückerinnerungen.
- den eigenen sehen: bedeutet Schmach.
- eines Mannes sehen: bringt Ungemach.
- einer Frau sehen: man wird Neuigkeiten erfahren.
- eines Kindes sehen: man wird von Übeln aller Art befreit werden.

Hirn
- vom Kalb: bedeutet Zufriedenheit.
- vom Schwein: bringt Glück.

Hirsch
- mit Geweih ein etwas zweifelhaftes Sexualsymbol für den Mann; bei Frauen oft Wunschtraum, vor allem bei Geweih mit vielen Sprossen.
- einen sehen: man hat einen hochmütigen Feind.
- Hirsche in Rudeln sehen: bringt viele neue Freunde.
- einen schreien hören: man wird gute Nachrichten erhalten.
- einem nachlaufen, ohne ihn zu fangen: bedeutet einen unerfüllbaren Wunsch.
- einen jagen: man wird sich an einem vorteilhaften Geschäft beteiligen.
- töten: bringt eine Erbschaft.
- laufen sehen: Pläne werden gelingen.
- kämpfen sehen: man wird zu Macht kommen.
- Hirschkuh sehen: Ehren werden einem zukommen.

Hirse
- anbauen oder essen: bedeutet Friede.

Hirte
- bei der Sorge um die Familie bürdet man sich zuviel· auf.
- mit einer Herde sehen: kündet Vermögenszuwachs an.
- ohne Herde: Vermögensverlust.
- selbst einer von einer großen Herde schöner kräftiger Tiere sein: deutet auf gute Geschäfte hin.
- von einer kleinen Herde mit mageren Tieren: bringt materielle Sorgen.
- mit Herde von Rindern: bringt Glück.
- mit Schweinen: bedeutet Gewinn.
- mit Lämmern: verheißt unschuldige Vergnügungen.
- mit Pferden: man wird eine wilde Freude erleben.
- mit Gänsen und Enten: man wird viel unter Geklatsch leiden.

Hobel/Hobeln
- sehen: man wird eine Angelegenheit in Ordnung bringen.
- selbst hobeln: ein Trauerfall wird eintreten.
- andere hobeln sehen: jemand strebt danach, Herr über einen zu werden.
- Hobelspäne sehen oder machen: man wird seine Arbeiten mit Genauigkeit ausführen.

Hochamt
- einem beiwohnen: verheißt baldige große Freude.

Hochschule
- sehen: bedeutet geistige Fortschritte.
- besuchen: Glück für die Zukunft.
- in eine gewählt werden: große Ehre, aber zugleich auch eintöniges, abgeschlossenes Leben.

Hochstapler
- mit einem verkehren: man wird viel Geld verschleudern.
- selbst sein: man wird Gut und Geld vermehren.

Hochzeit
- Wunschtraum bei sexuellen Komplexen (bei Frauen und besonders bei jungen Menschen).
- sehen: bringt Eifersucht.

Hochzeit (Fortsetzung)
- haben: man ist zu Lustbarkeiten geneigt.
- Hochzeitskleider anziehen: Mißverständnisse in der Ehe.
- Hochzeitsreise machen: bringt eine große Überraschung.
- Hochzeitsgäste haben: man wird viel Geld verlieren.

Hof
- eines Fürsten sehen: man wird betrogen.
- eines Gutsherrn: bedeutet schnelles Emporkommen.
- Hofdame: man erleidet Verfolgungen aller Art.
- Hofdiener: verheißt Sorgen.
- Hofmeister: bedeutet Kummer.
- Hofnarr: läßt Vergnügen erwarten.
- Hofstaat: man wird eine glänzende Existenz bekommen.

Hoffnung
- haben: man wird Geld einbüßen.

Höhensonne
- sich davon bescheinen lassen: man möchte anders scheinen, als man ist.

Höhle
- eine graben: Todesfall im Familien- oder Freundeskreis.
- sich in einer aufhalten: kündet eine große Veränderung an.
- in einer wohnen: bringt Reisenden einen Glückswechsel.
- in einer umkommen: bringt Niedergeschlagenheit.
- aus einer dunklen ins Licht kommen: man wird nach langer Armut wieder in bessere Verhältnisse kommen.
- eine sehen oder in sie hineingehen: von falschen Freunden werden einem Fallen gestellt.

Hölle
- sehen: bringt eine Veränderung der Verhältnisse.
- in ihr sein: man wird von Feinden gequält werden.
- daraus erlöst werden: bedeutet Rettung aus einer Gefahr.

Holunderstrauch
- sehen: der Kranke wird gesund werden.
- blühen sehen: verspricht ein schönes Liebesleben.

Holz
- feilen: bedeutet ein ungewisses Unternehmen.
- faules leuchten sehen: man läßt sich von einem Bekannten durch den Schein blenden.
- hacken: bringt einen Vermögensverlust.
- andere hacken sehen: bedeutet einen Sterbefall.
- zimmern: man wird zu Ehren kommen.
- tragen: bringt Armut.
- sägen: man wird die Bekanntschaft eines elenden Wichtes machen.
- schnitzen: man wird auf künstlerischem Gebiet Erfolge haben.
- auf dem Wasser schwimmen sehen: ein erhofftes Glück wird zerrinnen.
- ins Feuer werfen: bedeutet Verschwendung.
- aufgeschichtetes sehen: man wird durch schwere Arbeit zu einer ruhigen Zukunft gelangen.

Holz (Fortsetzung)
- kaufen: hat Geldausgaben zur Folge.
- handeln: bringt Zufluß von Geld.
- verarbeiten: man wird erfolgreich sein.
- Holzschuhe tragen: man wird zu Wohlstand kommen.
- Holzschuhe sehen: bedeutet häusliches Glück.

Honig
- mit Waben sehen: Glück in geschäftlichen Angelegenheiten.
- essen: kündet ein Unwohlsein an.

Hopfen
- zeigt Verluste an.

Horchen
- Bekannte werden sich über die eigenen Fehler unterhalten.

Hörner
- Angst des sich selbst unterbewertenden Ehemannes oder Liebhabers.
- sehen: unglückliche Ehe oder Liebe.

Hornist
- sehen oder blasen hören: es stellen sich Feinde ein.

Hosen
- man findet darin den Schutz, den man nackt entbehren muß; man hängt sehr an Äußerlichkeiten.
- sehen oder anziehen: bedeutet Ruhe und Sicherheit.
- verlieren: man wird verspottet werden.
- ausziehen: Mahnung zur Vorsicht.
- zerrissene: deutet Schande an.

Hostie
- bedeutet Seelenfrieden.

Hotel
- man ist mit sich selbst irgendwie nicht einig und läuft vor sich selbst fort.
- sehen: man ist gezwungen, seine Liebe vor anderen zu verbergen.
- Hotelhalle, in der man sich sitzen sieht: man sucht eine reiche Bekanntschaft.

Hufeisen
- sehen: man wird unerwartet eine Reise machen müssen.
- finden: man wird Widerwärtigkeiten entgehen.
- einem Pferd solche anschlagen: man wird ein gesichertes Alter haben.
- einem Pferd welche abnehmen: das Glück kann man nicht erzwingen.

Hüfte
- vorwiegend Frauentraum, womit der Wunsch nach Kindersegen verbunden wird.
- stärker werdende: zeigt Gesundheit an.
- gebrochene: Betrübnis und Verlust von Kindern.
- sehen: man wird schöne Kinder bekommen.

Huhn
- Angelegenheiten des Alltags werden zu wichtig genommen und im Traum auf richtige Ausmaße zurückgeführt. Siehe auch Henne.

Hühnerauge
- haben: man wird von einem Geheimnis gequält.
- jemandem darauf treten: man wird unschuldigerweise beschimpft werden.

Hund
- Instinktmahnung, normale Wunsch- oder Triebreaktion, die sich über den Hund auslebt.
- einen schwarzen sehen: man wird von einem Freund verraten werden.
- einen weißen sehen: man wird eine angenehme Bekanntschaft machen.
- einen tollen sehen: bedeutet unbegründete Furcht vor etwas.
- bissiger: bedeutet eine Verleumdung.
- einen zutraulichen und schmeichelnden sehen: man soll in eine Falle gelockt werden.
- einen toten sehen: man befindet sich unter feindlich gesinnten Menschen.
- mit einem spielen: bringt Verdruß und Nachteil.
- einen jagen sehen: deutet auf Liederlichkeit hin.
- von einem angefallen werden: Mahnung zur Vorsicht.
- einen auf jemanden hetzen: bringt Feindschaft.
- bellen hören: mahnt, wachsam zu sein.
- mehrere miteinander raufen sehen: bringt Familienstreit wegen einer Erbschaft.
- von einem gebissen werden: bedeutet Krankheit.
- heulender: bedeutet Gefahr.
- Hundehütte: man wird selbst auf den Hund kommen.

Hunger
- man lebt in Fülle und hat Angst vor Entbehrungen.
- haben: man wird seinen Besitz vergrößern.

Hure
- Traumüberwindung der Monogamie, mitunter auch sexueller Wunschtraum.

Husar
- man wird viel Glück in der Liebe haben.

Husten
- zeigt eigene Unsicherheit und Sorge vor dem Ungewissen an.
- haben: man wird eine ablehnende Antwort erhalten.

Hut
- meist Tarnung dessen, was man wirklich im Kopf hat, vor allem, wenn man meint, die Einzelheiten gingen die Welt nichts an.
- anfertigen: es wird etwas Außergewöhnliches von einem verlangt werden.
- einen neuen besitzen: bringt Glück und Vorteile.
- einen aufsetzen: man wird gereizt werden.
- einen neuen tragen: man will jemandem gefallen.
- einen auf dem Kopf eines anderen sehen: man wird anmaßend werden.
- einen vom Wind fortgerissen bekommen: ein Gewinn wird einem entgehen.
- sehen, wie eine Frau ihren verliert: man wird seine Freiheit verlieren.
- einen aufheben: bringt Freude und Vergnügen.
- einen schlechten haben: man wird in unangenehme Verhältnisse geraten.
- einen auf dem Wasser schwimmen sehen: man wird von dem Selbstmord eines Bekannten hören.
- einen Strohhut tragen: man wird in der Liebe betrogen.
- einen schönen tragen: man wird gute Entschlüsse fassen.

Hut (Fortsetzung)
- einen mit Federn tragen: bedeutet Ehre.
- einen in der Hand halten: man kommt gut durchs Dasein.

Hütte
- Ausdruck dafür, sich mit dem zu bescheiden, was das Schicksal gab; Mahnung zur Zufriedenheit.
- sehen: bedeutet Geduld im Leid.
- in eine einkehren: man wird Schutz suchen.
- sich in einer aufhalten: bedeutet schwere Arbeit.
- in einer elenden wohnen: man wird in eine schöne neue Wohnung einziehen.

Hyäne
- eine sehen: Warnung vor einem Raubüberfall.
- viele Hyänen sehen: bedeutet eine Katastrophe im Lande.
- von einer bedroht werden: man wird in eine verzweifelte Lage geraten.
- eine töten: man wird sich aus einer Gefahr retten.

Hyazinthe
- Ausdruck des fortzeugenden Lebens; Erwartung eines reichen Liebes- und Ehelebens.
- sehen: läßt Geschenke erwarten.
- geschenkt erhalten: zeigt innige Liebe an.
- welke sehen: von einem Menschen erwartete gute Dinge bleiben aus und führen zu Enttäuschungen.

Hypnose
- man weiß nicht recht, was man tut oder tun will — oder man will es nicht wissen und flüchtet sich in die entlastende Hypnose.
- jemanden hypnotisieren: man wird einen großen Einfluß auf einen Menschen ausüben.
- selbst hypnotisiert werden: man wird durch einen fremden Menschen einen großen geschäftlichen Verlust erleiden.
- sich in Hypnose befinden: man weiß nicht, was man tut.

Hypothek
- aufnehmen: bedeutet unsicheren Verdienst.
- Geld auf eine geben: ein Mißverständnis wird sich aufklären.

Igel
- man ist so einfältig, daß man die Stacheln nicht sieht und zu Schaden kommen kann, wenn man nicht vorsichtig ist.
- sehen: man hat einen bösen Neider.
- töten: Erlösung von einem Feind.
- sich an einem stechen: man wird verleumdet werden.
- einen eine Maus fangen sehen: man wird von habsüchtigen Menschen mißbraucht werden.

Illumination
- sehen: man wird Freude erhalten.

Iltis
- sehen: bedeutet Betrug und Raub.

Immergrün
- pflücken und zum Kranz winden: verkündet treue Freundschaft.

Impfung
- bei kleinen Kindern sehen: man wird einen schwachen oder machtlosen Menschen gegen Übergriffe beschützen.

Indianer
- sehen: man wird von hinterlistigen Menschen verfolgt.

Indien
- nach dort reisen: man wird eine unverhoffte Erbschaft machen.
- indische Figuren sehen: man wird sich mit Okkultismus beschäftigen.

Inflation
- erleben: völliger Verlust des Vermögens und Bankrott.
- davon während eines Prozesses geträumt: man wird diesen Prozeß verlieren.

Ingenieur
- sein: man wird sich seine Zukunft selbst aufbauen.
- mit einem sprechen: Aussicht auf Vergrößerung des Geschäftes.

Insekten
- absichtlich zurückgedrängte Kleinigkeiten haben ihre Bedeutung; sie machen sich bemerkbar, indem man von Gewissensbissen gestochen wird.
- sehen: man bekommt es mit einem lästigen Schwätzer zu tun.
- kleine unschädliche sehen: Erfolg und Gewinn.
- von großen gestochen werden: kündet einen Verlust oder Krankheit an.
- töten: man wird seine Schwierigkeit überwinden.

Insel
- Angst vor der Umwelt; seelische Fluchtideen.
- sehen: deutet auf Einsamkeit und Trauer hin.
- auf einer sein: man wird eine Anstellung erhalten.
- auf einer unbewohnten allein sein: man sucht Ruhe und Einsamkeit.
- eine verlassen: man wird einen unsicheren Weg gehen.

Inserat
- in der Zeitung lesen: man ist unentschlossen.

Insolvenz
- man wird sich emporraffen.

Instrumente
– Familienglück.

Invalide
– sehen: Warnung vor einem Überfall.
– sein: man wird seine Selbständigkeit verlieren.

Irre
– sehen oder mit ihnen verkehren: man ist wahrheitsliebend und wird Freude erleben.

Irrlicht
– sehen: man lasse sich nicht verleiten.

Irrtum
– man hat Angst vor der Lüge und täuscht sich dabei selbst.

Irrweg
– einen sehen oder auf einem sein: man lasse sich nicht verleiten.

Italien
– dorthin reisen: man hat Sehnsucht nach dem Süden.
– italienisch sprechen: man hat Sehnsucht nach einem schwarzhaarigen Menschen.
– eine Italienerin sehen: man wird eine leidenschaftliche Liebelei erleben.
– mit einem Italiener sprechen: man soll sich vor Dieben hüten.

Jacht
- wie Schiff, aber viel leichter und unabhängiger; maßgebend ist der Zustand des befahrenen Wassers.
- sehen oder damit fahren: kündet eine vorteilhafte Verbindung an.
- eine besitzen: eine als vorteilhaft angesehene Verbindung wird sich als wertlos erweisen.

Jäger
- sehen und sprechen: man wird leichtsinnig sein.

Jagd
- man glaubt zu jagen und wird selbst gejagt; Vorsicht vor Menschen, die sich einem nähern wollen!
- sehen: Gegner machen einem das Leben schwer.
- auf eine gehen: man bekommt Lust zum Heiraten.
- auf einer vorbeischießen: man wird mit seinen Absichten durchfallen.
- von einer ohne Beute zurückkehren: man wird eine Enttäuschung erleben.
- mit einer Beute nach Hause kommen: man wird eine Schadenfreude haben.
- zu einer eingeladen werden: Glück in der Lotterie.
- Jagdhunde sehen: man läßt sich von schlauen Leuten hintergehen.
- Jagdmesser haben: bedeutet viel Aufschneiderei.
- Jagdhorn blasen hören: bedeutet Vergnügen.
- Jagdtasche: man soll sein Vermögen beisammenhalten.

Jagdflugzeug
- sehen: man wird einen unerwarteten Schicksalsschlag bekommen.
- eine Jagdstaffel sehen: allgemeine Unruhe im Lande.

Jahrmarkt
- man faßt das Leben falsch auf und sollte sich ändern.
- auf einem sein: bringt seelisches Leid und Sorgen.
- auf einem einkaufen: man wird Geld ausgeben.

Japan
- nach dort reisen: Zeichen von Tapferkeit.
- einen Japaner sehen: man ist von schlauen Menschen umgeben, die einem nicht wohlgesinnt sind.

Jauche
- sehen oder hineinfallen: verschiedene Unannehmlichkeiten sind zu erwarten.

Jazz
- innere Unruhe, nervöses Nachschwingen; Zeichen seelischer Unbeständigkeit.
- sehen oder hören: man wird einen treuen Freund vernachlässigen und leichtsinnige Gesellschaft suchen.
- in einer Jazzband spielen: man macht sich lächerlich.

Jesus
- bei ihm sein: bedeutet Hilfe und Ende aller Not.
- am Kreuz sehen: man wird von einem Leiden erlöst werden.

Jodeln
- bringt Fröhlichkeit.

Joghurt
– wenn nicht erotisch, dann wie Wasser zu bewerten.

Johannisbeeren
– am Busch sehen: man wird mit offenherzigen Menschen zu tun haben.
– Zweige davon abbrechen: man wird sich eine treue Freundschaft erwerben.
– in der Erntezeit haben: bedeutet Beständigkeit und Zufriedenheit.
– außerhalb der Jahreszeit haben: bedeutet Untreue.
– Saft davon trinken: man sucht Abwechslung.

Johannisbrot
– sehen oder essen: glückliche Liebeswerbung.

Johanniskäfer
– sehen: Ängstlichkeit in der Liebe.
– im Dunkeln sehen: ein sorgfältig gehütetes Geheimnis wird verraten werden.

Johannistrieb
– man spürt sein Alter fortschreiten.

Journalist
– einen sehen oder mit einem sprechen: man wird einen einflußreichen und wohlwollenden Protektor finden.

Jungfrau
– Anzeichen einer inneren Wandlung; die erste Stufe ist erreicht.
– bleiben: bringt Entsagung.
– eine durch zügellose Bemerkungen beleidigen: man wird bestraft werden.
– eine zur Frau begehren: man wird willkommen sein.
– eine heiraten: kündet ein gutes Hauswesen an.

Junggeselle
– einen sehen: bedeutet Fröhlichkeit.

Jüngling
– sehen: deutet auf Arbeit und Mühe hin.
– Zutraulichkeit eines solchen: man wird von einem Unbekannten geliebt.
– von einem gefreit werden: man wird eine angenehme Zeit verleben.

Jurist
– mit einem verkehren: bedeutet Zwietracht.

Juwelen
– man hofft, innere wie äußere Armut durch glänzenden Tand überbrücken zu können.
– sehen: bedeutet Armut.
– kaufen: man wird zur Sparsamkeit gezwungen werden.
– verlieren: kündet ein unverhofftes Glück an.
– Juwelier sein: Verluste in Geschäften.

Kabarett
– sehen: man wird einen langweiligen Abend verleben, obwohl man sich amüsieren wollte.
– selbst in einem auftreten: bringt Hohn und Spott.
– Kabarettkünstlerin sehen: man wird Geld verlieren.

Kabbala
– die Zukunft ist bestimmt.

Kabel
– sehen: kündet gute Nachrichten von fernwohnenden Verwandten an.

Kabinett
– für die Liebe ist gesorgt.

Kachelofen
– an einem warmen sitzen: man hat wenig Lust zur Arbeit.

Käfer
– finden: Gewinn und Erfolg.
– töten: bringt Mißerfolg.

Kaffee
– die Kaffeebohnen sind ein gleiches Symbol wie Früchte; als Getränk ist Kaffee Symbol der Anregung, des Heißen.
– mahlen: verheißt ein ruhiges Familienleben.
– einen schwarzen trinken: bedeutet eine Aufregung.
– mit Milch: man wird eine Einladung erhalten.
– brennen: man wird ein Vergnügen haben.
– zubereiten: bringt angenehme Gäste.
– einen kalten mit Milch trinken: bringt einen Mißerfolg.
– Kaffeekanne waschen: bringt Zufriedenheit nach einer schweren Arbeit.
– Kaffeemühle sehen: häusliche Zufriedenheit.
– Kaffeesatz sehen: kündet Krankheit und materielle Sorgen an.

Kaffeehaus
– sehen oder darin sein: bedeutet Unangenehmes für die eigenen Freunde.
– Wirt eines solchen sein: man wird ohne große Mühen viel Geld verdienen.
– in einem servieren: man ist auf schlechte Menschen angewiesen.

Käfig
– man will aus den gesellschaftlichen Banden ausbrechen.
– sehen: man wird seiner Freiheit beraubt werden.
– einen leeren sehen: zeigt eine Heirat an und daß man sein Leben unabhängig gestalten wird.

Kahlköpfigkeit
– man befürchtet die Bloßstellung des eigenen Inneren.

Kahn
– man ist bereit, ein Risiko einzugehen, um vorwärtszukommen.
– in einem fahren: Veränderung zum Guten ist zu erwarten.

Kai
– im Hafen sehen: ein Wunsch, dessen Erfüllung man noch in weiter Ferne glaubt, nähert sich seiner baldigen Verwirklichung.

Kaiser
- sehen: bedeutet Glück und Ehre.
- mit einem reden: man wird sehr geachtet.
- selbst einer sein: man soll sich keine zu großen Hoffnungen machen, denn man könnte enttäuscht werden.
- am Hofe eines Kaisers Bedienter sein: man wird von einer hochstehenden Person unterstützt werden.

Kakao
- trinken: kündet ein bitteres Erlebnis an.
- Kakaobaum sehen: bringt Bekanntschaft mit Ausländern.

Kaktus
- begießen: bedeutet Liebenswürdigkeit gegenüber falschen Freunden.
- einen kleinen am Fenster haben: man ist kleinlich.
- einen großen im Garten haben: es wird viel Schlechtes über einen geredet.

Kalb
- man hat Angst vor einem selbständigen Leben und läßt sich lieber am Gängelband führen.
- mit einem spielen: man vertreibt sich mit törichten Dingen die Zeit.
- einem solchen Gras geben: man erweist undankbaren Leuten eine Gefälligkeit.
- eines neben der Kuh sehen: man hat Angst vor selbständigem Handeln.
- viele Kälber sehen: man macht einen unklugen Streich.
- sehen, wie eines geschlachtet wird: man wird von einer Krankheit genesen.

Kalender
- sehen: man wird eine unangenehme Überraschung erleben.
- einen neuen kaufen: verspricht viel Freude für die Zukunft.
- einen alten wegwerfen: Verbesserung der Situation nach vielen Sorgen.
- in einem Hauskalender lesen: man wird Dinge erfahren, die man schon lange wissen wollte.

Kalesche
- siehe Wagen.

Kalk
- brennen: man soll sich eines besseren Lebenswandels befleißigen.
- Kalkofen: man wird ein hohes Alter erreichen.

Kälte
- in allen Dingen sollte man vorsichtig sein.

Kalvarienberg
- Verzeihung wird erbeten.

Kamel
- Symbol der Geduld und Ruhe, durch die man mehr erreicht als durch Wut und unüberlegtes Handeln.
- sehen: man wird viele Schwierigkeiten zu überwinden haben.
- auf einem sitzen: man bürdet seine eigenen Pflichten einem anderen auf.
- mit Lasten beladene Kamele sehen: nach einer großen Anstrengung wird man belohnt werden.
- kaufen: man wird durch Zufall Geld verdienen.
- Kamelhaare: die Geschäfte geraten ins Stocken.

Kamerad

- man ist einsam und unglücklich in der Ehe und sehnt sich nach einer guten Freundschaft.
- haben: bedeutet in guter Eintracht leben.
- mit einem einen Ausflug machen: bringt eine angenehme Überraschung.
- sich von einem verabschieden: man wird seinen Wohnsitz ändern.

Kamille

- sehen oder kaufen: bedeutet Krankheit.
- pflücken oder davon Tee trinken: deutet auf gute Gesundheit oder auf Genesung hin.
- davon einen Umschlag machen: bringt Linderung eines Schmerzes.

Kamin

- es fehlt noch viel vom Glück im Haus; Vorsicht vor Feuer.
- mit Feuer sehen: deutet auf Sorglosigkeit hin.
- ohne Feuer sehen: bringt Sorgen.
- einen rauchen sehen: deutet auf Sorgen im Haushalt hin.
- an einem sitzen und ein Buch lesen: man hat Sehnsucht nach einem in der Ferne weilenden Menschen.

Kaminfeger

- Symbol für Glück.
- einem begegnen: Glück, besonders in der Liebe.
- mit einem zusammenstoßen und sich mit Ruß beschmutzen: ein heimliches Liebesabenteuer wird herauskommen.

Kamm

- einen unsauberen sehen: deutet auf nutzlose Bemühungen hin.
- kaufen: man wird seine Angelegenheiten in Ordnung bringen.
- verlieren: bedeutet Streit im Freundeskreis.
- benutzen: kündet einen Lebenskampf an.

Kämmen

- einem Kind die Haare kämmen: man erfreut sich eines guten Urteils bei anderen Menschen.
- lange Haare kämmen: kündet eine neue Freundschaft an.

Kammer

- sehen: bedeutet Freude und Vergnügen.
- Kammerdiener sehen: man wird einen Freund wiedersehen.
- Kammerjungfer sehen: kündet ein Hindernis an.
- selbst eine Kammerjungfer sein: ein anderer Mensch wird für die Zukunft sorgen.

Kampf

- man wehrt sich zu wenig gegen Anfeindungen.
- sehen oder erleben: kündet Feindseligkeiten, Haß und Neid an.
- auf einem Schlachtfeld kämpfen: man wird sich aus einer allgemeinen Katastrophe retten.
- einen Kampfplatz sehen: deutet auf Vorbereitungen für eine anstrengende Arbeit hin.
- einem Kampfspiel zuschauen: deutet auf Schadenfreude hin.

Kämpfen
– Warntraum, der eine beginnende Erkrankung anzeigt; man sollte seine Widerstandskraft stärken.
– auf einem Schlachtfeld: man wird sich aus einer allgemeinen Katastrophe retten.
– mit einem Neger: bringt unnötigen Ärger.
– mit wilden Tieren: man wird aus einer großen Gefahr befreit werden.

Kanal
– ein Hindernis wartet darauf, überwunden zu werden.
– sehen: deutet auf nicht ganz einwandfreie Geschäfte.
– am Bau eines solchen teilnehmen: man wird sich an einem Unternehmen beteiligen, das eine große Zukunft hat.
– Schiffe auf einem sehen: man wird eine Auslandsverbindung anknüpfen.

Kanarienvogel
– sehen: man wird eine Freundin finden.
– singen hören: bedeutet für Ledige Verlobung, für ältere Menschen ruhiges Alter.
– aus dem Käfig lassen: kündet einen Landausflug an.

Kaninchen
– fangen: bringt eine Bekanntschaft mit einer viel jüngeren Person.
– züchten: man wird ein hohes Alter erreichen.
– weiße sehen: bedeutet Freude.
– schwarze sehen: Trauer.

Kanne
– sehen: bedeutet gute Freundschaft.
– aus einer Milch trinken: verheißt gute Gesundheit.

Kanone
– sehen: bringt Angst und Unglück.
– mit einer schießen: zeigt Ehre und die Geburt eines hervorragenden Menschen an.
– Kanonendonner hören: man wird eine frohe Nachricht erhalten.
– Kanonenkugel sehen: man wird von allen Gefahren befreit werden.

Kanzel
– sehen: man wird andere beeinflussen.
– von einer eine Rede halten: man will immer recht haben.

Kanzler
– Macht und Ehre erwarten einen.

Kapaun
– bedeutet Verdruß und Langeweile.

Kapelle
– Zufriedenheit.

Kapitän
– sehen oder sein: bedeutet Ehre.

Kaplan
– hat eine gute Vorbedeutung.

Kappe
– sehen oder aufhaben: man wird guten Schutz finden.

Kapuze
- tragen: eine Liebeswerbung steht bevor.

Kardinal
- bedeutet im allgemeinen Glück, vielleicht auch baldige Heirat.

Karneval
- sehen: bringt neue Bekanntschaften.
- daran in Verkleidung teilnehmen: kündet ein Abenteuer an.
- andere verkleidet sehen: man wird einen lustigen Abend verbringen.

Karren
- die Sorge um den Beruf, den Lebensweg, wird als Bürde wie ein Karren voller Steine empfunden.
- sehen oder ziehen: kündet eine Erkrankung an.
- schieben: man bürdet sich eine große Last auf, die man auf die Dauer nicht tragen können wird.
- einen mit Steinen beladenen ziehen: bedeutet eine nutzlose Bemühung.

Karte
- lösen: man wird sich in Geduld fassen müssen.
- erhalten: man wird eine interessante Bekanntschaft machen.
- für Theater, Kino usw.: man sucht ein Erlebnis oder hat nach jemandem Sehnsucht.
- mit einer Karte eine Einladung erhalten: eine neue Bekanntschaft steht bevor.

Kartoffeln
- männliches sexuelles Zeichen; Ausdruck des Reifens, des Sterbens, der Vergänglichkeit.
- auf einem Feld sehen an einem sonnigen Tag: harmonisches Eheleben; an einem Regentag kündet dies Ärgernisse im Hause an.
- ernten: man wird sehr für seine Familie sorgen.
- schälen: man wird einen bescheidenen Haushalt führen.

Karussell

Reiztraum durch äußere Erschütterung des Schlaflagers; oft Anzeichen für Ohrenstörungen.
- sehen oder fahren: man wird einen dummen Streich machen.

Käse
- wenn nicht erotisch, dann wie Wasser bewerten.
- schneiden sehen: man wird operiert werden.
- essen: bedeutet Gesundheit und Gewinn.
- weichen essen: bringt Unruhe.
- in einer Alphütte herstellen: gesicherte Zukunft und hohes Alter.
- in einer Käserei arbeiten: bringt eine Verbesserung der Lage.
- verdorbenen, alten essen: bedeutet Krankheit.

Kaserne
- sehen: für eine Frau bedeutet das Kummer um den Geliebten, für einen Mann Differenzen mit Vorgesetzten.
- in einer wohnen: man wird seine Freiheit verlieren.
- verlassen: eine neue und bessere Zeit wird beginnen.
- eine leere oder zerstörte sehen: unruhige Zeiten im Lande können zu einer Katastrophe führen.
- Kasernenhof: Zweifel tauchen in der Liebe auf.

Kasse
- sehen: man wird in Schulden geraten.
- zählen: man wird seine Ausgaben beschränken müssen.
- eine leere haben: eine Schuld, von der man nichts mehr erwartet hatte, wird bezahlt.
- in der Zeitung von einem Kassendiebstahl lesen: mahnt zur Vorsicht.
- in ein unterirdisches Kassengewölbe eintreten: man wird ein wichtiges Geheimnis erfahren.

Kassierer
- man ist von keiner guten Meinung umgeben.

Kastanien
- Symbol dafür, sich dem Geliebten unentbehrlich zu machen; reiner Sexual-Sehnsuchtstraum.
- sehen: bedeutet einen größeren Gewinn.
- wilde sehen: man setzt sich für eine nutzlose Sache ein.
- geröstete kaufen oder verkaufen: bringt Glück.
- essen: man wird Gelegenheit zu einem großen Erfolg haben.
- Kastanienbaum sehen: bedeutet Eile.
- im Schatten eines Kastanienbaumes liegen: bringt Freude und Zufriedenheit nach mancherlei Enttäuschungen.

Kasten
- sehen oder kaufen: man wird ein Geheimnis erfahren.
- einen offenen sehen: warnt vor Dieben.
- einen kleinen von jemandem geschenkt erhalten: bringt eine angenehme Überraschung.

Katze
- altes weibliches Ersatzsymbol in Männerträumen.
- sehen: in jedem Zusammenhang ein schlechtes Zeichen; in erster Linie Falschheit von Freunden und Bekannten oder Enttäuschungen in der Liebe.
- von einer gekratzt oder gebissen werden: man hat gefährliche Feinde.
- streicheln: man ist gut zu einem Menschen, der es nicht verdient.
- wenn eine sich an einen schmiegt: man wird durch Schmeicheleien betört, um ausgenutzt zu werden.
- mit Jungen sehen: man wird viel Ärger durch schlecht erzogene Kinder haben.
- schwarze sehen: bedeutet Ungemach.
- miauen oder schreien hören: man wird in Klatschereien hineingezogen.

Kauf
- machen: man neigt zur Verschwendung.
- im eigenen Geschäft stellen sich Leute zum Kauf ein: bedeutet Vermehrung des Besitzes.

Kaufmann
- sehen: bringt Gewinn beim Handel.
- sein: man wird sich selbständig machen.
- von einem einen Brief bekommen: man wird gezwungen werden, seine Schulden zu bezahlen.
- mit vielen Kaufleuten zusammenkommen: kündigt eine wichtige Konferenz an.

Kauz
- sehen oder schreien hören: bedeutet Krankheit oder Todesfall.

Kavallerist
- sehen: bedeutet eine Verführung, Lärm und Unruhe; bei Frauen ein Abenteuer.
- sein (in Männerträumen): man fühlt sich sicher.

Kegel
- schieben: keine großen Wagnisse unternehmen, da sie nicht gut auslaufen.
- alle neun fallen sehen: gewagtes Unternehmen, das aber gelingen wird.
- dem Spiel anderer zusehen: man wird ein Ärgernis vermeiden.

Kehren
- den Keller: Unglück im Geschäft.
- das Zimmer oder die Wohnung: eine Hoffnung.
- den Kamin: glücklicher Erfolg.

Kehricht
- im Leben ist noch vieles zu säubern, wenn alles glatt gehen soll.
- sehen: bedeutet einen Gewinn.
- etwas darin suchen, ohne es zu finden: man wird seine Situation durch ein unvorsichtiges Unternehmen gefährden.
- Geld darin finden: mahnt zur guten Verwahrung der Brieftasche vor Dieben.
- in solchen hineintreten: kündet Widerwärtigkeiten an.
- einen anderen hineintreten sehen: man wird ungewollt einem anderen Ärger bereiten.

Kelch
- sehen: man wird bitteres Leid erfahren.
- aus einem trinken: bedeutet Frieden und Freude.
- fallen lassen und zerbrechen: man wird eine schlechte Nachricht erhalten.

Kellergewölbe
- Fundament des Hauses; Symbol für Beine und untere Körperregionen.
- sehen: man wird Ersparnisse machen.
- in einem dunklen sitzen: bedeutet Trauer, große Unannehmlichkeiten und Mißerfolge.
- Kohlen aus einem holen: Friede im Haus.

Kellermeister
- Vermehrung des Besitzes.

Kellner/Kellnerin
- sehen: man macht in einem Restaurant eine neue Bekanntschaft.
- sein: jemand beeinflußt einen so stark, daß man seine Selbständigkeit zu verlieren droht.

Kerkermeister
- man hat einen guten Freund oder wird einen bekommen.

Kerze
- männliches Sexualsymbol.
- kaufen: bedeutet ein glückliches Ereignis.
- anzünden: verheißt ein langes Leben.
- heruntergebrannte oder verlöschende sehen: Todesfall in der Familie.

Kerze (Fortsetzung)
- brennende in einer Kirche sehen: man bereut eine Tat, die einem anderen Schaden gebracht hat.
- ziehen, gießen oder brennen sehen: man wird einer Festlichkeit beiwohnen.

Kessel
- einen überkochenden auf dem Ofen sehen: bringt eine große Aufregung.
- flicken: man wird bei anderen gut aufgenommen werden.
- Kochkessel sehen: man wird Gäste bekommen.
- Waschkessel sehen: Reinlichkeit tut not.
- Kesselflicker: bedeutet Streit.
- Kesselschmied: man wird Braut bzw. Bräutigam werden.

Kette
- man wird von einer Last bedrückt, die man nicht mitteilen will.
- von Eisen sehen: bedeutet langes Leben.
- mit einer gefesselt sein: deutet auf eine trübe Zukunft hin.
- klirren hören: schlechte Nachricht, die sich für die Zukunft ungünstig auswirken wird, ist zu erwarten.
- eine goldene sehen: verheißt Wohlstand.
- eine goldene zum Geschenk erhalten: man erfährt von einem Menschen treue Zuneigung; für junge Menschen bedeutet das Verlobung.

Keule
- in der Hand halten: man wird zu einem festen Entschluß kommen.
- jemanden damit schlagen: Feinde wird man zu bekämpfen versuchen.
- mit einer geschlagen werden: ein Feind sinnt nichts Gutes.

Kies
- damit einen Weg bestreuen: durch Vorsicht wird man einen Unfall vermeiden.

Kilometerstein
- sehen: man wird eine Einladung zu einem Autoausflug erhalten.

Kind
- in einer Konfliktsituation sucht man irgendwie einen Ausweg zu finden; man will auf einem neuen Weg mit neuen Gedanken von vorne anfangen.
- sehen: im allgemeinen ein gutes Zeichen.
- gebären: neue Existenzmöglichkeiten ergeben sich.
- in der Geburt sehen: bringt dem Mann Trennung von seiner Frau; ist für Arme ein gutes, für Geschäftsleute und Reiche ein böses Zeichen; bringt Reisenden Rückkehr in die Heimat.
- als Säugling sehen: bedeutet Glück für die Mutter.
- zur Taufe tragen: deutet auf einen christlichen Lebenswandel hin.
- schlafen sehen: verheißt eine gute Zukunft.
- spielen sehen: bringt Freude.
- ein krankes oder fallendes sehen oder eines zanken oder schreien hören: Rückgang der Geschäfte.
- ein mageres sehen: deutet auf eine schlechte Zeit hin.
- ein dickes sehen: läßt eine gute Zeit erwarten.
- ein sterbendes sehen: weist auf einen unverhofften Erfolg hin.
- ermorden: man wird sich selbst einen großen Schaden zufügen.

Kind (Fortsetzung)
- mit vielen Kindern spielen: Glück in der Liebe und Erfolg in allen Unternehmungen.
- von solchen beschimpft werden: es wird gut über einen gesprochen.

Kino
- vor einem stehen: ein Geheimnis läßt einem keine Ruhe.
- in einem sitzen: man ist in einer sehr wichtigen Sache unentschlossen, weil man im dunkeln tappt.
- vor Beendigung der Vorstellung verlassen: man wird irregeführt werden.
- sehen: man wird eine Erfindung machen.

Kirche
- Symbol des Opfers, wobei eine Erfüllung oder auch die Opferung des eigenen Glücks bevorstehen kann.
- sehen: man wird von einem ungerechten Vorhaben abgehalten.
- in eine hineingehen: man hat Gottesfurcht.
- in einer beten: man wird das Gewünschte erreichen.
- brennen sehen: man hat schlechte Grundsätze.
- einstürzen sehen: ein Unglück steht bevor.

Kirchhof
- sehen: kündet Glück an.
- Blumen auf einen bringen: ein Freund wird zurückkehren.
- auf einem verweilen: bedeutet baldigen Tod eines Familienmitgliedes oder Freundes.
- in einem eingeschlossen sein: Genesung eines kranken Freundes.

Kirchweih
- besuchen: man wird fröhliche Tage verleben.

Kirschbaum
- sehen: kündet schöne Witterung an.
- auf einen klettern: zeigt eine nicht lange dauernde Liebelei an.
- von einem herunterfallen: bringt eine Ernüchterung nach einem fröhlichen Abenteuer.

Kirschen
- die Überwindung einer Schwierigkeit wird auf dem Umweg über eine Auseinandersetzung versucht; Kirschen sind außerdem ein erotisches Symbol.
- vom Baum pflücken: man wird sich gute Freunde erwerben.
- essen: bringt Freude und Gewinn.
- saure essen: bringt eine Liebesenttäuschung.
- faule: bedeuten eine Verleumdung.

Kissen
- kaufen: man fühlt sich ermüdet und möchte faulenzen.
- auf solchen liegen: verheißt Hilfe in einer schwierigen Lage.

Kiste
- eine gefüllte sehen oder haben: verheißt Reichtum.
- leere sehen oder haben: kündet Armut und Sorgen an.
- alte zerbrochene sehen: man wird Schwierigkeiten in allen Angelegenheiten haben.

Klavier
- kaufen: man wird mehr Geld ausgeben, als man dürfte.
- spielen: man wird mit unnützen Sachen seine Zeit verlieren.

Klecks
- machen: man wird einen Fehltritt tun.

Klee
- anbauen oder ein Kleefeld sehen: bringt Glück im Haushalt.
- sich in einem abgeblühten Kleefeld befinden: deutet auf eine ungünstige Zukunft hin.
- ein dunkles Kleeblatt sehen: bedeutet spätes Glück.
- ein helles Kleeblatt sehen: baldiges Glück.
- vierblättriges Kleeblatt: Glück in der Liebe.

Kleid
- je nach der Güte des Kleides ist die Sehnsucht nach besseren Verhältnissen zu erkennen; man versteckt auch manches.
- ein goldenes tragen: man wird ein schönes, aber nicht ernst gemeintes Versprechen erhalten.
- ein mit Gold besticktes sehen: verheißt Glück und Ehre.
- ein solches besitzen: bringt Gewinn und gute Geschäfte.
- ein solches tragen: deutet auf trübe Tage und schwere Arbeit hin.
- ein schönes haben: man wird in gute Verhältnisse kommen.
- ein kostbares anziehen: man wird Glück haben.
- ein weißes anziehen: man wird angenehm empfangen werden.
- ein blaues: bringt Freude.
- ein rotes: man wird hochmütig werden.
- ein gelbes: deutet auf Falschheit hin.
- ein grünes: es wird sich eine Hoffnung erfüllen.
- ein schwarzes: man wird in Trauer versetzt werden.
- eines waschen: läßt Sparsamkeit erwarten.
- zerreißen: man neigt zum Jähzorn.
- ein unsauberes tragen: bedeutet schlechten Fortgang der Geschäfte.
- verbrennen: man wird beleidigt oder verleumdet werden.

Kleiderschrank
- sehen oder kaufen: man wird ein Geheimnis erfahren.
- einen offenen sehen: warnt vor Dieben.

Kleinodien
- besitzen: man wird Glück haben.

Kleister
- sehen: man wird sich selbst sein Glück schmieden.
- an den Händen haben: man wird etwas Verbotenes unternehmen.

Klempner
- sein: man wird sich selbst aus einer schwierigen Lage befreien müssen.

Klette
- sehen: man wird von zudringlichen Leuten überlaufen werden.
- auf jemanden werfen: man möchte etwas Ungewöhnliches erleben.

Klingel
- läuten hören: kündet Gutes an.
- sehen, ohne sie läuten zu hören: man wird etwas wagen, das nicht gelingt.
- selbst eine läuten: man wird jemandem unbewußt eine Freude machen.

Klinik
- Trostreaktion vom Niederen zum Höchsten.
- sehen: man wird einen Krankenbesuch machen.
- als Kranker in einer liegen: es wird sich jemand um einen kümmern.
- in einer als Krankenschwester arbeiten: man wird ein seelisches Leiden geduldig ertragen.
- verlassen: man wird sich selbständig machen.

Klinke
- sehen: man wird eine Bekanntschaft machen.

Klippe
- sehen: man wird erst nach vieler Arbeit zu Erfolg kommen.

Klistier
- sehen: bedeutet Befreiung von allen Leiden.

Klopfen
- hören: man wird Neuheiten erfahren.

Klosett
- sehen: man wird mit Unannehmlichkeiten zu rechnen haben.
- mit menschlichen Exkrementen sehen: hat eine gute Bedeutung.
- als einfache Latrine: man muß sich vor bösen Freunden hüten.

Kloster
- sehen: bedeutet Ruhe.
- in eins eintreten: bringt Segen.

Klosterfrau
- sehen: Warnung vor Scheinheiligkeit anderer.
- selbst eine sein oder werden: verspricht glückliche Ehe oder Häuslichkeit.
- mit einer verkehren: bedeutet eine Veränderung der derzeitigen Verhältnisse oder einen Berufswechsel.

Klotz
- einen schweren auf dem Rücken tragen: man wird sich eine Last aufladen, die keinen Gewinn bringt.
- auf einem Holz spalten: man wird einen Grobian zur Vernunft bringen.
- sich an einem stoßen: man wird von einem Flegel beleidigt werden.

Knall
- hören: bedeutet ein unangenehmes Ereignis.

Knecht
- sehen: deutet auf Betrug hin.
- sein: man wird von herzlosen Menschen abhängig werden.
- mit einem streiten: man soll durch eine Hinterlist zu Schaden kommen.
- viele Knechte haben: man hat untreue Personen in seiner Umgebung.

Knie
- Symbolverkleidung für einfache Leidenschaften in Spiel oder Liebe.
- ein gesundes haben: bedeutet Glück in allen Geschäften.
- Müdigkeit oder Schwäche darin fühlen: bedeutet Krankheit.
- ein geschwollenes haben: man wird einem Ereignis ratlos gegenüberstehen.
- ein krankes haben: kündet Krankheit oder schlechte Geschäfte an.
- blutende Wunde daran haben: Verschlechterung der materiellen Lage.

Knien
- vor jemandem: bedeutet eine Ehrenbezeugung.
- vor einer Frau: man wird sich lächerlich machen.
- sehen: man fühlt sich einem Menschen gegenüber, dem man unrecht getan hat, schuldig.

Knoblauch
- sehen oder riechen: man wird von Krankheit befreit werden.

Knochen
- sehen: bringt viel Arbeit.
- daran nagen: deutet auf Nahrungssorgen hin.
- den Hunden vorwerfen: man wird einem Menschen Gutes tun, aber Undank ernten.
- von Leichen sehen: kündet große Not an.

Knödel
- machen: bedeutet Klatsch und Tratsch um einen herum.
- essen: weist auf Behaglichkeit hin.

Knopf
- sehen: bringt Geld.
- verlieren: bedeutet Untreue in der Liebe.
- annähen: man wird seine Position festigen.

Knospe
- sehen: man wird Freude und Glück in der Liebe erleben.

Knoten
- machen: man wird jemanden in Verlegenheit bringen.
- lösen: bringt die Erfüllung eines Wunsches.

Koch/Köchin
- sehen: bringt Freude.
- entlassen: man wird seine Ausgaben beschränken müssen.
- selbst sein: bringt eine angenehme Überraschung.

Koffer
- sehen oder kaufen: man wird ein Geheimnis erfahren.
- offenen sehen: warnt vor Dieben.
- einen kleinen geschenkt erhalten: bringt eine angenehme Überraschung.

Kohl
- pflanzen: verspricht ein gutes Leben.
- essen: man wird Beschwerden bekommen.

Kohle
- sehen: bringt Glück.

Kohle (Fortsetzung)
- damit heizen: kündet ein Unglück an.
- glühende sehen: bedeutet ein unerwartetes glückliches Ereignis.

Kokain
- schnupfen: bedeutet Verderben.
- damit handeln: man wird ein Verbrechen begehen.

Komet
- von der Entdeckung eines solchen in der Zeitung lesen: bringt eine Umwälzung im Lande.
- sehen: kündet große unangenehme Ereignisse, auch Krieg an.

Komödiant/Komödie
- man wird lächerlich gemacht.

Kommunion
- ihr beiwohnen: bringt die Erfüllung von Wünschen.

Kommunist
- sehen oder sein: weist auf einen Raubzug hin.

Kompaß
- sehen: man sucht den richtigen Weg in einer Angelegenheit von besonderer Bedeutung und wird ihn finden.
- verlieren: man wird in Verlegenheit geraten.
- lesen: eine Reise steht bevor.

Komponieren
- deutet auf falsche Freunde hin.

Komponist
- einen kennenlernen: deutet auf treue und dauerhafte Liebe hin.

Konditorei
- sehen: man wird Langeweile haben.
- in einer sein: bringt eine Magenerkrankung.
- in einer servieren: man wird seine Selbständigkeit verlieren.

König/Königin
- Ausrichtung der eigenen Person auf eine Führungsrolle, oder auch Korrektur eines Minderwertigkeitsgefühls.
- sehen: man wird gute Geschäfte machen und reich werden.
- selbst sein: man hält zuviel von seinen Fähigkeiten.
- in seinem Schloß wohnen: bringt eine allgemeine Verbesserung der Lage.
- Könige miteinander streiten sehen: es werden große politische Veränderungen kommen.
- Ermordung eines solchen sehen: läßt plötzliche ungünstige Veränderung der materiellen Verhältnisse erwarten.
- dem Begräbnis eines solchen beiwohnen: deutet auf eine Erbschaft hin.
- Krönung sehen: bringt Glück.
- selbst gekrönt werden: man wird ein großes Ziel in kurzer Zeit erreichen.

Konserve
- essen: man begnügt sich mit einer langweiligen Gesellschaft oder einem alten Liebesverhältnis, weil man nichts Besseres findet.

Kontrakt
- machen: man läßt sich in ein gewagtes Unternehmen ein.

Konzert
- eine Einladung dazu erhalten: man wird in einer Gesellschaft mit besonderer Ehre empfangen werden.
- im Konzertsaal hören: man wird die Bekanntschaft eines berühmten Künstlers machen.

Kopf
- meist mit Kopfschmerzen oder Fieber verbunden; Vorsicht vor weiteren Krankheiten.
- ohne Rumpf sehen: bringt Glück und Befreiung von aller Not.
- verkehrt sitzen haben: kündet eine Unbesonnenheit an.
- einen unnatürlich großen haben: bedeutet Glück.
- eines Hundes oder Esels haben: bedeutet Dienstbarkeit.
- eines Vogels haben: bringt Sehnsucht, in die weite Welt hinauszuwandern.
- eines wilden Tieres haben: man wird seine Feinde überwinden.
- einen sich aufsetzen: man ist von einer Einbildung beschwert.
- einen verwunden, einschlagen, abschlagen oder selbst geköpft werden: bringt Unglück.

Korallen
- bedeuten Leid.

Korb
- Gefahr oder Befürchtung, eine «Abfuhr» zu erleben.
- einen leeren sehen: bringt Mühe und Plage.
- mit Blumen sehen: bedeutet Glück.
- Wäschekorb sehen: man wird von hinterhältigen Menschen ausgenutzt werden.

Korn
- sehen: bedeutet Überfluß, wenn man es in großer Menge sieht, Armut und Mangel bei kleinen Mengen.
- mähen oder einbringen: die Sorgen nehmen ein Ende.
- mit einem Kornhändler zu tun haben: bedeutet günstige Erledigung von geschäftlichen Angelegenheiten.
- Kornfeld sehen: bedeutet Nutzen und Erfolg.

Korsett
- tragen: deutet auf eine vergebliche Anstrengung hin.
- ablegen: bedeutet Befreiung von einem Leiden.

Korridor
- einen solchen entlang gehen: man wird Streit bekommen.
- sich in einem langen und dunklen befinden: man hat unangenehme Überraschungen zu gewärtigen.

Kot
- sehen: bedeutet Glück.
- in solchen hineintreten: kündet Reichtum oder überwundenes Elend an.

Kraftwagen
- lenken: bedeutet Erfolg.
- in einem sitzen: man wird seinem Glück entgegeneilen.

Kragen
- eines Mannes sehen: man wird eine Herrenbekanntschaft machen.
- bügeln: deutet auf Ärger und Verdruß mit einer männlichen Person.
- umbinden: man wird an einer offiziellen Feier oder Zusammenkunft teilnehmen oder zu einer solchen eingeladen werden.
- umbinden wollen und nicht damit zurechtkommen: eine dringende Angelegenheit sollte schnellstens erledigt werden.

Krähe
- sehen: kündet einen Todesfall an.
- mehrere Krähen sehen: bedeutet Gewinn.
- auf Bäumen mehrere sehen: kündet eine familiäre Zusammenkunft an.
- eine fangen: bedeutet Trauer und Unfrieden.
- schreien hören: man wird schlechte Nachrichten erhalten.
- eine tote sehen: man wird einer Verleumdung auf die Spur kommen.

Kralle
- sehen: man wird in einem Unternehmen sehr gehemmt werden.

Kran
- sehen: man wird bei einer schweren Arbeit eine tatkräftige Hilfe finden.

Krank
- sein: guter Trost wird einem zuteil werden.
- Kranke besuchen: bedeutet Freude und Glück.

Krankenhaus
- Trostreaktion vom Niederen zum Höchsten.
- sehen: man wird einen Krankenbesuch machen.
- als Kranker in einem liegen: es wird sich jemand um einen kümmern.
- in einem als Krankenschwester arbeiten: man wird ein seelisches Leiden geduldig ertragen.
- verlassen: man wird sich selbständig machen.

Kranz
- Sehnsucht der Frau nach der Ehe; sexuelles Zweitsymbol.
- einen goldenen sehen: bedeutet Kranken den Tod, Reichen Erfolg, Armen Mißgeschick.
- einen winden: verheißt eine schöne Zukunft.
- tragen: man wird zu Ehren kommen.
- einen verwelkten auf dem Kopf tragen: man wird eine Enttäuschung erleben.
- Myrtenkranz sehen: kündet eine Hochzeit an.
- auf ein Grab legen: bedeutet eine Versöhnung.

Krapfen
- sehen oder essen: man wird sich gut unterhalten.

Krätze
- selbst haben: man kann Geschäfte machen, die reichen Gewinn bringen.
- bei anderen sehen: die allgemeinen Verhältnisse bessern sich.

Kraut
- saures essen: man kann Gutes hoffen.
- süßes essen: die Liebe zum Beruf ist ausgeprägt.

Kräuter
- suchen: man wird seine oder anderer Menschen Gesundheit pflegen.
- verschiedene sortieren: man wird etwas entdecken, was für die Allgemeinheit nützlich ist.
- pressen: man wird Arzneien benötigen.
- essen: bringt Vorteil und Gewinn.
- in einer Drogerie kaufen: man wird zu einem Kranken gerufen werden, um ihn zu pflegen.

Krawatte
- geschenkt bekommen: man wird einen treuen Freund finden.
- eine neue tragen: man möchte durch sein Äußeres Eindruck auf jemanden machen, der aber nur Interesse für das Innere hat.
- eine alte zerrissene tragen: man wird sich mit höheren Problemen befassen, die das äußere Leben vergessen lassen.

Krebs
- sehen: Rückgang der Geschäfte.
- fangen: eine anstrengende Arbeit wird guten Lohn finden.
- essen: man wird in gute Vermögensverhältnisse kommen.
- Krebskrank sein: ein gefährlicher Feind sucht einem die Existenz zu vernichten.

Kreide
- sehen: man wird unnötige Schulden machen.

Kreis
- Symbol für das Leben, dessen Ablauf eine Geschlossenheit vorweist; man irrt herum und findet keinen Ausweg.
- sehen: bedeutet eine Verleumdung.
- zeichnen: man wird eine Sache so verwickeln, daß man keinen Ausweg mehr findet.
- sich in einem befinden: man soll irregeführt werden.

Kreuz
- am Wege sehen: bringt eine gute Botschaft.
- auf einem Turm sehen: man wird erhabene Gedanken haben.
- tragen sehen: bringt Trauer und Ungemach.
- mit Blumen geschmückt sehen: verheißt häusliches Glück.
- aus Gold oder Metall: bedeutet einen frommen Wunsch.
- tragen: bringt Kummer.
- auf seinem Kopf haben: kündet üble Nachrede an.
- sich selbst daran sehen: man wird ein schweres Leid mit viel Geduld ertragen.
- ein umgestürztes sehen: bedeutet die Vereitelung hochfahrender Pläne.
- zerstören: man hat schlechte Gedanken einem Freund gegenüber.
- mit dem Heiland sehen: bedeutet Glück.

Kreuzspinne
- bedeutet Glück.

Kreuzworträtsel
- dabei raten: deutet auf ein billiges Vergnügen hin.
- lösen: man wird sich aus einer schwierigen Situation selbst befreien.
- dabei keine Lösung finden: bedeutet ein Geheimnis, welches das Gewissen belastet.

Krieg
- sehen: man wird eine große Aufregung erleben.
- darin in Gefangenschaft geraten: man wird einem starken Gegner begegnen, der einem schaden wird.
- Kriegsrüstungen sehen: hat Unheil im Gefolge.
- über solche Rüstungen in der Zeitung lesen: man wird schlechte Nachrichten bekommen.
- zerstörte Rüstungen sehen: bringt eine Beruhigung nach einer Katastrophe.

Krippe
- eine volle sehen: bedeutet Gewinn.
- mit Jesuskind: reiches Glück ist zu erwarten.

Kristall
- sehen: man wird einen ehrlichen, charaktervollen Menschen kennenlernen.
- zerschlagen: eine gute Freundschaft wird durch Leichtsinn zerstört.

Krokodil
- sehen: ein anderer hat das dringende Bedürfnis, einen kennenzulernen.
- viele Krokodile sehen: es wird eine Überraschung geben.
- von einem gebissen werden: man wird von einer Gefahr bedroht.
- töten: man wird einen starken Feind bekämpfen.

Krone
- goldene: bedeutet Eitelkeit.
- silberne oder solche von minderwertigem Metall: man wird ein Geschenk erhalten.
- von Myrten: man wird an einer Hochzeit teilnehmen oder selbst Hochzeit machen.
- von Blumen haben: bringt ungetrübte Freude.
- von Totengebein: bedeutet eine tödliche Krankheit.

Krönung
- sehen: bringt Glück.
- selbst gekrönt werden: man wird ein großes Ziel in kurzer Zeit erreichen.

Kropf
- sehen oder haben: man wird einen guten Griff machen.

Kröte
- sehr viele neue Möglichkeiten, Verbesserung der eigenen Stellung durch Zufall oder Zähigkeit.
- sehen: verheißt viel Geld.
- quaken hören: man wird gelobt werden.
- in der Hand halten: bedeutet Gewinn.
- töten: man wird sich selbst einen Schaden zufügen.
- essen: kündet Krankheit an.

Krücke
- fast immer symbolisch für innere Unsicherheit oder die Annahme einer Hilfsbedürftigkeit bei anderen; bei älteren Frauen oft spät-sexuelle Reaktion.
- sehen: bedeutet Krankheit.
- damit gehen: kündet schlechte Geschäfte oder Verlust der oder des Geliebten an.
- zerschlagen: bringt Gesundheit.

Krug
- sehen: bringt Tränen.
- einen leeren tragen: man wird von einem Freund verlassen werden.
- vollen tragen: man wird viel Freude erleben.
- zerbrechen: bedeutet Streit in der Ehe.

Krüppel
- sehen: es wird einem geholfen werden.
- sein: man wird abhängig von anderen werden.
- pflegen: man wird mit einem unglücklichen Menschen Mitleid haben.

Kübel
- sehen: man wird etwas Neues erfahren.

Küche
- sehen: ein lieb und wert gehaltener Gegenstand wird von einem anderen zerbrochen werden.

Kuchen
- backen: deutet auf Verschwendung hin.
- sehen oder essen: bedeutet für Männer einen Damenbesuch, für Frauen einen Herrenbesuch.

Kuckuck
- sehen: man wird es mit egoistischen Menschen zu tun bekommen.
- rufen hören: bringt Geld.
- fangen: man wird einem törichten Gerede ein Ende machen.
- töten: man wird durch Einmischung in fremde Angelegenheiten Unannehmlichkeiten haben.

Kugel
- Symbol des wandelbaren Glücks.
- sehen: bedeutet wandelbares Glück.
- eine eiserne sehen: man wird allen Gefahren mit Tapferkeit begegnen.
- gläserne sehen: bedeutet Unentschlossenheit.

Kuh
- Suche nach ruhiger, beständiger Geborgenheit.
- sehen: bringt viel Glück.
- melken: man wird ohne große Mühe viel Geld verdienen.
- von einer verfolgt werden: warnt vor einem Feind, der einem in seiner Dummheit gefährlich werden könnte.
- eine tote sehen: man wird großen Schaden im Geschäft haben.
- Kuhstall sehen: verheißt Heilung von einem Leiden.

Kühlschrank
- sehen: man wird ein Geheimnis erfahren.

Küken
- sehen: bedeutet Freude.
- in einem geöffneten Ei eines finden: man wird eine gute Nachricht erhalten; für junge Leute steht Heirat in Aussicht.
- füttern: verheißt ein glückliches Familienleben.
- töten: man wird einem unschuldigen Menschen eine Schuld zuschieben.
- essen: bringt melancholische Gedanken.

Kummer
- haben: man wird sehr bald zu finden sein.

Kündigung
- erhalten: bedeutet eine gesicherte Zukunft.
- erteilen: man hat kein Vertrauen zu seinem Lebenskameraden.

Kunst
- man sehnt sich nach einer größeren Erfüllung seines Lebens.

Kunstseide
- sehen: bedeutet ein Scheinglück.

Kupfer
- unverarbeitet sehen: bringt Erfüllung von Wünschen.
- Kupfergegenstände sehen: verheißt ein schnelles Emporkommen.
- Kupfergeld sehen: bedeutet plötzliche Ausgaben.
- verlieren: kündet Mißgeschick an.
- finden: man wird vor einem empfindlichen Schaden bewahrt werden.
- besitzen: läßt auf Hochmut schließen.
- einem Bettler geben: verspricht großen Gewinn.

Kuppler/Kupplerin
- man wird nicht ehrlich behandelt.

Kürbis
- sehen: man hat viele Gönner.
- essen: bedeutet Krankheit.

Kürschner
- eine arbeitsreiche Zeit kommt auf einen zu.

Kuß
- geben: eine Bitte wird einem abgeschlagen werden.
- einen einer Frau geben: man ist beim anderen Geschlecht sehr beliebt.
- einem Mann geben: man wird einen Abschied erhalten.
- der Mutter geben: deutet auf Sehnsucht nach Zärtlichkeit hin.
- einer alten Person geben: kündet eine Liebesenttäuschung an.
- auf die Hände geben: kündet Glück in der Liebe und Freundschaft an.
- andere sich küssen sehen: bringt Traurigkeit.
- die Erde küssen: bedeutet Kummer und Demütigung.
- ins Gesicht: bringt Erfolg.
- küssen wollen und nicht dürfen: bringt Schwermut.
- erhalten: man wird geachtet.
- viele Küsse austauschen: man wird gute Aussichten haben.

Kutsche
- eine sehen oder darin fahren: verheißt Ehre und Reichtum.
- aus einer steigen: bedeutet einen Vermögensverlust.

Kutscher
- sein: man führt jemanden an der Nase herum.
- mit einem streiten: man wird es mit Menschen geringer Einsicht zu tun bekommen.

Kutte
- bedeutet baldige Hochzeit.

Laborant
- ein guter Fortgang der Geschäfte ist zu erwarten.

Laboratorium
- sehen: man wird vor eine komplizierte Angelegenheit oder Aufgabe gestellt, deren Ausgang ungewiß ist.
- in einem arbeiten: man manövriert sich selbst in eine komplizierte Angelegenheit hinein.

Labung
- Kranken und Verwundeten geben: man wird gute Herzen finden.

Labyrinth
- sehen: kündet die Aufdeckung eines Geheimnisses an.
- sich in einem verirren: eigene Geheimnisse oder Verirrungen werden zu bedenklichen Situationen führen.

Lachen
- die Sorgen sind größer, als es scheint.
- selbst: man hat drückende Sorgen.
- andere hören: man wird den Spott oder die Schadenfreude anderer zu spüren bekommen.

Lack
- sehen: man will etwas beschönigen.
- etwas glänzend lackieren: man wird Undank haben.

Laden
- seelische Exhibition; allzu freiwillige Anbietung.
- an einem mit Ware gefüllten vorbeigehen: man wird eine günstige Gelegenheit verpassen
- in einen mit Ware gefüllten eintreten: Beginn eines erfolgreichen Unternehmens.
- einen mit Ware gefüllten besitzen: bringt materielle Vorteile.
- aus einem mit Ware gefüllten herauskommen: man wird einen materiellen Verlust erleiden.
- einen leeren besitzen: bedeutet Kummer und Sorgen.
- in einen leeren eintreten: bringt eine Enttäuschung.
- aus einem leeren herauskommen: Mahnung oder Hinweis, eine aussichtslose Sache aufzugeben.
- an einem leeren vorbeigehen: man wird an einem Verlust oder einer Unannehmlichkeit glücklich vorbeikommen.

Ladengewölbe
- bedeutet guten Geschäftsgang.

Lähmung
- oft Warntraum; augenblickliche Schwierigkeiten können nicht überwunden werden. Es ist besser, vorsichtig abzuwarten.

Lampe
- innere Unklarheiten quälen und drängen nach Erkenntnis.
- anzünden: man bereitet jemandem bewußt oder unbewußt eine Freude oder hilft ihm.
- sehen, die von anderen angezündet wird: man wird durch andere etwas Gutes erfahren.

Lampe (Fortsetzung)
- eine hell und klar brennende sehen: verheißt ein schönes Erlebnis, Freude und Glück.
- trübe brennende oder flackernde sehen: etwas Schönes kann sich nicht recht entfalten oder wird gestört.
- rußende sehen: ein ernstes Mißgeschick ist zu erwarten.
- selbst eine auslöschen: man wird bewußt oder unbewußt jemandem eine Freude oder ein Glück stören, trüben oder zerstören.
- sehen, die von anderen ausgelöscht wird: man wird einen Verlust erleiden.
- zerbrechen: man wird durch eine Unachtsamkeit schwer zu Schaden kommen oder in Gefahr geraten.
- eine zerbrochene sehen oder zusehen, wie jemand eine zerbricht: Warnung vor einem Unternehmen, das gefahrvoll oder verlustreich sein wird.

Landkarte
- sehen oder studieren: deutet auf eine Reise oder auf außerordentliche Pläne hin.
- mit deutlich erkennbaren Einzelheiten: verheißt die erfolgreiche Durchführung einer Reise oder Pläne.
- mit undeutlichen Einzelheiten: Reise oder Pläne werden auf Hindernisse und Schwierigkeiten stoßen.

Landschaft
- man hat eine Sehnsucht, die nicht befriedigt wird.
- freundliche und sonnige sehen: bedeutet Glück, Freude und Liebe.
- düstere sehen: deutet auf Bedrückung, Kummer und Sorgen hin.

Landwirtschaft
- betreiben: man ist in einer Sache auf dem richtigen Weg.
- andere betreiben sehen: das Schicksal bietet eine Chance, die man nutzen sollte.

Lanze
- fast in allen Fällen als rein erotisches Symbol zu werten.
- sehen: man wird in einen Streit verwickelt werden.
- tragen oder damit hantieren: man ist selbst Ursache eines Streites oder gibt die Veranlassung dazu.

Lärm
- hören: bringt Unruhe ins Haus.

Last
- tragen: erfolgreiche Erledigung einer Angelegenheit.
- andere eine tragen sehen: man wird schwierige Aufgaben oder Arbeiten zu erledigen haben.

Laterne
- man macht sich unnötige Gedanken; im Gegensatz zur Lampe kann die Laterne beruhigen.
- anzünden, auslöschen, zerbrechen sehen: siehe Lampe.
- tragen: wenn das Licht hell und klar ist, wird man einem Geheimnis auf die Spur kommen; wenn trübe oder flackernd, so irrt man sich in einer Sache.

Latte
- sehen: man wird ein Hindernis überwinden.
- abbrechen oder zerbrechen: man wird eine Dummheit machen.

Laub
- Symbol für die natürliche Vergänglichkeit; es erinnert, das Glück zu fassen und zu genießen.
- schönes grünes sehen: bringt die Erfüllung eines Wunsches.
- abfallendes: bedeutet Unheil.
- buntes oder welkes: bringt Enttäuschungen und Sorgen.

Laube
- sehen: verheißt Glück in der Liebe.
- in einer sitzen: man wird Liebesgeheimnisse haben oder bekommen.

Laus
- Symbol für innere Unruhe, sehr oft im Zusammenhang mit Nervenreizungen und geistigen Störungen oder seelischer Ungewißheit.
- sehen: bedeutet Glück im allgemeinen.
- viele Läuse sehen: man wird in der Lotterie gewinnen oder unerwartet oder auf außergewöhnliche Art Geld erhalten.

Läuten
- akustische Störung, die Überreizung des Kopfes oder eine mögliche Krankheit anzeigt.
- selbst eine Glocke läuten: es droht eine ernste Gefahr.
- Festgeläut hören: es ist ein empfindlicher Verlust zu befürchten.
- Trauergeläut hören: gute Neuigkeiten oder eine angenehme Überraschung.

Lautsprecher
- sehen: kündet wichtige Nachrichten an.
- mit Stimme hören: man wird ein Geheimnis erfahren.
- mit schöner und wohlklingender Musik hören: bedeutet Genuß einer heimlichen Freude.
- mit mißtönender Musik hören: man ist von einer heimlichen Gefahr umlauert.

Lavendel
- sehen oder riechen: die Zeit ist günstig, Erfolge zu erringen.

Lawine
- sehen: Warnung, sich rechtzeitig aus einer bedenklichen Situation zu retten.
- von einer verschüttet werden: man wird von einem unglücklichen Ereignis mehr oder weniger betroffen werden.

Lebendig
- werden: bedeutet Güte und Vertrauen.
- begraben werden: man ist von großer Angst befallen.
- verbrennen: Hindernisse müssen beseitigt werden.

Leber
- meist Reiztraum, der bei Wiederholungen zu gesundheitlicher Vorsicht mahnt.
- sehen, kaufen, zubereiten oder essen: sehr gut für die Gesundheit.
- verdorbene Leber essen oder Leber wegwerfen: bedeutet Gesundheitsschwächung, Unpäßlichkeit oder Erkrankung.

Leckereien
- genießen: man wird von Schmeichlern umgarnt.

Leder
- oder Gegenstände daraus sehen: man muß in einer Angelegenheit zäh aushalten, um Erfolg zu haben.
- damit hantieren: verleiht zähe Lebenskraft und befestigt die äußere Position.

Lehm
- man kommt in seinem Bemühen nicht weiter.
- sehen: eine schwere, aber erfolgreiche Aufgabe steht einem bevor.
- darin stecken bleiben: verkündet ein Hindernis, dessen Überwindung dauerhaften Erfolg verspricht.
- damit hantieren: Befestigung der äußeren Position.
- damit ein Haus bauen: Gründung oder Vergrößerung des eigenen Haushalts steht in Aussicht.

Lehnstuhl
- sehen: verheißt Ruhe, Frieden und Erholung.
- in einem sitzen: Ansporn zur Arbeit, um Erfolge zu erringen.

Lehrer
- man geht einer Prüfung entgegen und zweifelt, ob man alles richtig machen wird.
- sehen oder mit ihm verkehren: man wird Freude und Nutzen am Studium eines Problems haben.
- selbst sein: man will alles besser wissen wollen als andere.

Lehrjunge/Lehrmädchen
- sehen oder ihm begegnen: man wird gute geschäftliche Nachrichten erhalten.
- selbst sein: man wird Erfolg haben.

Leib
- rein sexueller Traum; meist Vorspiegelung von Wünschen, die nicht oder noch nicht erfüllt wurden.
- einen großen schönen haben: bedeutet materielles und gesundheitliches Wohlergehen.
- einen wachsenden oder sich ausdehnenden haben: verheißt bei Männern Verbesserung der Lage, bei jungen Mädchen heimliche Liebesgeschichte; bei jungen Frauen Schwangerschaft; bei alten Frauen: man wird materielle Zuwendungen erhalten.
- ein abnehmender oder zusammenschrumpfender: bedeutet sinkenden Wohlstand, Schwächung des Gesundheitszustandes oder Erkrankung.
- sich auflösender: deutet auf einen schweren Verlust oder auf lebensgefährliche Erkrankung hin.
- an ihm Verletzungen haben oder erhalten: man wird etwas entbehren müssen.
- bleischwer und in der Bewegung behindert: es sind große Hindernisse oder ein ernstes Mißgeschick in einer Sache zu erwarten.
- ohne irdische Schwere, schwebend: verkündet widrige Situationen oder Verhältnisse, aus denen man sich nicht befreien kann.
- ihn entblößen: man wird in Schande geraten.
- wenn er von anderen entblößt wird: Warnung, sich nicht umgarnen zu lassen.
- eines anderen entblößt sehen: bei erotischer Tendenz wird eine Liebessehnsucht erfüllt werden; bei fehlender Erotik wird man eine überraschende Entdeckung machen.
- eines anderen entblößen: bei erotischer Tendenz Zeichen für heimliche oder verbotene Liebesgeschichten; mangels solcher Tendenz wird die Schande eines anderen ans Licht kommen oder ein falscher Freund entlarvt werden.

Leiche
- Symbol für erledigte Vorfälle, bei denen persönliche Fragen noch nicht restlos geklärt sind.
- sehen: kündet Hochzeit oder Geburt im Familien- oder Freundeskreis an.
- sich selbst als eine sehen: stellt die Befreiung von einer großen Sorge in Aussicht.

Leichenbegängnis
- Vergrößerung der Familie oder Zunahme der irdischen Güter oder sonstige äußere Vorteile künden sich an.

Leichenhaus/Leichenwagen
- Kündet den Verlust eines nahestehenden Menschen oder einen Vermögensverlust an.

Leihen
- eine durchgemachte Versuchung findet ihren Ausweg.

Leihhaus
- sehen: man wird einer Versuchung ausgesetzt.
- benutzen: man befindet sich auf einem falschen Weg oder sucht nach einem Ausweg aus einer Verlegenheit.
- besitzen oder darin tätig sein: man wird in die Schwierigkeiten anderer hineingezogen.

Leim
- wenn nicht rein erotisch-sexuell zu verstehen, dann als Warnung, daß man von Liebesaffären oder erotischen Bindungen nicht mehr loskommt.
- sehen: man soll an etwas festhalten, das man aufgeben möchte.
- damit hantieren: bringt Lockerung oder Verlust einer Beziehung oder Verbindung.
- daran festkleben: man wird auf jemanden hereinfallen.

Leinöl
- Freunde werden einem den Weg ebnen.

Leintuch
- großes sehen: bedeutet eigene schwere Erkrankung oder die eines nahestehenden Menschen.

Leinwand
- feine: bedeutet Wohlstand.
- grobe: man wird seine Aussteuer erhalten.
- eine saubere weiße sehen: verheißt den Beginn einer günstigen Periode.
- schmutzige oder zerrissene sehen: Mißerfolg bei einer Arbeit oder bei einem Unternehmen.
- herstellen: verspricht Erfolg bei der Arbeit oder bei einem Unternehmen.
- besitzen: verheißt Geld und Gut.

Leiter
- Unsicherheit über Erfolg oder Mißerfolg.
- liegen oder abgestellt sehen: eine sich bietende Chance soll man nicht ungenutzt vorübergehen lassen.
- tragen: man wird sich selbst oder einem anderen aus einer mißlichen Lage heraushelfen oder zu einem Erfolg verhelfen.
- von anderen getragen sehen: es besteht die Gefahr, daß andere einem eine Chance verderben werden.

Leiter (Fortsetzung)
- an ein Fenster lehnen: man hat heimliche Absichten.
- an ein Fenster gelehnt sehen: es droht Diebstahl oder Betrug.
- hinaufsteigen: man wird Erfolg haben.
- herabsteigen: es wird einen Mißerfolg geben.
- von einer herunterstürzen: es droht ein schwerer Zusammenbruch.
- eine an ein Fenster gelehnte umstürzen sehen: man wird vor einem großen Schaden bewahrt bleiben.
- eine zerbrochene oder wackelige sehen: eine vorgesehene Sache sollte man liegenlassen, da man durch Schaden und Nachteile nicht zum Ziel kommen wird.
- eine zerbrochene oder wacklige zu gebrauchen versuchen: deutet auf ein unglückliches Unternehmen oder Beginnen hin.
- Leiterwagen, befrachtet und hochbeladen: bedeutet Wohlstand.

Lerche
- sehen: man wird rasch emporsteigen.
- singen hören: gute Aussichten für die Zukunft.

Lernen
- viele Probleme stehen zur Lösung an, wovon man sich aber nicht verwirren lassen soll.

Letzte Ölung
- empfangen: deutet auf eine schwere Krankheit hin.

Leuchtturm
- sehen: man wird in eine unliebsame Lage kommen.

Leute
- auf sich zukommen sehen: bedeutet üble Nachrede.
- in schwarzer Kleidung sehen: man wird einen Unfall erleben.

Licht
- Ursymbol; zu beachten in Verbindung mit anderen Zeichen; bei Schwerkranken negativ zu bewerten.
- sehen: bedeutet Freude.
- aus weiter Ferne sehen: kommende Freude.
- Lichtspiele: man ist begünstigt.

Liebe
- man ist einsam, und Seele und Körper leiden darunter, keinen Partner zu haben; man sehnt sich nach Liebe.

Liebesbrief
- erhalten: kündet schlechte Nachrichten an.
- schreiben: man ist verliebt.

Liebesgetändel
- beobachten: bedeutet Überwindung einer großen Sorge.
- selbst dabei mitwirken: weist auf Glück hin.

Lied
- alte Geschehnisse werden stimmungsgemäß in Erinnerung gebracht.
- hören: bedeutet, wenn es ein fröhliches ist, Angenehmes; wenn es traurig ist, Ermahnung, nicht übermütig zu werden.
- selbst ein fröhliches singen: man hat ein ruhiges Gewissen.

Lied (Fortsetzung)
- selbst ein trauriges singen: man gibt sich unnötigen Grübeleien hin.
- selbst ein häßliches singen: man hat in einer Angelegenheit ein schlechtes Gewissen.

Liederlich
- sein: man soll Warnungen befolgen.

Liegen
- im Freien: bedeutet Gutes.
- bei der oder dem Liebsten: beständige Freude deutet sich an.

Lift
- heimlich wird eine Vereinfachung des Lebensweges durch fremde Hilfe erhofft.
- sehen: man möchte leicht und schnell emporkommen, was aber nicht gelingen wird.
- in einem fahren: man wird getröstet werden.
- einen führen: man wird armen Menschen Hilfe bringen.

Likör
- sehen: verheißt ein Schäferstündchen.
- servieren oder anbieten: man hat anderen gegenüber geheime Absichten.
- trinken: man wird in eine liebenswürdige oder zärtliche Umgarnung geraten.

Lilie
- Symbol der Innerlichkeit, der Eröffnung innerer Regungen.
- blühen sehen: man soll beherzt auf sein Ziel losgehen, das man erreichen wird.
- selbst pflücken: bei seinem Tun sollte man nicht nur an sich selbst, sondern auch an andere denken.
- sehen, wie Lilien gepflückt werden: Vorsicht, jemand versucht einem gegenüber seine Macht zu mißbrauchen.
- in Händen halten: man wird geliebt und verehrt.
- fortwerfen oder vernichten: bedeutet Mißbrauch der Macht, dem die Strafe auf dem Fuße folgen wird.
- Lilienblätter oder -stengel ohne Blüten: bedeuten eine schädliche Selbsttäuschung.
- viele Lilien sehen: Bescheidenheit in der Liebe.

Limonade
- trinken: deutet auf wenig seriösen Umgang hin; es besteht die Gefahr, durch eigene oder fremde Oberflächlichkeit in seichtes Fahrwasser zu geraten.

Linde
- sehen: Erholung, Freude und Geselligkeit werden bald zu ihrem Recht kommen.
- rauschen hören: kündet wichtige Nachrichten an.

Lindenblüten
- sehen: man ist von einem Geheimnis umgeben.
- den Duft von ihnen riechen: ein Geheimnis wird sich offenbaren.

Links
- im geschlechtlichen Prinzip das Passive, Erhaltende, Weibliche, wobei es gegen Rechts das Schlechtere ist.

Linsen
- sehen: verkündet Verdruß, Ärger, Streit.
- essen: man muß mit einer unangenehmen Sache fertig werden.

Lippen
- wenn nicht als Reiztraum, dann als Symbol für erotische Wünsche zu verstehen. Farbe und Herzform sind ebenfalls als Symbole zu werten.
- blühende, rote oder lachende sehen: bedeutet herzliche Freundschaft oder Liebesglück.
- blasse, welke sehen: eine Freundschaft oder Liebesneigung wird erkalten.
- zusammengekniffene oder verbissene sehen: man wird unter Neid, Feindschaft oder Haß anderer leiden.
- Lippenstift: bedeutet Streit oder Zerwürfnis mit einer Frau.

Livree (Dienerkleidung)
- sehen: bedeutet, wenn man abhängig ist, Erfolg und Vorwärtskommen; wenn man sein eigener Herr ist: ärgerliche oder lästige Angelegenheit oder unnütze Geldausgaben.
- selbst eine tragen: bedeutet, wenn man abhängig ist, besondere Auszeichnung oder Zuwendung seitens des Vorgesetzten; wenn man sein eigener Herr ist: unziemliche Vertraulichkeiten zu Untergebenen oder Dienstpersonal.

Lob
- ernten: bedeutet eine Verleumdung.
- aussprechen: erweist eine gute Freundschaft.

Loch
- reiner Warntraum; Zeichen für eine Falle, die einem bald gestellt werden wird.
- sehen: Warnung vor einer Unachtsamkeit.
- in eines hineinkriechen: man wird in eine Falle oder in schlechte Gesellschaft geraten.
- in eines hineinfallen: bedeutet Beunruhigung oder Störung durch andere Menschen.
- eines im Kleid haben: läßt Lug und Trug erwarten.
- flicken: deutet auf Trübsal hin.

Locke
- eine von sich abschneiden: vergebliche Liebesmühe.
- von einem anderen abschneiden: man wird sich einen Korb holen.
- sehen, wie andere von sich selbst oder von anderen eine abschneiden: die heimliche Liebesgeschichte eines anderen wird einem anvertraut.
- abgeschnitten bekommen: Aufmunterung, in einer Liebesgeschichte nicht so zaghaft zu sein.
- verschenken: eine Liebesneigung wird nicht erwidert.
- verlieren: drohender Verlust einer Freundschaft oder Liebesbeziehung.
- erhalten: man wird geliebt.
- viele Locken auf einem Kopf sehen: deutet auf eine krause und verworrene Liebesaffäre.

Löffel
- sehen: man wird eine Einladung erhalten.
- mit einem essen: man muß eine Suppe auslöffeln, die man sich selbst eingebrockt hat.
- großen (Koch-)Löffel sehen: man hat zu Hause nichts zu sagen.

Loge
- in einer sitzen: man wird den Neid anderer erregen.

Lohn
- erhalten: man wird Undank ernten.
- jemanden belohnen: durch andere wird man Schwierigkeiten bekommen.

Lokomotive
- eine dampfende sehen: man macht zu große Pläne.
- mit weißem Dampf: die vorgesehene Reise bringt Gutes.
- mit schwarzem oder dunklem Dampf: es ist nichts Gutes zu erwarten.
- sehen: man wird eine Reise machen, oder die Reise eines anderen wird von Bedeutung für einen selbst sein.

Lorbeer
- pflücken: man wird sich lächerlich machen.
- Lorbeerzweig oder -kranz vor sich oder bei anderen sehen: verheißt eine Auszeichnung oder eine besondere Ehrung.
- Lorbeerzweig oder -kranz selbst tragen oder damit geschmückt werden: bedeutet eine Blamage oder Verlust an Ansehen.
- Lorbeerbaum sehen: eine hohe Auszeichnung oder Ehrung wird einem zuteil.

Los
- eines sehen: bedeutet ganz allgemein Glück, meist auch Gewinn in der Lotterie oder im Spiel.
- kaufen oder in Besitz haben: die Chancen in der Lotterie oder im Glücksspiel stehen schlecht.
- mit Zahlen sehen: man sollte ein Los kaufen, das die gesehenen Zahlen enthält.

Löschen
- ein Licht oder eine Lampe: siehe unter Licht, Lampe, Laterne.
- einen Brand: man kommt um Haaresbreite an einem Unglück vorbei.

Lot
- sehen: die Geschäfte entwickeln sich rückläufig.

Lotterie
- Einsatz mit der Wahrscheinlichkeit eines Fehlschlages oder Verlustes.
- einer beiwohnen: bedeutet allgemein eine Enttäuschung.
- bestimmte Zahlen dabei sehen: man sollte ein Los kaufen, das die gesehenen Zahlen enthält.

Löwe
- Symbol für große und heiße Kampfkraft; von innen her bricht das Triebleben zu stark durch.
- einen in Freiheit sehen: man wird einen mächtigen Gegner haben.
- auf eine Löwenjagd gehen: man wird sich auf ein gewagtes Unternehmen einlassen.
- von einem angefallen werden: Warnung vor einer drohenden Gefahr.
- einen besiegen: man wird einen Feind unschädlich machen oder überwinden.
- einen gefangenen sehen: man wird Schutz vor einem mächtigen Gegner finden.
- einen toten sehen: die Feindschaft eines Gegners verliert an Einfluß.
- einen jungen zum Begleiter haben: man wird zu großem Einfluß gelangen und von anderen gefürchtet werden.
- Löwin mit Jungen sehen: günstige Zeit, sich mit einem Gegner auszusöhnen.

Luchs
- sehen: man wird überlistet werden.

Luftballon/Luftschiff
- Spekulationswünsche in bezug auf den Lebensweg werden akut.
- fliegen sehen: man gibt sich in einer Sache einer Täuschung hin.
- mit einem fliegen: man wird eine Fehlhandlung begehen.
- abstürzen sehen: man wird das Opfer einer Täuschung.
- mit einem abstürzen: Lebensgefahr! Man wird durch eine Fehlhandlung oder einen Irrtum schwer zu Schaden kommen.

Lüge
- man sagt oder tut etwas, das unangenehme Folgen hat, zu dem man sich aber tapfer bekennen soll.

Lump
- sehen oder mit einem bekannt sein: als Mädchen wird man einen braven Mann bekommen.

Lumpen
- was andere zusammengetragen haben, will man wieder ausgeben; Mahnung zur Besinnung.
- sehen, sammeln oder damit handeln: man wird unerwartet oder auf außergewöhnliche Weise zu Geld kommen.
- selbst in solche gehüllt sein: deutet auf gesellschaftliche Unbeliebtheit oder eine peinliche Affäre im Verkehr mit anderen.
- jemanden in solche gehüllt sehen: ein Erblasser wird bald von sich hören lassen.

Lunge
- eine gesunde kräftige haben: man wird sich in nächster Zeit anstrengen müssen.
- schwache kränkliche haben: einer bevorstehenden Aufgabe oder Anstrengung wird man nicht gewachsen sein.
- essen: bedeutet eine Gesundheitsschädigung.

Lupe
- sehen: eine kleine Ursache wird eine große Wirkung haben.
- durch eine solche etwas vergrößert sehen: man neigt zu unnötiger oder unberechtigter Aufbauschung von Dingen oder dazu, solche zu sehen, obwohl sie gar nicht vorhanden sind.

Lusthaus
- sehen: Warnung vor Fehltritten.

Lustig
- sein oder Lustbarkeiten veranstalten oder dabei sein: man wird bald Leid erfahren.

Luxus
- treiben: mit Verminderung des Erworbenen ist zu rechnen.

Macht

- haben: man muß versuchen, Abstand zu gewinnen und seine Anlagen zu überprüfen, da man seine Fehler sieht.

Mädchen

- wenn nicht um einen einfachen sexuellen Wunschtraum, handelt es sich um Rückerinnerung oder Umstellung im Wunschleben und in der Planung.
- mehrere junge sehen: bringt fröhliche Gesellschaft.
- weißgekleidete sehen: bedeutet eine beglückende Zuneigung.
- von lachenden umringt sein: man ist das Ziel von Neckereien oder Spötteleien.
- junge küssen: man gibt einer Neigung nach, die Lächerlichkeit und Spott einbringt.
- von jungen schönen geküßt werden: Ernüchterung nach vorübergehendem Rausch.
- weinen sehen: man wird ein Kind bekommen.
- häusliche Arbeit verrichten sehen: bedeutet Hochzeit.

Magazin

- in einem lesen: man wird eine nette Bekanntschaft machen.

Magen

- Warntraum, der oft nach reichlichem Essen eintritt; allgemeine Warnung vor Übertreibungen.
- sich den Magen verderben: man sollte in einer bestimmten Angelegenheit den Bogen nicht überspannen.
- Magenkrankheit: bedeutet Schwächung der eigenen Position oder Vermögensverluste.

Mager

- magere Frauen sehen: Glück und Erfolg in der Liebe.
- magere Männer sehen: schlechte Aussichten auf die Erfüllung alter Wünsche.
- sein oder werden: man wird ein gewünschtes Ziel erreichen.
- übermäßig oder unnatürlich mager: man wird über ein Ziel hinausschießen und dadurch Verluste oder Schädigungen haben.

Magnet

- einen sehen: verheißt die Herstellung einer wichtigen Verbindung oder Bekanntschaft.
- sehen, wie Gegenstände davon angezogen werden: man wird etwas verlieren, was einem teuer ist.
- selbst von einem angezogen werden: man wird sein Herz an jemanden verlieren.
- mit einem hantieren und andere Menschen oder Gegenstände damit anziehen: bedeutet Trennung oder Entfernung von einem lieben Menschen oder etwas Teurem.

Mahlen

- von Getreide: bedeutet Vermögenszunahme.

Mahlzeit

- entweder Nottraum oder Ersatz für Abneigung gegen Essen im Wachen.
- eine reichliche alleine einnehmen: man macht sich durch eine Rücksichtslosigkeit oder einen Mangel an Mitgefühl unbeliebt.
- eine reichliche mit anderen zusammen einnehmen oder mit ihnen teilen: man macht sich durch ein Entgegenkommen beliebt.
- eine kärgliche einnehmen: man empfindet über etwas Reue.
- eine einnehmen wollen, aber nichts zu essen finden: bringt eine Veränderung im Leben.

Maiblumen
- sehen: man wird von einem lieben Menschen ein Geschenk erhalten oder einen Wunsch erfüllt bekommen.
- abreißen, fortwerfen oder verwelkte sehen: Trennung von einem geliebten Menschen oder Verlust eines teuren Andenkens.

Maikäfer
- sehen: verkündet Ärger oder Schwierigkeiten.
- fangen: eine verdrießliche oder schwierige Angelegenheit wird glücklich erledigt.

Maimonat
- man sollte den Mut nicht sinken lassen.

Major
- sehen: man wird Streit bekommen.

Makkaroni
- sehen: Mahnung, sich in einer Sache zu beeilen.
- essen: eine Angelegenheit, die man bald beendet sehen möchte, zieht sich in die Länge.

Malen
- es selbst tun: bedeutet Flirt oder Liebelei.
- mit Farbverwendung von Weiß, Grün, Blau und allen zarten Schattierungen: bedeutet ungetrübtes Glück.
- mit Rot: zeitweise Glücksstörungen durch Zank und Streit.
- mit Gelb: zeitweise Glücksstörungen durch Neid.
- mit Grau: zeitweise Glücksstörungen durch melancholische Gedanken.
- mit Schwarz: zeitweise Glücksstörungen durch Kummer und Trauer.
- mit Braun: zeitweise Glücksstörungen durch äußeres Mißgeschick.

Maler
- Symbol für die Sehnsucht oder Hoffnung auf ein neues, anderes Leben, den Wunsch nach Umstellung, die Planung von Veränderungen in erotischer Hinsicht.
- bei der Arbeit sehen: bedeutet im allgemeinen Glück und verheißt ein hohes Alter.

Mandeln
- süße essen: verheißt Anerkennung durch andere oder Gewinn dank seiner Freunde.
- bittere essen: man stößt auf Mißbilligung anderer oder auf eine Enttäuschung im Freundes- oder Bekanntenkreis.

Maniküre
- bei anderen sehen: man soll sich nicht düpieren lassen, denn der Schein trügt.
- bei sich selbst oder bei sich machen lassen: bedeutet im Fall eines Frauentraums Erfolg durch glänzendes Aussehen; im Fall eines Männertraums: man wird einen Scheinerfolg erzielen oder ist geneigt, einen nicht vorhandenen Erfolg vorzuspiegeln.
- selbst bei jemand anderem vornehmen: man legt jemanden hinein oder unternimmt ein Versuch dazu.

Mann
- bei Frauen sexuell-erotisch zu verstehen, bei Männern als Auseinandersetzung mit sich selbst durch innere Beobachtung der eigenen Mängel.

Mann (Fortsetzung)
- sehen oder mit einem verkehren: handelt es sich um einen alten Mann, wird man einen guten Rat erhalten; handelt es sich um einen jungen Mann, kommt es zu Unruhe oder Ruhelosigkeit.
- junges Mädchen hat einen bekommen: es wird noch lange warten müssen, bis es in Wirklichkeit soweit kommt.
- Frau wird von einem geschlagen: sie wird von ihm unaussprechlich geliebt.
- dicker: sieht einer Frau jeden Wunsch von den Augen ab.

Manna
- sehen: bedeutet einen unverhofften Reichtum.

Mannequin
- sehen: als Männertraum — man sucht ein galantes Abenteuer, das aber Vorsicht bedingt, weil es teuer zu stehen kommen kann; als Frauentraum — sie bekommt ein schönes neues Kleid.
- selbst sein: man möchte etwas sein, was man nicht ist, oder etwas haben, was man nicht bekommen kann.

Männerkragen
- sehen: man wird eine Herrenbekanntschaft machen.
- bügeln: deutet auf Ärger und Verdruß mit einer männlichen Person hin.
- umbinden: man wird an einer offiziellen Feier oder Zusammenkunft teilnehmen oder zu einer solchen eingeladen werden.
- umbinden wollen und nicht damit zurechtkommen: eine dringende Angelegenheit sollte schnellstens erledigt werden.

Manschetten
- saubere sehen: berufliche oder wirtschaftliche Vorteile oder ein Ehrenamt.
- schmutzige sehen: berufliche oder wirtschaftliche Schwierigkeiten oder Verlust an Ansehen.
- bügeln: bedeutet Ärger und Verdruß mit einem Mann.

Mantel
- Trieb zur Verhüllung, oft Angst, durchschaut oder entlarvt zu werden.
- einen neuen sehen: man hat Chancen, die man wahrnehmen sollte.
- einen alten sehen: es droht Mißgeschick.
- einen neuen anziehen: die Lage wird sich verbessern.
- einen neuen ausziehen: bedeutet Verschlechterung der Lage.
- zerreißen: eine Verbindung wird getrennt oder aufgelöst werden.
- einen alten anziehen: bringt Not und Sorgen.
- einen alten ausziehen: bringt eine Erleichterung.
- ausbessern: eine verfahrene Sache macht Sorgen.
- jemanden fest darin eingehüllt sehen: es besteht die Gefahr, durch Unaufrichtigkeit hintergangen oder geschädigt zu werden; auch Ankündigung eines Geheimnisses.
- mehrere Mäntel sehen: man wird in eine aussichtslose oder verworrene Lage geraten.

Marder
- Symbol für zu starke sexuelle Triebhaftigkeit; man muß sich mehr zusammennehmen.
- sehen: vor einem Diebstahl oder einer Betrügerei sollte man auf der Hut sein.
- töten: man wird einen drohenden Verlust abwenden oder Widerwärtigkeiten beseitigen können.

Marionettenpuppen
– bedeuten Treue von seiten der Untergebenen.

Markt
– oft gleichbedeutend wie Bordell; Preisgabe aller Werte oder Selbsteinschätzung nur vom Geld her.
– auf einem sein oder darauf einkaufen: man wird in unbeständige oder unsichere Verhältnisse geraten.
– selbst auf einem Waren feilbieten: bedeutet unsichere Geschäfte oder Unternehmungen oder berufliche Veränderung.
– sich in einer Markthalle befinden: man wird vor eine Wahl oder Entscheidung gestellt werden.
– Marktschreier: es stehen einem Schwindeleien bevor.

Marmor
– sehen: kündet die Aussichtslosigkeit von irgendwelchen Bemühungen an.
– daran hantieren oder arbeiten: eine unerfüllbare Aufgabe wird einem zugemutet, oder man wird es mit hartherzigen Menschen zu tun bekommen.
– Marmorsäule sehen: man hat einen schönen, aber unerfüllbaren Wunsch oder ein schönes, aber unerreichbares Ziel.
– Marmortisch sehen oder an einem sitzen: ein Wunsch, auf dessen leichte Erfüllung man hofft, oder ein Ziel, das man leicht zu erreichen gedenkt, wird erst nach großen Anstrengungen erfüllt oder erreicht.
– mit anderen daran sitzen: der Verkehr mit hartherzigen Menschen wird einem sehr hinderlich sein.

Märtyrer
– sehen: Warnung vor unbedachtem Handeln.
– selbst sein: man hat selbstverschuldete Sorgen.

Maschen
– sehen: Warnung vor einer Falle, die einem gestellt wird.
– in solche verstrickt sein: man gerät in eine Falle oder verstrickt sich in dem Netz eigener oder fremder Intrigen.

Maschine
– sehen: man hat geordnete und geregelte Verhältnisse vor sich.
– bedienen: man wird sich mit einer komplizierten Angelegenheit beschäftigen müssen.
– eine kaputte oder nicht funktionierende sehen: Warnung vor einem unregelmäßigen oder ungeregelten Leben; kündet Ereignisse an, die den geregelten Gang des eigenen Lebens stören werden.
– eine beschädigte oder nicht funktionierende in Ordnung bringen: bedeutet die Beseitigung von Hindernissen oder Schwierigkeiten, die den geregelten Gang des Lebens stören.
– eine beschädigte oder nicht funktionierende vergeblich in Ordnung bringen wollen: man wird durch ungeregelte Verhältnisse einen Fehlschlag oder Verlust erleiden.

Maschinengewehr
– sehen oder hören: im Freundes- oder Bekanntenkreis hat jemand einem gegenüber ein schlechtes Gewissen.
– selbst eines bedienen: man will sich von einem inneren Druck oder von Gewissensbissen befreien.

Masken
- Symbol für Angst vor der Wahrheit oder vor Enthüllungen ; oft Unklarheit über die eigene Seele oder über eine andere Person.
- sehen : Warnung vor einem falschen Freund oder einer Intrige oder Mahnung, sein Herz nicht zu sehr auf der Zunge zu tragen.
- selbst eine tragen : man ist ein guter Schauspieler im Leben, im Guten wie im Bösen.
- auf einem Maskenball sein : man spielt mit einem Menschen und dessen Gefühlen, oder man ist selbst Spielball oder Spielzeug eines anderen.

Maß
- sehen, gleichgültig welcher Art und Form : das eigene Verhalten oder Handeln wird von irgendeiner Seite einer genauen Prüfung oder Beurteilung unterzogen.
- mit einem hantieren : eine erreichte Grenze wird man nicht ohne Nachteile überschreiten können.
- siehe auch Messen.

Massage
- man wird krank und muß versuchen, vorbeugende Maßnahmen zu treffen.
- an anderen sehen : Mahnung, wieder auf den Weg zurückzukehren, von dem man abgekommen ist.
- selbst an anderen vornehmen : man wird etwas korrigieren oder richtigstellen.
- an sich selbst vornehmen lassen : deutet auf Störungen durch irgendwelche Unregelmäßigkeiten hin.

Mastbaum
- sehen : man wird stolz und gerade im Leben stehen.

Materialien
- sehen oder damit hantieren : man ist ein Sammlergeist.

Matratzen
- sehen : Mahnung, sich mehr zusammenzunehmen.
- auf einer liegen : man wird durch Unsicherheit, Unentschlossenheit, Übereiltheit oder Mangel an Stetigkeit zu Schaden kommen.

Matrose
- einen sehen oder mit ihm verkehren : deutet auf außergewöhnliche Ereignisse hin.
- mit einem in Streit geraten : kündet außergewöhnlich gefahrvolle Ereignisse an.

Matt
- sein oder große Mattigkeit verspüren : man wird sich in allen Lebenslagen behaupten.

Mauer
- Symbol für Hindernis oder Schutz, je nach Lage des Träumenden.
- eine vor sich sehen : Hindernisse legen sich einem in den Weg.
- eine unübersteigbare vor sich sehen : es besteht wenig Aussicht, ein erstrebtes Ziel zu erreichen.
- eine übersteigen : bedeutet Überwindung von Hindernissen.
- auf einer stehen : man wird sein Ziel erreichen.
- von einer hinunterspringen : bedeutet ein gewagtes Unternehmen.
- von einer stürzen : es wird einem etwas mißlingen.

Maulbeerbaum
- sehen : verheißt Glück, Ansehen und Wohlergehen.

Maulbeeren
– man wird Überfluß und Reichtum besitzen.

Maulesel
– sehen: Warnung vor Halbheiten.
– führen oder darauf reiten: man gibt sich mit Dingen ab, die nichts Halbes und nichts Ganzes sind.

Maultier
– sehen: Mahnung zu zähem Ausharren in einer Angelegenheit, die man bereits müde oder verdrossen aufgeben möchte.
– führen oder darauf reiten: durch zähe und beharrliche Anstrengung wird man erfolgreiche Arbeit leisten.

Maulwurf
– sehen: man wird von anderen verkannt oder unterschätzt.
– töten: man wird einen Irrtum begehen oder einem solchen zum Opfer fallen.

Maurer
– sehen: man muß in einer Sache mehr Geduld haben.
– selbst als solcher Arbeiten verrichten: man baut sich ein dauerhaftes Glück auf.

Maus
– sexuell und erotisch zu verstehen; oft Warntraum vor übermäßigem Verzehr und Abbau der Lebenskräfte.
– frei laufen sehen: bedeutet Ärger und Verdruß.
– pfeifen hören: Warnung vor einer Gefahr.
– fangen: man wird Glück im Unglück haben.
– in einer Falle gefangen sehen: man wird eine ärgerliche Angelegenheit erledigen.
– weiße Mäuse sehen: man macht sich unnötige Gedanken über etwas.

Mausefalle
– eine leere sehen: andere versuchen, einen zu verleumden oder einem eine Falle zu stellen.

Maut (Zoll)
– einnehmen: es werden sich Hoffnungen erfüllen.
– eine Mautstelle sehen: man wird kleinen Mißgeschicken ausgesetzt sein.

Medaillon
– sehen oder erhalten: ein treuer Mensch wird um einen sein.
– hergeben oder verlieren: bedeutet den Verlust eines teuren Menschen.

Medizin
– eine wohlschmeckende einnehmen: man wird einen Verlust erleiden.
– bittere einnehmen: mit einem Widersacher wird man fertig werden.
– jemandem eine wohlschmeckende geben: man wird jemandem erbetenen Rat oder Hilfe gewähren.
– jemandem eine bittere geben: man wird mit einem Widersacher nicht fertig werden.

Meer
– Anzeichen dafür, daß Neues im Anzug ist.
– ein ruhiges, stilles sehen: man geht einer schönen, sonnigen Zeit entgegen.
– stürmisches sehen: ein schwerer Kampf steht einem bevor.
– darin baden: man wird Gelegenheit haben, die Alltagssorgen für kurze Zeit hinter sich zu lassen.

Meer (Fortsetzung)
- in es hineinfallen: ein schwerer Schicksalsschlag ist zu erwarten.
- darin untergehen und ertrinken: bedeutet die Befreiung aus einer schicksalschweren oder gefahrvollen Lage.
- Meerkatze: bedeutet Lug und Trug.
- Meerschweinchen: bedeutet Haß, kann aber auch Freude bringen.
- Meerfische: man wird von trüben Ahnungen geplagt.

Meerwunder
- ein schönes sehen: man wird ein Erlebnis von seltenem Reiz haben.
- ein grausiges sehen: man wird in schwere Bedrängnis geraten.

Mehl
- mahlen: man macht einem anderen bewußt oder unbewußt eine Freude.
- andere mahlen sehen: es wird eine freudige Überraschung geben.
- lose oder in Säcken sehen: verheißt genußreiche Stunden und frohe Feste.
- auf dem Kleid haben: man wird unter übler Nachrede oder einer Verleumdung durch andere leiden.
- weißes: die Ernährung wird gut sein.
- schwarzes: bedeutet Wohlbefinden.
- Mehlwürmer: man wird Ersparnisse machen.

Meierei
- sehen: bedeutet Reichtum.

Meineid
- einen solchen selbst leisten: durch eigene Schuld wird großes Unglück geschehen.
- durch andere leisten sehen: man wird durch die Schuld anderer ins Unglück geraten.

Melken
- sehen: man soll lernen, das Glück zu ergreifen, wo immer es ist.
- selbst melken: in nächster Zeit wird man in allem, was man beginnt, eine besonders glückliche Hand haben.
- selbst melken wollen, aber keine Milch aus dem Euter bekommen können: für ein Vorhaben ist der Wille zu loben, wenn die Kräfte hierfür auch nicht ausreichen mögen.

Melone
- sehen: bedeutet eine süße Liebschaft.
- essen: aus einer Liebschaft sind unerwartete oder unerwünschte Folgen zu erwarten.

Mensch
- man beschäftigt sich zu sehr mit sich selbst und sollte Gesellschaft und Freunde suchen.
- einen schönen sehen oder mit ihm verkehren: ein Genuß besonderer Art steht einem bevor.
- einen häßlichen sehen: man wird etwas Häßliches erleben.
- einen fröhlichen sehen: bringt Kummer und Sorgen.
- einen traurigen sehen: man wird in die Sorgen anderer hineingezogen oder davon berührt werden.

Messe
- in der Kirche sehen oder an ihr teilnehmen: bedeutet eine Versuchung.

Messe (Fortsetzung)
- auf einer Warenmesse sein: verheißt Anknüpfung neuer Verbindungen nützlicher Art.

Messen
- etwas aus- oder abmessen: in einer Sache ist man mit Recht vorsichtig oder mißtrauisch.
- an einem selbst: man wird von jemandem auf Herz und Nieren geprüft werden, ohne es unbedingt selbst zu bemerken.
- sich mit jemandem: man wird einen Rivalen oder Nebenbuhler haben.

Messer
- Ausdruck eines primitiven, gefährlichen Kraftdurchbruchs; meist sexuell auszulegen.
- sehen: bedeutet eine Trennung.
- sich mit einem schneiden: eine Täuschung oder Enttäuschung wird eintreffen.
- sich mit einem stumpfen schneiden wollen und nicht können: bedeutet das Mißlingen eines Vorhabens.
- großes Schlachtmesser sehen: Warnung vor einer Gefahr.
- Rasiermesser: bedeutet Ärger im Familienkreis.
- und Gabel sehen: man wird eingeladen werden oder selbst Gäste bekommen.
- wetzen: bedeutet Zank und Streit.

Messing
- oder Gegenstände daraus sehen: der Schein trügt.
- schmelzen: bedeutet Gewinn.

Meßner
- bedeutet Hochzeit.

Metall
- bedeutet im allgemeinen Reichtum.

Metzger
- Warntraum; es droht unbestimmte Gefahr, oft durch Krankheit.
- sehen oder mit ihm verkehren: Warnung vor eigener Hartherzigkeit oder Unnachgiebigkeit, da man sich sonst selbst etwas zerstören wird.
- bei der Arbeit sehen: man wird es mit hartherzigen Menschen zu tun bekommen, durch die eine Trennung oder Entfremdung eintreten wird.

Meuchelmörder
- sehen: man wird lange leben.

Mickymaus
- sehen: man wird sich einem kindlichen und fröhlichen Vergnügen hingeben.

Mieder
- tragen: deutet auf eine vergebliche Anstrengung hin.
- ablegen: bedeutet Befreiung von einem Leiden.

Mikrophon
- sehen: in einer bisher geheim oder für sich behaltenen Sache soll man ruhig mit der Sprache herausrücken.
- in eines hineinsprechen: man wird Gelegenheit haben, sich etwas vom Herzen zu reden.

Milch
- oft als Sexualsymbol, sonst wie Wasser zu bewerten: gut, wenn sie klar, gefährlich, wenn sie trüb ist.
- melken: bei einem Beginnen wird man viel Glück und Erfolg haben.
- sehen: man wird ein unschuldiges Vergnügen oder eine reine Freude erleben.
- verschütten oder überkochen lassen: man macht sich unnötige Gedanken über etwas.
- trinken: man wird sich durch etwas sehr beliebt machen.
- saure: man wird Ärger und Verdruß haben.
- in den Brüsten haben: bedeutet bei jungen Frauen Schwangerschaft, bei alten materielle Gewinne.
- Milchspeisen zubereiten oder essen: verkündet vorteilhafte Veränderungen.

Million/Millionär
- sehen: bedeutet eine Täuschung oder Enttäuschung.
- selbst Millionär sein: bringt Armut oder Verschlechterung der Lage.

Militär
- bei Frauen oft sexueller Vergewaltigungswunsch; hier ist aber besonders auf die Eigendeutung zu achten.
- ähnlich sind Soldaten, Uniformen, Waffen zu bewerten.

Mineralwasser
- trinken: man wird eine harmlose und billige Freude erleben.
- stark sprudelndes: eine Freude wird einer besonderen Pikanterie oder eines besonderen Reizes nicht entbehren.

Minister
- sehen oder mit ihm verkehren: bedeutet die Erfüllung eines Wunsches.
- sein: ein Wunsch wird nicht erfüllt werden.

Ministrant/Ministrieren
- man wird wenig Freude haben.

Mißgeburt
- neurotischer Traum, der aus Zwangsvorstellungen heraus eine ungesunde Lebensangst bezeugt.
- sehen: verkündet eine Enttäuschung.
- zur Welt bringen: eine befürchtete Enttäuschung wird nicht eintreten.

Mist
- Glücks- und Erfolgstraum, wobei die Glücksphase genutzt werden sollte.
- sehen: man wird in einer Sache viel Glück haben.
- auf- und abladen oder transportieren: durch fleißige Arbeit wird man zu Geld und Erfolg kommen.
- in solchen hineinfallen: man ist ein ausgesprochener Glückspilz und sollte seine Chancen nutzen.

Mistgabel
- bedeutet Nutzen.

Mittag
- Symbol für den Ablauf des Lebens: der Morgen entspricht der Jugend, der Mittag der Reife, der Nachmittag bedeutet: dem Abgrund entgegengehen, der Abend: sich dem Ende nähern.

Mittag (Fortsetzung)
- Mittagessen: die Not wird ein Ende haben.

Mobilmachung
- sehen: bedeutet, auf das persönliche Leben bezogen, daß man sich über eine fremde Angelegenheit aufregt; in Verbindung mit einem bestimmten Zeitpunkt: Beginn kriegerischer Ereignisse oder höchste Kriegsgefahr zum angedeuteten Zeitpunkt.

Modell
- sehen: Mahnung vor einem Irrtum oder einem Abweg.
- sich selbst als solches für einen Künstler sehen: man ist verliebt.

Modesalon
- sehen: im Frauentraum — sie wird Kleidersorgen haben; im Männertraum — er hat unnötige oder außerordentliche Geldausgaben für Frauen zu erwarten.
- in einem arbeiten: man muß das Aschenbrödel spielen.

Mohn
- blühenden sehen: man wird in eine Klatscherei verwickelt oder selbst Gegenstand des Klatsches anderer sein.
- Mohnsamen: bedeutet eine schädliche Aufregung oder Erkrankung.

Mohr (Neger)

innerer Kampf des Lichten gegen das Dunkle.
- sehen: Warnung vor Übertreibungen.
- sich selbst als einen sehen: Mahnung, in einer bestimmten Sache aufrichtig und offen zu sein.
- einen zum Freund haben: man wird sich mit einem Gegner aussöhnen.
- mit einem in Streit geraten: man wird schweren Anfeindungen ausgesetzt sein.

Mönch
- sehen oder mit ihm sprechen: man hat in einer Sache ein schlechtes Gewissen.

Mond
- bei Männern das weibliche Aktivum im Inneren; härtere, mannliche Frauen träumen vom Mond als weichem Ausgleich.
- sehen: Anzeichen für einen Wechsel oder eine Veränderung.
- einen klaren und reinen sehen: wechselndes Glück, wechselnder Gewinn.
- einen von einem Hof umgebenen sehen: man macht die Bekanntschaft mit einem Menschen, der es nicht gut meint.
- hinter Wolken verschwinden sehen: es werden trübe Stunden kommen.
- einen sehen, der sich schnell fort- oder hin- und herbewegt oder herunterstürzt: Ankündigung einer großen Gefahr, in die man geraten wird.
- der voll, klar und rein ist: große Ehrung oder Auszeichnung oder die Erreichung eines hohen Zieles wird angekündigt.
- Vollmond, der von einem Hof umgeben ist: verkündet Verlust an Ansehen oder die Zerstörung einer Hoffnung.
- ein zunehmender, der klar und rein ist: verheißt die erfolgreiche Beendigung eines Beginnens.
- ein zunehmender, der mit einem Hof umgeben ist: der Erfolg wird erst nach Überwindung größerer Hindernisse oder Schwierigkeiten eintreten.
- ein abnehmender, der klar und rein ist: kündet das Mißlingen eines Unternehmens oder Beginnens an, ohne daß man dabei zu Schaden kommt.

Mond (Fortsetzung)
- ein abnehmender, der mit einem Hof umgeben ist: das Mißlingen wird auch persönlichen Schaden oder Nachteil mit sich bringen.
- einen im Wasser sich spiegeln sehen: bei glatter und ruhiger Wasserfläche verheißt dies eine schöne oder erfolgreiche Reise oder Erfolg und Gewinn durch eine Reise anderer; bei bewegter Wasserfläche droht Unglück und Mißgeschick auf Reisen oder Unglück im Zusammenhang mit der Reise eines anderen.

Mondfinsternis
- sehen: Anzeichen besonders ernster Verluste oder Schwierigkeiten.

Monokel
- bei anderen sehen: man soll sich auf eine bestimmte Sache nicht einlassen, ohne sie vorher genau betrachtet zu haben.
- selbst eines tragen: man beurteilt einen Menschen oder eine Sache falsch, weil man nur die eine Seite sieht.

Monstranz
- sehen: man wird einer (Schicksals-)Prüfung unterworfen.
- tragen oder küssen: man wird diese Prüfung bestehen.

Moos
- es dreht sich alles um materiellen Gewinn oder Verlust.
- sehen: verspricht geldliche oder materielle Vorteile.
- darin liegen: gleiche Bedeutung in verstärktem Maße, auch gute Gesundheit.

Morast
- darin waten und steckenbleiben: sorgenvolle Zukunft.

Mord
- gewaltsamer Abschluß eines Lebensabschnittes; oft Tötung der eigenen Person.
- auf persönliches Leben bezogen: das Unglück eines anderen Menschen bringt einem selbst Vorteile.
- an einem beteiligt sein: man nützt die Notlage eines anderen Menschen für seine eigenen Zwecke aus.
- selbst einem zum Opfer fallen: eine eigene Not- oder Zwangslage wird durch andere ausgenutzt.
- Mord-Träume können aber auch Wahrträume sein, die zur Aufklärung von Mordfällen zu führen vermögen.

Mörder
- sehen: verheißt ein langes Leben.

Morgen
- Symbol für den Ablauf des Lebens: der Morgen entspricht der Jugend, der Mittag der Reife, der Nachmittag bedeutet: dem Abgrund entgegengehen, der Abend: sich dem Ende nähern.
- Abendrot: bedeutet immer die Ankündigung besonderer Ereignisse.
- Abendstern: verspricht Glück in der Liebe.

Mörser
- sehen: unangenehme Nachrichten bringen Unruhe.
- abschießen: man stört bewußt oder unbewußt Glück oder Frieden eines anderen Menschen.

Mosaik
- sehen: kündet die Beschäftigung mit einer komplizierten Angelegenheit an.
- herstellen: durch eigenes Verhalten werden Komplikationen entstehen.

Most
- Ausdruck der inneren Triebe, meist im negativen Sinne; Mahnung, seine Leidenschaften zu bezähmen.
- sehen: Warnung vor Zügellosigkeit und niedrigen Begierden bei sich oder anderen.
- herstellen: man wird andere zu minderwertigen Genüssen verleiten, denen bald die Ernüchterung folgen wird.
- trinken: bedeutet minderwertige Genüsse, auf die schnell die Ernüchterung folgen wird.

Motorboot
- sehen: weist auf eine Vergnügungsreise hin.
- damit fahren: man wird eine nette Reisebekanntschaft machen.

Motorrad
- sehen: verkündet einen schönen Ausflug, von dem nur die Erinnerung bleibt.
- selbst fahren: verkündet einen schönen Ausflug, der Folgen haben wird.

Mücken
- sehen: künden einen lästigen Besuch oder sonstige Belästigung an.
- von solchen gestochen werden: eine gewährte Gastfreundschaft wird mißbraucht, oder es wird durch andere Personen Unfrieden ins Haus gebracht.

Mühle
- Streben nach Sicherheit, aber heimliche Befürchtung, nicht zum Ziel zu gelangen.
- sehen: verheißt ein schönes oder vorteilhaftes Erlebnis.
- stillstehen sehen: verheißt Liebesglück.
- klappern hören: bedeutet eine lohnende Arbeit.

Mühlrad
- in Bewegung sehen: weist auf eine lohnende Beschäftigung hin.
- ein stillstehendes: bedeutet ein Schäferstündchen.
- ein zerbrochenes: ein Schäferstündchen wird gestört werden.
- von einem Mühlrad oder von Windmühlenflügeln erfaßt werden: kündet ein folgenschweres Liebesverhältnis an.

Mühlsteine
- in Bewegung sehen: bedeutet Familienzuwachs irgendwelcher Art.
- stillstehende oder zerbrochene sehen: künden einen Todesfall oder eine unvermeidliche Trennung an.

Müller/Müllerin
- sehen oder mit einem verkehren: man wird einen reichen Freund finden.
- sein: beim anderen Geschlecht wird man viel Erfolg haben.

Mumie
- sehen: eine längst vergessen geglaubte unbedeutende Geschichte aus früheren Zeiten wird wieder aufgerollt.

Mund
- wie die Zähne meist als ein rein sexuelles Zeichen der Potenz bei Mann und Frau zu verstehen.

Mund (Fortsetzung)
– einen großen haben: man verspricht ein guter Redner zu werden.

Münzen
– als sexuelles Zeichen zu verstehen, vor allem bei Frauen, die sich selbst verkaufen wollen; sonst das gleiche wie Geld.
– Geldmünzen sehen: Warnung vor einer geplanten Ausgabe, einem geplanten Geschäft oder einem sonstigen Unternehmen.
– einnehmen: bedeutet Geld- oder Vermögensverluste.
– ausgeben: bringt den Dank anderer oder unerwarteten Vorteil in einer Sache.
– ausländische oder fremde sehen: von einer nicht erwarteten Seite wird man Geld oder sonstige Werte erhalten, oder fremde Gelder oder Vermögenswerte werden für einen demnächst eine wichtige Rolle spielen.
– alte oder fremde aus Liebhaberei sammeln: deutet auf eine Beschäftigung mit außergewöhnlichen Dingen oder auf ein außergewöhnliches Ereignis hin.

Muschel
– sehen: deutet auf die Aufklärung einer Sache hin, die schon lange zurückliegt.
– finden und öffnen: ein eigenes, sorgfältig gehütetes Geheimnis wird offenbart oder verraten werden.

Museum
– sich in einem befinden: man wird Eingang in einen Menschenkreis oder ein Milieu finden, was sich für einen selbst als sehr wertvoll oder vorteilhaft erweisen wird.
– in einem solchen eigene Sachen sehen: man wird sich einem bisher sehr wichtigen oder vorteilhaften Kreis oder Milieu entfremden; deutet im übrigen ganz allgemein auf Verluste hin.

Musik
– von einer inneren Unruhe und seelischen Unausgeglichenheit strebt man nach einer bestimmten Harmonie.
– schöne hören: verheißt angenehme Geselligkeit und Freude im allgemeinen.
– häßliche hören: bringt unangenehme Bekanntschaften oder Mißstimmung im Bekannten- oder Freundeskreis.
– selbst schöne machen: bedeutet häusliches Glück.
– selbst häßliche machen: bringt Zank und Streit im häuslichen Bereich.

Mutter
– Symbol der Fruchtbarkeit. Träumt man von ihr selten, ist das seelische Verhältnis zu ihr in Ordnung; träumt man von ihr häufig, herrscht Unsicherheit; die Selbständigkeit ist noch nicht erreicht.
– sehen, die bereits verstorben ist: Warnung vor einer Unbedachtsamkeit.
– sehen, die noch lebt: verkündet ein glückliches Ereignis.
– eine sehen, die in Angst und Sorge um ihr Kind ist: es besteht die Gefahr, daß man von dem Unglück eines anderen Menschen in Mitleidenschaft gezogen wird.
– sehen, die sich glücklich und liebevoll um ihr Kind bemüht: man wird von dem Glück eines anderen Menschen profitieren.
– verlieren, die noch lebt: man wird von Gewissensbissen geplagt werden.
– ein Muttermal haben: bringt Schmerzen.

Myrten
– bedeuten Hochzeit.

Nabel
- Ergründung eigener Unruhe, eines inneren Geheimnisses.
- sehen, spüren oder einen Nabelbruch haben : es besteht Gefahr für die Angehörigen.

Nachbar/Nachbarin
- einen sehen oder ihm begegnen : der Frieden droht gestört zu werden.
- mit einem sprechen : deutet auf unangenehme Auseinandersetzungen hin.

Nachdenken
- man soll sich nicht irremachen lassen.

Nachen (Boot)
- das Lebensschiff gleitet — je nach der Lage im Wasser — ruhig oder stürmisch daher.
- einen ruhig dahingleiten sehen : eine schöne und ruhige Zeit steht bevor.
- in einem bei ruhigem und klarem Wetter fahren : deutet auf ein schönes, aber unsicheres Glück hin.
- in einem über stürmisches oder schmutziges Wasser fahren : minderwertige oder nicht ungefährliche Genüsse stehen bevor.
- mit einem umkippen und ins Wasser fallen : bedeutet drohendes Unheil, insbesondere Unglück in der Liebe.

Nachkommenschaft
- man wird ein beruhigendes Leben führen.

Nachricht
- die Ungewißheit neigt dazu, bald zu einer Tat zu schreiten.
- eine gute erhalten : es ist eine schlechte Nachricht zu erwarten.
- schlechte erhalten : man kann mit einer frohen Nachricht rechnen.

Nacht
- Symbol für Gefahren im Unbewußten ; innere Warnung.
- dunkle : es sind trübe und schwere Zeiten in Aussicht.
- in einer dunklen unterwegs sein : bedeutet drohendes Unheil.

Nachtarbeit
- machen : man wird für seinen Fleiß belohnt werden.

Nachteule
- stellt neben sexuellem Symbol (wie bei allen Tieren) oft einen Warntraum dar ; man sollte Ratschläge anderer Menschen beachten.
- eine sehen : man wird einen klugen Rat erhalten, den man befolgen soll.
- rufen hören : bedeutet schwere Erkrankung oder Tod einer nahestehenden Person.

Nachtgeschirr
- man wird sich sein Leben bequem einrichten.

Nachthaube
- bei anderen sehen : Warnung vor der Treulosigkeit eines nahestehenden Menschen.
- aufsetzen oder tragen : man wird sein Glück verpassen oder verscherzen.

Nachthemd
- erotisch, aber auch als Symbol für den Charakter des Menschen nach dem Zustand des Hemdes zu verstehen.

Nachtigall
- im Freien sehen : bedeutet Glück in der Ehe, besonders in der Liebe.

Nachtigall (Fortsetzung)
- singen hören: man wird heimlich sehr geliebt.
- in einen Käfig sperren: man hat unlautere Absichten.
- in einem Käfig sehen: Warnung vor unlauteren Absichten anderer.

Nachtlicht
- verwenden: bedeutet Unruhe.

Nachtlokal
- in einem verkehren: man wird in schlechte Gesellschaft geraten, für unnütze oder minderwertige Dinge Geld ausgeben oder einer Versuchung unterliegen.

Nachtmusik
- hören oder erleben: man ist verliebt.

Nachtmütze
- sehen oder tragen: die Frau führt das große Wort.

Nachtwächter
- Unsicherheit im Verhalten.
- einen sehen oder mit einem verkehren: dem häuslichen Frieden droht eine innere oder äußere Gefahr.
- sein: man wird Streit im Hause bekommen.

Nachzahlung
- leisten müssen: man wird übervorteilt werden.

Nackt
- seelisch ist etwas ganz und gar nicht in Ordnung; es handelt sich je nach Inhalt oft nur um einen primitiven sexuellen Traum.
- nackte kleine Kinder sehen: verheißt schönstes und reinstes Glück.
- einen schönen Menschen anderen Geschlechts nackt sehen: Befriedigung einer heimlichen und heißen Sehnsucht.
- einen häßlichen Menschen anderen Geschlechts nackt sehen: durch eine Liebesaffäre wird man Schande und Spott zu erwarten haben.
- durch den plötzlichen Anblick eines nackten Menschen erschrecken: bedeutet auch im Leben einen bösen Schreck.
- umhergehen: man wird in Not geraten.

Nadel
- sehen: man hat Anfeindungen durch andere zu erwarten.
- mit einer hantieren: durch sein eigenes Verhalten wird man sich Feinde schaffen.
- sich mit einer stechen: bedeutet den Verlust eines Freundes.

Nagel (aus Eisen)
- sehen: bedeutet einen ernstzunehmenden Gegner.
- einschlagen: man wird einen ernsten Schaden durch das Verhalten eines Widersachers erleiden.
- einschlagen wollen und dabei krumm schlagen: man wird einen Feind unschädlich machen.
- Sargnagel: bedeutet Glück.

Nagel (der Gliedmaßen)
- man sucht etwas zu halten, das entgleiten kann; steht oft im Zusammenhang mit Prozessen und heftigen Diskussionen.

Nagel (Fortsetzung)
- sehen: verheißt eine finanziell gute Zeit.
- übermäßig lang gewachsene Nägel haben oder solche wachsen sehen: man will sich auf unsichere Spekulationen einlassen.
- beschneiden oder abreißen: bedeutet finanzielle Verluste.

Nagelschmied
- alle Wünsche werden sich erfüllen.

Nähmaschine
- sehen: verheißt das Gelingen eines Planes oder einer Absicht.
- bedienen: bedeutet viel Arbeit, die sich kaum lohnt.
- bedienen und dabei Schwierigkeiten haben oder der Faden reißt: eine große Mühe ist vollkommen umsonst.

Nähzeug
- sehen: Mahnung, eine noch nicht erledigte Arbeit oder Angelegenheit in Ordnung zu bringen.
- verlieren oder nicht finden können: bedeutet den Verlust des Einkommens.

Namen
- als Ruf an uns selbst, als Warnung vor Verlust der eigenen Persönlichkeit zu verstehen.
- seinen eigenen hören: ein lieber Mensch ist in Not.
- seinen eigenen lesen: man wird in der Öffentlichkeit genannt oder bekannt.
- seinen eigenen schreiben: Warnung vor einer Festlegung auf eine Sache.

Narr
- man verspottet zuviel seine Umgebung und sollte einmal über sich selbst lachen.
- sein oder närrische Einfälle haben: bringt Auszeichnung oder ein beruhigendes Dasein

Nase
- Potenzfrage, meist sexuell zu bewerten; mitunter Warnung vor Gehirnerkrankung und Reizungen.
- eine besonders große oder auffallende sehen: kommt einer Warnung gleich, sich nicht in anderer Leute Angelegenheiten zu mischen.
- sich selbst mit einer besonders großen oder auffallenden sehen: man soll sich bei der Durchführung eines Planes oder einer Arbeit nicht durch das Gerede anderer beirren lassen.
- keine Luft durch sie bekommen: deutet auf Hindernisse und Schwierigkeiten in einer Angelegenheit hin.
- eine blutende haben: bedeutet Vermögensverlust.

Naß
- werden: bringt Schädigung des Ansehens.
- jemanden naß machen: man soll im Urteil über einen anderen Menschen vorsichtig sein, um ihm nicht unrecht zu tun.

Natter
- sehen: das Glück der Liebe oder Ehe ist in Gefahr.
- von einer gebissen werden: Warnung vor falschen Freunden oder einer unglücklichen Verbindung.

Nebel

- deutet auf Unklarheit über die Zukunft und die einzuschlagenden Wege.
- vor sich sehen: in einer Sache wird man vor unvorhergesehene Schwierigkeiten gestellt werden, die aber dank eigener Besonnenheit zu überwinden sind.
- darin nichts mehr um sich erkennen können: man wird vor eine Aufgabe oder Angelegenheit gestellt werden, zu deren Bewältigung man sich nur auf sein Gefühl und seinen gesunden Menschenverstand verlassen soll.

Neger

- Widerstreit des Hellen gegen das Dunkle, meist negatives Innenleben.
- sehen: Warnung vor Übertreibungen.
- einen zum Freund haben: man wird sich mit einem Gegner aussöhnen.
- mit einem in Streit geraten: man wird schweren Anfeindungen ausgesetzt sein.
- sich selbst als einen sehen: Mahnung, in einer bestimmten Sache aufrichtig und offen zu sein.

Neid

- innere Spannungen zur Außenwelt ergeben ein unbefriedigendes Leben; bedeutet Kummer und Sorgen.

Nelke

- eine blühende sehen: verheißt einen treuen Freund; die Farbe der Nelke zeigt den Charakter des Freundes an — grün: Heiterkeit und Optimismus; blau: große Offenheit; rot: sehr großes Temperament, gelb: er wird mürrisch sein; schwarz: Verschlossenheit und Melancholie; weiß: Selbstlosigkeit.
- pflücken: eine Freundschaft wird durch Unüberlegtheit in Gefahr gebracht.
- eine welke sehen: eine Freundschaft wird verblassen.

Nest

- Konzentration auf einen bescheidenen Zukunftsaufbau.
- ein leeres sehen: eine ersehnte Liebesverbindung kommt nicht zustande, oder es entsteht häuslicher Unfriede, oder ein Familienmitglied verläßt das Haus, um seine eigenen Wege zu gehen.
- eines mit Eiern oder Jungen sehen: verheißt die Gründung oder die Gestaltung eines glücklichen Hausstandes oder deutet auf Familienzuwachs hin.
- selbst eines zerstören: man wird durch eigene Schuld Heim oder Heimat verlieren; handelt es sich um das Nest eines gefährlichen Tieres, wird man einer großen Gefahr bewußt oder unbewußt entgehen.
- ein zerstörtes sehen: bedeutet Liebeskummer oder häusliche Sorgen.
- ein solches eines gefährlichen Tieres sehen: man wird es mit bösen Menschen zu tun bekommen.

Netz

- sexuell zu verstehen: man sehnt sich danach, genommen zu werden (Frau) oder eine Bindung einzugehen (Mann).

Neu

- gekleidet sein: bedeutet Zufriedenheit.

Neugierig

- sein: bedeutet Mißachtung gegenüber Menschen.

Neuigkeit

- erfahren: ein Brief aus der Ferne wird ankommen.

Neujahr
- fröhlich, übermütig erleben: das Jahr wird voraussichtlich noch viel Kummer und Sorgen bringen.
- still, ernst oder nachdenklich erleben: bringt viel Freude und Segen im Laufe des Jahres.
- traurig erleben: ein lange gehegter Wunsch wird im Laufe des Jahres in Erfüllung gehen.

Neumond
- siehe unter Mond.

Neun
- bei Frauen ist es der Wunsch nach einem Kind, bei Männern zur Gründung einer Familie.
- als Zahl sehen: man hat in nächster Zeit Glück mit allen Dingen, in denen eine Neun enthalten ist oder eine Rolle spielt.

Niederkunft
- Wunschtraum, der anzeigt, daß man sein Ziel erreichen wird.
- eine eigene glückliche erleben: ein gestecktes Ziel wird man glücklich erreichen.
- eine unglückliche erleben: eine schon verlorengeglaubte Sache wird, wenn auch unter Schwierigkeiten, zu einem guten Ende führen.
- einer glücklichen fremden beiwohnen: deutet auf Erfolge im Freundes- oder Bekanntenkreis hin, von denen man selbst Nutzen hat.
- einer fremden mit unglücklichem Ausgang beiwohnen: Erfolge bleiben aus.

Niesen
- hat eine erfolgversprechende Vorbedeutung.

Nische
- in einer stehen oder sitzen oder eine solche aufsuchen: deutet auf eine heimliche Liebesgeschichte oder Liebhaberei hin.

Nonne
- Vorsicht vor Übertreibungen!
- eine sehen: Warnung vor der Scheinheiligkeit anderer.
- mit einer verkehren: bedeutet einen Berufswechsel oder allgemein eine Veränderung der derzeitigen Verhältnisse.
- selbst eine sein oder werden: tröstlicher Hinweis auf kommende Besserung; verspricht insbesondere eine glückliche Ehe oder Häuslichkeit.

Nordlandreise
- machen: aufregende und aufreibende Verhältnisse belasten den Träumer; es herrscht eine drückende und schwüle Lebensatmosphäre.

Nordpol
- sehen: warnt vor Extremen und davor, seine Kräfte in einer Sache zu überschätzen.
- aufsuchen wollen: man steht vor einer Aufgabe, welche die eigenen Kräfte übersteigt.
- sich auf ihm befinden: in einer Sache, die einem viel Kopfzerbrechen bereitet, wird man eine Lösung finden.

Not
- man ist unruhig und hofft, daß Dritte einem zum Ziel verhelfen.

Not (Fortsetzung)
- sich in Not befinden: ein glückliches Ereignis steht vor der Tür.
- andere in Not sehen und ihnen helfen wollen: man wird eine wertvolle Hilfe erhalten.
- der Not anderer gegenüber gleichgültig sein: es droht ein schwerer Schicksalsschlag.

Notar
- bei der Arbeit sehen: kündet ein wichtiges Familienereignis an.

Notdurft
- verrichten: man wird erfolgreich sein.

Noten
- schreiben: deutet auf falsche Freunde hin.

Notizbuch
- sehen: deutet auf Unordentlichkeit hin.
- in einem schreiben: jemand wird einer Verpflichtung einem selbst gegenüber nachkommen, an die man nicht mehr gedacht hat.
- in einem blättern: man wird an etwas Unangenehmes erinnert werden.
- verlieren oder nicht finden können, oder eine gesuchte Notiz nicht im Notizbuch finden: zeigt einen Verlust durch eigene Vergeßlichkeit an.

Nudeln
- kann ein Mangeltraum sein oder aber auch sexuelle Bedeutung haben.
- sehen: man wird durch jemanden oder durch etwas gelangweilt werden.
- kaufen oder zubereiten: bringt einen langweiligen Besuch ins Haus.
- essen: man muß selbst einen langweiligen Besuch machen.

Null
- als runde Sache sexuell zu bewerten, niemals aber als ein Nichts anzusehen.
- viele Nullen sehen: verspricht berufliche oder geschäftliche Erfolge oder Vermögenszuwachs.

Nuß
- bedeutet dasselbe wie Frucht, aber die Erledigung ist komplizierter.
- eine sehen: Warnung vor einer Täuschung; Begegnung mit einem Menschen, hinter dessen rauher Schale ein edler Kern steckt.
- knacken: man wird viel Arbeit bekommen.
- essen: für ein mutiges und tatkräftiges Handeln wird man belohnt werden.
- eine bittere essen: wer den Schaden hat, braucht für den Spott nicht zu sorgen.
- eine hohle finden: bringt eine Enttäuschung.
- einen Nußbaum mit Früchten sehen: man muß mit Schwierigkeiten rechnen, nach deren Überwindung aber ein schöner Erfolg winkt.
- einen Nußbaum ohne Früchte sehen: Schwierigkeiten, Hindernisse und Sorgen tun sich vor einem auf.

Nußknacker
- einen sehen: man wird eine harte Nuß zu knacken bekommen.
- erfolgreich gebrauchen: man wird eine schwierige Sache zu einem guten und erfolgreichen Ende führen.
- erfolglos gebrauchen: man wird an einer Sache scheitern.

Nutzen
- haben: bedeutet Verlust.

Nymphen

- sehen: verheißt ein schönes Liebeserlebnis.
- von solchen umringt sein: man gerät in Zweifel, wen von zwei Menschen man mehr liebt oder wem man seine Liebe schenken soll.
- fliehen oder verschwinden sehen, wenn man nach ihnen greift: bedeutet ein trauriges Liebeserlebnis.

Oase
- eine sehen: verheißt eine Ferienfreude, Erholungsreise oder sonstige Ausspannung.
- sich in einer befinden: Ermahnung, in einer Arbeit nicht nachzulassen.
- eine verlassen, um den Marsch in die Wüste anzutreten: ein schwerer Gang steht einem bevor.

Obdach
- ein Angsttraum, der andeutet, daß man das Bemühen um eine Lebensnotwendigkeit nicht alleine schafft.
- suchen und finden: man wird ein neues Leben beginnen müssen.
- verlieren: in einer Sache soll man den Mut nicht sinken lassen, da schon alles gut werden wird.

Obelisk
- sehen: man führt ein musterhaftes Leben.

Oben
- sein oder stehen: bei seiner jetzigen Arbeit steht man am richtigen Platz.

Oberst
- selbst einer sein oder mit einem zu tun haben: man wird eine gute Stellung erhalten.

Oblate
- sehen oder essen: bedeutet einen Briefwechsel.

Obrigkeit
- mit ihr zu tun haben: man wird Geld benötigen.

Obst
- fast ausnahmslos als Sexualsymbol zu verstehen, auch in der deutlichsten und stärksten Form.
- auf Bäumen sehen: verheißt Wohlergehen.
- in einem Geschäft oder Verkaufsstand sehen: vorteilhafte Geschäfte bahnen sich an.
- in Körben, Schalen oder dergleichen sehen: man wird Gäste haben oder selbst eingeladen werden.
- anbieten: man wirbt um die Gunst eines anderen.
- angeboten bekommen: Warnung vor einer Versuchung oder Verführung.
- süßes und wohlschmeckendes essen: gutes Fortkommen oder Gelingen eines Planes.
- bitteres essen: man hat Schwierigkeiten in einem Vorhaben.
- vom Baum schütteln wollen, ohne daß es herunterfällt: Ermahnung, daß sich mit Gewalt nichts erreichen läßt.
- vom Baum schütteln: in einer Sache sollte man energischer vorgehen.
- vom Boden aufsammeln: für eine kleine Mühe wird man reichlich belohnt werden.
- einmachen: man wird vor einer unnötigen Geldausgabe bewahrt bleiben.
- eingemachtes sehen: in Zeiten der Not wird man ein Sparguthaben besitzen.
- selbst kochen oder zubereiten: verheißt Gewinn auf einem neuen Weg.
- gekochtes oder zubereitetes sehen: bedeutet eine vorteilhafte Veränderung.
- unreifes sehen oder essen: deutet auf Erkrankung hin.
- faules sehen: Vorsicht, daß man wegen einer Sache nicht verspottet wird oder sich lächerlich macht.

Obstgarten
- selbst besitzen: deutet auf eine Erbschaft oder sonstige Zuwendungen hin.
- einen fremden sehen: man wird in Versuchung kommen, fremdes Eigentum zu untersuchen oder zu prüfen.

Ochse
- als Sexualsymbol, Begriff der Stärke zu verstehen; oft Potenztraum meist älterer Menschen.
- Ochsen auf der Weide sehen: bringt Gewinn oder Wohlergehen.
- im Stall sehen: verheißt eine reiche, gut bestellte Häuslichkeit.
- vor einen Wagen gespannt sehen: verkündet mühevolle, aber lohnende Arbeit oder Beschäftigung.
- brüllen hören: kündet eine drohende Gefahr an.
- von einem angefallen werden: man wird eine einflußreiche Persönlichkeit zum Feinde haben.
- beim Schlachten eines solchen zusehen oder beteiligt sein: materielle Vorteile sind nur zu erzielen, indem man Glück oder Frieden anderer Menschen stört oder zerstört; Mahnung, nicht nur an sich, sondern auch an andere zu denken.

Ofen
- ein sexuelles Symbol; Potenzfrage.
- einen geheizten sehen: man wird ein behagliches Heim oder einen wohltuenden Verkehr finden.
- einen kalten sehen: kündet eine nüchterne, unfreundliche oder frostige Umgebung oder Verkehr mit solchen Menschen an.
- heizen: wenn das Feuer schön zu brennen beginnt, bedeutet das schöne Stunden im eigenen Heim; wenn das Feuer nicht brennen will, Ärger und Streit zu Hause.
- sich an einem wärmen: man wird einen Menschen finden, der einen sehr lieb hat.
- sich an einem verbrennen: durch ein Liebesverhältnis wird man in große Schwierigkeiten geraten.
- sich an einem wärmen wollen und feststellen, daß der Ofen kalt ist: Enttäuschungen in Liebesangelegenheiten.
- einen sauber machen und sich dabei mit Ruß beschmutzen: durch ein Liebes- oder Freundschaftsverhältnis wird man an Ruf und Ansehen verlieren.
- Ofenrohr sehen: es wird noch lange dauern, bis man zu einer behaglichen und friedlichen Häuslichkeit kommt.
- Ofenrohr sauber machen und sich dabei mit Ruß beschmutzen: durch ein Liebes- oder Freundschaftsverhältnis wird man an Ruf und Ansehen verlieren.

Offiziere
- sehen: man wird eine Dame kennenlernen.

Ohnmacht
- in eine fallen: verheißt eine Erbschaft oder sonstige Zuwendung.
- jemanden in Ohnmacht fallen sehen: man wird von jemandem angepumpt werden.

Ohr
- fällt unter die erotischen Zonen.
- eines sehen: Ermahnung, auf das zu achten, was über einen selbst erzählt wird, da man dann etwas Wichtiges erfahren wird.
- jemanden mit großen Ohren sehen: eine Bitte wird Erfolg haben.
- selbst große haben: verspricht viel Freude.
- verstopfte oder verbundene haben oder taub sein: das in einen Menschen gesetzte Vertrauen wird mißbraucht.
- reinigen: in einer Sache wird man berechtigtes Mißtrauen haben.
- daran gezogen werden: man wird an ein gegebenes Versprechen erinnert.
- selbst jemanden daran ziehen: man wird Kummer durch den Fehltritt eines lieben Menschen leiden.

Ohr (Fortsetzung)
- auf taube Ohren einreden: bedeutet Nichterfüllung eines Wunsches oder einer Bitte, oder Mißlingen eines Planes oder einer Absicht.

Ohrfeige
- erhalten: eine eigene Fehlhandlung wird sich rächen.
- einem anderen geben: eine verdrießliche Sache mit falschen Mitteln erledigen zu wollen, wird sie noch unangenehmer machen.

Ohrringe
- sehen: bringt die Bekanntschaft mit einer Frau.
- kaufen oder tragen: bedeutet im Männertraum Warnung vor kostspieligen Liebesabenteuern, im Frauentraum Mißerfolg in der Gesellschaft.
- geschenkt bekommen: bedeutet großen gesellschaftlichen Erfolg.

Öl
- man will Ruhe und Frieden, kann sich diese aber nicht selbst verschaffen.
- sehen: kündet für die nächste Zeit ein ruhiges Leben an.
- damit hantieren: man wird ein störendes Hindernis beseitigen.
- trinken: jemand wird einem trotz großer Liebenswürdigkeit Widerwillen einflößen.
- brennendes mit rauchlosen Flammen sehen: bedeutet ein wertvolles Geschenk oder sonstige Zuwendungen, durch die das Leben für die nächste Zeit in ruhige, friedliche und glückliche Bahnen gelenkt wird.
- brennendes mit starker Rauchentwicklung: Ruhe und Frieden werden durch ein besonderes Ereignis stark gestört werden.
- kaufen: bedeutet einen Gewinn.

Oliven
- Symbol der Erotik; Früchte aus dem Garten der Liebe sind zu pflücken.
- am Baum sehen: verheißt Erfolg in der Liebe.
- sehen, wie solche vom Baum gepflückt oder geschüttelt werden: Warnung vor einer Verführung oder einer nicht echten Liebe.
- selbst pflücken oder vom Baum schütteln: Mahnung, nichts zu übereilen.
- abgefallene am Boden liegen sehen: bedeutet ein minderwertiges Liebeserlebnis.
- im Laden oder in einem Verkaufsstand sehen: verheißt eine Liebesaffäre mit Spekulation auf den Geldbeutel des anderen.
- essen: verbotenes oder heimliches Liebeserlebnis.
- faule: bedeutet Falschheit oder Treulosigkeit in der Liebe.
- Olivenbaum: bedeutet Glück.
- Olivenzweig: bringt Fortschritt.

Olymp
- sehen: man soll auf Gott vertrauen.

Olympiade
- einer als Zuschauer beiwohnen: andere haben in einer Sache das gleiche Ziel wie man selbst.
- selbst als Wettkämpfer daran teilnehmen: man wird einem Rivalen oder anderen Bewerbern unterliegen.
- beim Wettkampf unterliegen oder keine Entscheidung erreichen: man wird seine Rivalen aus dem Felde schlagen; Furchtsamkeit wäre grundlos.

Onkel
- sehen: kündet Auseinandersetzungen in der Familie an.

Oper
- fast immer die Darstellung des eigenen Lebens oder einzelner Episoden, oder unklarer Momente daraus.
- eine hören: Warnung vor der Unaufrichtigkeit anderer.
- selbst in einer mitwirken: man wird eine hervorragende Rolle spielen, aber leicht Rückschläge erfahren.

Operation
- mitunter als Warntraum zu verstehen; der bisher beschrittene Lebensweg ist nicht befriedigend; ein gewaltsamer, schmerzhafter Eingriff ist zu erwarten.
- einer beiwohnen: deutet auf traurige Verhältnisse oder einen schweren Schicksalsschlag hin.
- eine an sich selbst erleiden: verspricht Hilfe durch andere aus einer Not oder Bedrängnis.

Operette
- hören: verkündet fröhliche und heitere Geselligkeit.
- in einer selbst mitwirken: man baut Luftschlösser.

Opernglas
- sehen: stellt die Erfüllung eines Wunsches in Aussicht.
- durch eines betrachtet werden: verkündet Belästigungen oder gar Bedrohungen durch andere; in harmlosen Fällen wird man durch sein Verhalten angenehm oder unangenehm auffallen.

Opfer
- bringen: man wird beliebt werden.
- einen Opferstock sehen: mahnt an die Vergänglichkeit alles Irdischen.
- einen Opferstock mit einer Gabe versehen: man wird in der Not einen Freund finden.
- achtlos an einem Opferstock vorübergehen: verkündet Einsamkeit und Verlassenheit.

Opium
- Flucht vor Unangenehmem, oft auch Erschöpfung des Nervensystems.
- sehen: warnt vor einer Neigung, da diese ins Verderben führen kann.
- angeboten bekommen: Warnung vor einem Betrüger oder Verführer.
- genießen: man wird betrogen.
- andere genießen sehen: warnt vor leichtsinniger Gesellschaft.
- eine Opiumhöhle betreten: man wird sich auf ein sehr gewagtes Unternehmen oder Abenteuer einlassen.

Orangen
- als sexuelles Symbol zu verstehen.
- sehen: Warnung, mehr an seine Gesundheit zu denken.
- haben: bezieht sich in erster Linie auf die Gesundheit.
- essen: eine gesundheitlich gute oder bessere Zeit liegt vor einem.

Orchester
- sehen: deutet auf die Teilnahme an einer größeren Veranstaltung hin.
- in einem mitwirken oder es dirigieren: man wird in eine Organisation eintreten oder selbst eine schaffen.

Orden
- Vorsicht vor Verführungen; man sehnt sich nach bestimmten Auszeichnungen.

Orden (Fortsetzung)
- sehen: deutet auf eine Auszeichnung hin.
- einen anderen mit vielen sehen oder mit ihm verkehren: verheißt eine wertvolle Bekanntschaft.
- verliehen bekommen: Warnung vor Hochmut.
- sich solche anlegen oder tragen: deutet auf Verlust an Ehre und Ansehen hin.

Orgel
- Wunschtraum nach innerer Harmonie.
- sehen: kündet ein ernstes oder wichtiges Ereignis an.
- spielen hören: bedeutet Teilnahme an einer ernsten Feierlichkeit.
- selbst spielen: bedeutet Zurückgezogenheit.
- Orgelbauer: verheißt gute Nachrichten.

Orgie
- sehen: Warnung vor schlechtem Umgang oder vor minderwertigen und kostspieligen Genüssen.
- sich an einer beteiligen: man wird in schlechten Ruf kommen.

Orkan
- wüten sehen: kündet einen schweren Verlust (einer Sache oder eines Menschen) an.
- sich in einem solchen in Gefahr sehen: man wird in Lebensgefahr kommen; gehört zu den Wahrträumen.

Ornament
- sehen: man wird Bekanntschaft mit Künstlern machen.
- selbst anfertigen: das eigene Tun erregt die Bewunderung anderer.
- zerstören: etwas Schönes wird von einem oder durch andere in den Schmutz gezogen.

Ostereier
- verstecken: bedeutet vorübergehende Trennung von einem geliebten Menschen.
- suchen: man ist verliebt.
- finden: man wird geliebt.
- verschenken: dem Liebeswerben eines anderen wird man nachgeben.
- geschenkt bekommen: läßt eine Liebeserklärung erwarten.
- essen: eine zu leidenschaftliche Liebe wird unerwartete oder unerwünschte Folgen haben.

Ostern
- Auferstehung, Umstellung, Überwindung der Beharrung im alten Zustand; Hoffnung auf spätere Besserung.

Otter
- sehen: bedeutet eine unglückliche Liebe.
- von einer gebissen werden: zerstörtes Glück.
- töten: verkündet eine Versöhnung.

Ouvertüre
- hören: verkündet Aufstieg und Erfolg im Leben.

Paar
- ein glückliches sehen: man wird sich selbst unglücklich fühlen.

Pacht
- das eigene Unvermögen, die Probleme des Lebens zu meistern, macht es nötig, sich einem anderen auszuliefern.
- eine übernehmen: man wird die Abhängigkeit von einem anderen als drückend empfinden.
- eine vergeben oder es mit einem Pächter zu tun haben: bedeutet Mißbrauch des eigenen Vermögens oder Wertbestandes durch andere.

Packen
- eigene Sachen packen: deutet auf eine Veränderung hin.
- fremde Sachen: läßt Belästigungen oder Mißstimmung durch andere erwarten.
- jemanden beim Packen sehen: kündet Besuch von auswärts an.

Paket
- immer drängt sich eine sexuelle Auslegung auf, wobei die Art des Paketes von Bedeutung ist.
- durch die Post erhalten: bedeutet gute Geschäfte.
- leeres bekommen: schlechte Geschäfte.
- mit Gold: verheißt Ehre und Reichtum.

Palast
- ein durch eine augenblickliche Notlage veranlaßter Wunschtraum, dem immer ein unschönes Erwachen folgt.
- einen sehen: kündet den Verlust der persönlichen Freiheit an.
- geschenkt erhalten oder erben: man wird in eine Notlage oder arge Bedrängnis geraten.
- in einem wohnen: in einer Angelegenheit wird man einen bösen Sturz oder ein böses Erwachen erleben.
- in einem verkehren: man wird in eine drückend empfundene Abhängigkeit von einem anderen geraten.

Palme
- ist immer als ein sexuelles Symbol zu verstehen, das besonders die männliche Kraft betont und viel von Frauen geträumt wird.
- eine im Freien sehen: bedeutet die Erfüllung eines lange gehegten Wunsches.
- eine Zimmerpalme sehen: man wird mit der Entwicklung einer Angelegenheit sehr unzufrieden sein.

Panoptikum
- sehen oder besuchen: man wird einen bösen Schrecken erleben, der aber ohne schlimme Folgen bleibt.

Panther
- sehen: Warnung vor falschen und gehässigen Menschen.
- von einem verfolgt oder angefallen werden: infolge hinterhältiger Verleumdung wird man zu Schaden kommen.
- einen erlegen: in einer Sache wird man glänzend rehabilitiert werden.

Pantoffel
- zeugt von materieller Einstellung, die Vorteile vor die eigenen Wünsche stellen will.
- sehen: Mahnung, sich nicht unterkriegen zu lassen.

Pantoffel (Fortsetzung)
- kaufen: man wird eine große Dummheit begehen.
- geschenkt erhalten: verheißt für Ledige baldige Verlobung oder Verheiratung; für Verheiratete: man wird sich dem Willen des Ehegatten fügen müssen.
- tragen: eine häßliche häusliche Szene ist zu erwarten.
- Holzpantoffel: man droht, herrschsüchtig zu werden.

Panzer
- sehen: mahnt zur Vorsicht gegenüber einem Feind, der Böses sinnt.
- einen tragen: trotz aller Anfeindungen wird man ein erstrebtes Ziel erreichen.
- einen Panzerwagen sehen: vor einem übelwollenden Menschen muß man sich in Sicherheit bringen.
- in einem Panzerwagen fahren: erinnert an lästige Versprechen oder Verpflichtungen, derentwegen einem zugesetzt wird; auch bevorstehende innere Unruhen im Lande.

Papagei
- sehen oder sprechen hören: jemand plaudert ein Geheimnis aus, das man streng gehütet glaubte.

Papier
- die Erledigung schwebender Angelegenheiten wird dringend notwendig.
- schneiden: bedeutet eine Trennung oder Auflösung.
- leere Papierblätter oder -bogen sehen: demnächst wird ein wichtiges Schriftstück eine Rolle spielen.
- beschreiben oder bemalen: eine eigene Angelegenheit wird einen innerlich sehr beschäftigen.
- andere beschreiben sehen: eine fremde Angelegenheit wird einen sehr beschäftigen.
- beschriebene oder bedruckte Papierblätter oder -bogen sehen: bedeutet viel unnötige oder belanglose Korrespondenz.
- zerreißen oder verbrennen: mit einer Sache wird man kurzen Prozeß machen; oder eine Mahnung, es zu tun.
- Papierrollen sehen: kündet einen langwierigen Prozeß an; bei weißem Papier wird man ihn gewinnen, bei anderer Farbe geht er verloren.
- Papiergeld: siehe Geld, Banknoten.
- Papierfabrik: Verlorenes wird man wiederbekommen.

Pappdeckel
- sehen: man wird verraten werden.

Pappel
- sehen: man befindet sich auf dem richtigen Weg.

Papst
- sehen: verheißt Vergebung eines Fehltritts und Bewahrung vor dessen nachteiligen Folgen.

Parade
- eine sehen: Mahnung zur Selbstdisziplin.
- bei einer mitmachen: man wird vom Schicksal in straffe Zucht genommen und dadurch zu Erfolg und Anerkennung geführt.

Paradies
- man rechnet auf außerirdischen Lohn als Trost gegenüber der Undankbarkeit der Umwelt.

Paradies (Fortsetzung)
– sehen: verheißt eine glückliche Zeit.
– sich darin befinden: Warnung vor Übermut.
– Paradiesäpfel: mit Widerwärtigkeiten ist zu rechnen.

Parfüm
– kaufen oder sich selbst parfümieren: man möchte die Gunst eines anderen erringen, vermag aber die eigenen Fehler und Schwächen nicht ganz zu verdecken.
– geschenkt bekommen oder riechen: jemand verbirgt einem gegenüber etwas.
– verschenken: das Werben um die Gunst eines anderen wird erfolgreich sein.

Park
– ein Wunschtraum, wobei man sich nach Ruhe und Ausspannung sehnt; auch nervöse Überreizung.
– einen sehen: verheißt wohlhabende Freunde.
– in einem spazierengehen: man wird geselligen Verkehr finden oder ein schönes Fest mitmachen.

Paß (Bergübergang)
– einen sehen: verkündet die Überwindung einer Schwierigkeit, die einem sehr hinderlich ist.
– überschreiten: man wird die Kehrseite einer Sache oder eines Menschen kennenlernen.

Paß (Ausweis)
– man wird sich über einen notwendig gewordenen Ausweg klar.
– den eigenen sehen: kündet eine Reise an.
– einen fremden sehen: bedeutet Schwierigkeiten mit Behörden oder Sorgen im Zusammenhang mit der Reise eines anderen.
– Paßkontrolle: durch höhere Gewalt wird man in seiner Bewegungsfreiheit behindert werden.

Pastete
– sehen: verheißt ein Vergnügen.
– zubereiten: man wird sich eine harmlose Freude bereiten.
– essen: kündet Gesundheit und Wohlergehen an, wenn man in allem das richtige Maß zu halten versteht.

Pate
– sehen: man wird bei jemandem Hilfe und Unterstützung in einer Sache finden.
– sein: kann eine Kindtaufe ankündigen; man wird eine Verpflichtung übernehmen, die einem manche Mühe und Sorge bereiten wird.

Patent
– erhalten: man wird einen guten Gedanken haben, den man in die Wirklichkeit umsetzen sollte.
– mit einem fremden zu tun haben: in einer Angelegenheit kommt man zu spät und hat das Nachsehen.

Patronentasche
– sehen: es werden gute Zeiten kommen.

Pauke
– sehen oder hören: verkündet Neuigkeiten.

Pauke (Fortsetzung)
- selbst schlagen: man wird unangenehm auffallen.

Pech
- Angsttraum mit Furcht vor negativem Ausgang von Plänen; meist eine Folge von unregelmäßiger Verdauung.
- sehen: man wird bei jemandem angeschwärzt, auf dessen Wohlwollen man großen Wert legt.
- sich damit beschmutzen oder beschmutzt werden: Erfolg oder Gewinn werden einem von anderen mißgönnt werden.
- andere damit beschmutzt sehen: andere ernten, was man selbst gesät hat.
- oder «Malheur» haben: verspricht glückliches Gelingen eines Planes oder Unternehmens.

Peitsche
- eine sehen oder knallen hören: durch eigene oder anderer Menschen Saumseligkeit droht Schaden.
- mit einer geschlagen werden: man wird beleidigt werden oder hat unter den Folgen einer Beleidigung zu leiden.
- selbst eine führen: verspricht gutes Vorwärtskommen.

Pelz
- Vorsicht vor Fieber und möglichen Erkrankungen.
- einen liegen oder hängen sehen: verspricht ein behagliches Leben.
- geschenkt erhalten: kündet eine Geldheirat oder eine Verbindung an, bei der Liebe oder Freundschaft nicht im Vordergrund steht.
- tragen: man wird sich auf anderer Leute Kosten einen guten Tag machen.
- jemanden in einen Pelz eingehüllt sehen: verheißt einen reichen Freund oder Gönner.
- eine Pelztierfarm sehen: verspricht großen Reichtum.
- eine Pelztierfarm besitzen: großer Reichtum wird von verhältnismäßig kurzer Dauer sein.

Pergament
- ein altes sehen oder finden: kündet eine überraschende wertvolle Entdeckung an.

Perlen
- Scheinglanz, der nur wenig Hoffnung verspricht.
- sehen: bedeutet Tränen.
- schenken: eine gutgemeinte Tat schlägt ins Gegenteil um.
- geschenkt erhalten: ein wertvolles oder kostbares Geschenk bringt Unheil, Kummer oder Sorgen.
- tragen: trotz äußeren Glanzes oder Wohlergehens wird man innerlich leiden.

Perlmutter
- sehen: schlimme Zeiten stehen einem bevor.

Perücke
- sehen: Ermahnung, sich nicht täuschen zu lassen.
- selbst eine tragen: man leidet unter Minderwertigkeitsgefühlen.

Petersilie
- man liefert sich schlechten Spekulationen aus.

Petroleum
- sehen: eine Bekanntschaft wird nützlich, aber wenig angenehm sein.
- verschütten: eine aus Zweckmäßigkeitsgründen aufrechterhaltene Bekanntschaft wird in die Brüche gehen.
- anzünden oder ins Feuer gießen: warnt vor einer großen Leichtsinnigkeit.

Petschaft
- siehe Siegel.

Pfad
- einen vor sich sehen: verheißt ein heimliches oder vor anderen geheimgehaltenes Glück.
- begehen: man geht ohne Beachtung von Anschauungen und Protesten anderer seinen eigenen Weg.
- verlieren: man wird in eine Verlegenheit geraten.
- ein breiter: bedeutet Glück.
- enger: das Glück ist nur halb.

Pfadfinder
- sehen: Mahnung, nicht vom rechten Weg abzukommen.
- selbst sein: man wird sein Glück im Verborgenen suchen und auch finden; auch eine Mahnung, das Glück gegen Mißgunst verborgenzuhalten.

Pfahl
- einen sehen: bei einem Beginnen wird man Unterstützung finden.
- in die Erde rammen: man wird den Grundstein zu einem gesicherten Glück legen.

Pfand
- man weiß sich in seiner großen Sorge nicht zu helfen und muß versuchen zu retten, was zu retten ist.
- eines weggeben: Warnung vor einer unüberlegten und nachteiligen Bindung oder Verpflichtung.
- entgegennehmen: auf eine Freundschaft oder Bekanntschaft kann man sich verlassen.
- an einem Pfänderspiel teilnehmen: man soll nicht um Mittel und Wege verlegen sein, um sein Ziel in der Liebe zu erreichen.

Pfändung
- erleiden: bedeutet eine Trennung oder einen drohenden Verlust.
- bei einem Schuldner vornehmen lassen: für eine Unvorsichtigkeit oder zu große Gutmütigkeit wird man gestraft werden.

Pfanne
- Zeichen ganz offener Sexualität ohne jede Einschränkung.
- sehen: man wird alte Bekannte treffen.

Pfarrer
- allgemeine Unruhe; Symbol: Wegweiser.
- einen sehen oder mit einem sprechen: man hat in einer Sache ein schlechtes Gewissen.

Pfau
- ein dem Feuer nahestehendes Ursymbol; Suche nach einem neuen Weg, der besseren Erfolg versprechen könnte als der bisherige.

Pfau (Fortsetzung)
- einen sehen: man wird einer schönen Frau begegnen, die eine gewisse Rolle spielen wird, aber ihren Ehrgeiz und Egoismus hinter einer charmanten Liebenswürdigkeit zu verbergen versteht.
- schreien hören: man wird eine verlockende Aufforderung oder Einladung erhalten, wobei aber ebenfalls Vorsicht geboten ist.
- mehrere Pfauen sehen: man wird mit hochstehenden Personen in Verkehr kommen.
- Pfauenfeder: bedeutet Eitelkeit.

Pfeffer
- man wird bittere Wahrheiten erfahren.

Pfeife (Instrument)
- sehen oder hören: warnt vor einer Gefahr.
- selbst auf einer spielen: man hat Angst um eine nahestehende Person.

Pfeife (Raucherutensil)
- sehen: kündet den Besuch eines alten Freundes an.
- rauchen: man wird die überraschende Entdeckung machen, daß es auch zu Hause sehr gemütlich sein kann.

Pfeil
- man hat ein Minderwertigkeitsbewußtsein und muß die Pfeile, die auf einen abgeschossen werden, erwidern.
- einen sehen: kündet nahes Unheil an, das einen selbst betrifft oder durch das man indirekt mitbetroffen wird.
- abschießen: man beschwört durch eigene Schuld ein Unglück herauf.
- von einem getroffen werden: verheißt eine ernste Katastrophe oder einen schweren Zusammenbruch.

Pfeiler
- man wird einen befestigten Standpunkt haben.

Pfennig
- mahnt dazu, Geld anzulegen oder zu sparen.

Pferd
- Ordnung des seelischen und meist auch des sexuell-erotischen Lebens.
- frei oder auf der Koppel oder Weide sehen: verheißt Unabhängigkeit.
- im Stall sehen: bedeutet Wohlstand.
- ein gesatteltes ohne Reiter sehen: verheißt hohen Aufstieg im Leben.
- ein frommes besteigen und darauf reiten: bedeutet gutes und glattes Vorwärtskommen.
- ein unruhiges, unbändiges, sich bäumendes besteigen und darauf reiten: nach Überwindung vieler Hindernisse und Schwierigkeiten stehen besonders schöne und dauerhafte Erfolge in Aussicht.
- mit einem unruhigen nicht fertig werden: man wird sein Ziel nicht erreichen.
- eines besteigen wollen und nicht hinaufkommen: man ist ein Pechvogel.
- ein sich bäumendes oder ausschlagendes sehen: bedeutet drohende Schwierigkeiten, mit denen man aber fertig werden kann.
- ein durchgehendes sehen: Existenz oder Wohlstand ist in Gefahr.
- auf einem durchgehenden sitzen, ohne herunterzufallen: eine sehr gefährliche Situation wird man glücklich überstehen.

Pferd (Fortsetzung)

- mit einem über einen Graben oder ein Hindernis springen: man wird tatkräftig alle Hindernisse aus dem Weg räumen.
- von einem abgeworfen werden: kündet eine Gefahr an.
- eines stürzen sehen: es droht ein ernstes Mißgeschick.
- ein drängendes und nach Zucker oder Brot schnupperndes: verheißt einen treuen Freund und Kameraden.
- eines am Halfter führen: erst nach sorgfältiger Überlegung soll man etwas beginnen und dann langsam, aber sicher zum Ziel führen.
- ein sich am Halfter bäumendes: bedeutet einen mühseligen Erfolg.
- ein sich vom Halfter losreißendes: trotz aller Mühe und Vorsicht wird es einen Mißerfolg geben.
- das eigene von einem anderen geritten oder gelenkt sehen: bedeutet einen Treubruch in der Familie.
- eines mit einfachem Arbeitsgeschirr vor einen gewöhnlichen Wagen gespannt sehen: verkündet ein Leben voller Mühe und Arbeit, das aber letzten Endes sehr erfolgreich sein wird.
- eines mit kostbarem Geschirr vor einen eleganten Wagen gespannt sehen: verheißt viel Ansehen und hohe Ehren.
- eines mit einem Wagen durchgehen sehen: Existenz und Hausstand sind ernstlich bedroht.
- eines stürzen und den Gespannwagen umkippen sehen: Verlust der Existenz und des häuslichen Glücks.
- sich selbst auf einem umgestürzten Gespannwagen befunden haben: bedeutet ein trostloses Ende.
- ein dressiertes im Zirkus sehen: man wird einen mächtigen Gönner haben.
- ein junges (als Fohlen) sehen: verheißt ein sehr glückliches Ereignis.
- *Zur Beachtung:* bei Schimmeln werden die vorgenannten günstigen Bedeutungen verstärkt und die ungünstigen abgeschwächt; bei Rappen werden die ungünstigen Bedeutungen verstärkt und die günstigen abgeschwächt.
- ein bissiges: man wird Freude erleben.
- ein verendetes: bedeutet Verluste.
- eines aufzäumen und anschirren: man wird etwas Neues beginnen.

Pferdefleisch

- man sollte genügsamer werden.

Pferdegeschirr

- sehen: kündet einen Stellungs- oder Arbeitswechsel an.
- damit ein Pferd aufzäumen und anschirren: man wird etwas Neues beginnen.

Pferdemist

- verheißt gute Gesundheit.

Pferderennen

- sehen: verheißt ein extravagantes Vergnügen.
- bei einem wetten: es fällt einem nichts mühelos in den Schoß.
- bei einem als Jockei teilnehmen: bei einem Unternehmen soll man mehr auf sein Glück als auf sich selbst vertrauen; zugleich eine Mahnung vor allzu großer Sorglosigkeit.

Pferdestall

- sehen: es wird einem eine freundliche Bewirtung zuteil.

Pferdestall (Fortsetzung)
– in einem sein: eine Verzögerung wird eintreten.

Pfiff
– hören: bedeutet ein glückliches Wiedersehen mit einem Freund.

Pfingstrose
– eine blühende sehen: verheißt Liebesglück.
– geschenkt erhalten: man hat einen heimlichen Verehrer oder eine heimliche Verehrerin.
– verschenken: man ist ein Hasenfuß in der Liebe und sollte nicht so zaghaft sein.
– brechen oder fortwerfen: eine Liebe wird in die Brüche gehen.
– eine welke sehen: eine Neigung wird erkalten.

Pfirsich
– als sexuelles Symbol zu verstehen, wobei die reife Frucht der Ausdruck vollendeter Liebe ist.
– einen sehen: man darf einmal mehr von der süßen Frucht der Liebe naschen.
– vom Baum pflücken oder schütteln: man kann in der Liebe die Zeit nicht erwarten.
– anbieten: man ist ein Schwerenöter.
– angeboten bekommen: man hat es mit einem Schwerenöter zu tun.
– essen: eine Liebesbeziehung wird vom Partner ernster genommen, als einem lieb ist.
– ein fauler: bedeutet eine unschöne Enttäuschung in der Liebe.
– einen pflanzen oder einsetzen: man wird hohe Stellen erreichen.

Pflanze
– sehen: bedeutet eine vorteilhafte Heirat.
– eine junge pflegen und begießen: deutet auf eine große Familie hin.

Pflaster (Wund-)
– sehen: verkündet Unfrieden oder eine Beleidigung.
– eines jemandem auflegen: man empfindet Reue darüber, daß man einem anderen wehgetan hat.
– aufgelegt bekommen oder sich selbst auflegen: man wird eine schwere Kränkung erleiden.
– über einem Auge sehen: bedeutet Verzeihung.
– über einen Mund geklebt sehen: man sollte etwas schweigsamer sein.

Pflasterer
– es wird einem der Weg bereitet.

Pflasterstein
– man sollte nicht so herzlos sein.

Pflaumen
– pflücken oder essen: bedeutet Zufriedenheit.

Pflug
– einen stehen sehen: mahnt zu fleißiger Arbeit.
– einen zerbrochenen sehen: böse Vorbedeutung für ein beabsichtigtes Beginnen.

Pflügen
– sehen: man wird vor eine erfolgversprechende Aufgabe gestellt, bei der es einem überlassen bleibt, ob man sie wahrnehmen will oder nicht.
– selbst pflügen: verheißt einen schönen Erfolg, der allerdings durch Schweiß verdient sein will.

Pforte
- eine offene sehen: kündet unangenehmen Besuch an.
- durch eine gehen: man wird freundliche Aufnahme bei einem Menschen finden.
- eine verschlossene sehen: man wird von jemandem unfreundlich empfangen werden.

Pfütze
- es wird einem ein Unglück zustoßen.

Philosoph
- das Grübeln sollte man sein lassen.

Photographie
- siehe Fotografie.

Pilger
- ein Warntraum; alles Bestehende ist nicht zuverlässig, sondern vergänglich.
- einen sehen: mahnt an die Vergänglichkeit allen irdischen Glücks.
- selbst einer sein: bedeutet gewollte oder aufgezwungene Einsamkeit.

Pillen
- sehen: man hat einen Fehler gemacht, den man korrigieren sollte.
- einnehmen: man wird die Konsequenzen aus einem Fehler ziehen müssen.

Pilz
- ein sexuelles Symbol; man darf sich nicht durch Verführungen vergiften lassen.
- einen sehen: in der Wahl seiner Freunde soll man vorsichtig sein.
- eßbare Pilze sehen: man wird unscheinbare, aber einflußreiche Freunde haben.
- giftige sehen: Warnung vor der Heimtücke anderer.
- sammeln: man wird sein Glück abseits vom Lärm der Welt finden.
- essen: verspricht gutes Vorwärtskommen.
- aus Versehen einen giftigen essen: Warnung vor einem großen Unglück.

Pinsel
- ein sexuelles und erotisches Symbol, das eindeutig auf stärkste Sexualwünsche zielt.
- einen sehen: man kommt mit albernen und törichten Menschen zusammen, deren Verkehr man besser meiden sollte.
- mit einem arbeiten: durch dummes und törichtes Gerede soll man sich nicht von einer Arbeit oder Absicht abhalten lassen.

Pistole
- sehen: es ist Streit oder Feindschaft zu erwarten.
- mit einer schießen: ein Feind oder Gegner wagt es nicht, einem offen entgegenzutreten, und versucht durch Verleumdungen zu intrigieren.
- auf Gegner oder Angreifer abdrücken wollen, wobei sie versagt: man ist wehrlos und machtlos einem Mißgeschick ausgeliefert.

Plakat
- sehen: man wird eine Aufregung erleben.

Platz
- Verleugnung von Hindernissen.
- einen großen sehen: in seinen Unternehmungen wird man gefördert werden.

Platzregen
- sehen: verheißt Glück und einen großen Gewinn.

Platzregen (Fortsetzung)
- in einem solchen völlig durchnäßt werden: man hat in einer Sache mehr Glück als Verstand.

Plaudern
- bedeutet nichts Angenehmes.

Pöbel
- man wird in eine Rauferei geraten.

Pokal
- einen silbernen oder goldenen geschenkt erhalten: deutet auf ein Ehrenamt oder eine Erbschaft hin.
- aus einem silbernen oder goldenen trinken: bringt Genesung.
- einen zum Trunk gereichten ablehnen: bedeutet einen schweren Zusammenbruch im Leben.
- einen zerbrechen: deutet auf Krankheit hin.

Polizei
- eine Mahnung, die alltäglichen Sittengesetze zu beachten; oft Aufbegehren der Seele gegen inneres Verbrechertum und eigene Schuftigkeit.
- sehen: Warnung vor einer Unkorrektheit, die zu begehen man im Begriff ist.
- zu Hilfe rufen: man hat mit jemandem eine Auseinandersetzung vorzunehmen, sollte dies aber unter vier Augen tun.
- es mit ihr zu tun bekommen: Widerwärtigkeiten und Beschränkungen verbittern das Leben.
- von ihr geholfen bekommen: eine unangenehme Sache geht zwar gut aus, wird aber unnötig breitgetreten.

Polster/Polstermöbel
- sehen oder darauf sitzen: die rauhe Wirklichkeit wird einem zu schaffen machen.

Pomade
- man gibt sich sehr gleichgültig.

Portier
- einen sehen oder mit ihm verkehren: man soll sich um den Klatsch anderer Leute nicht kümmern.
- selbst einer sein: man soll seine Nase nicht in Sachen stecken, die einen nichts angehen.

Porzellan
- sehen: verheißt eine schöne Häuslichkeit.
- fallen lassen: das eigene Glück hängt zur Zeit an einem sehr dünnen Faden.
- mutwillig oder im Zorn zerschlagen: man weiß gar nicht, wie gut man es hat.
- Porzellanscherben finden: verheißt Glück.

Posaune
- sehen oder hören: eine Abrechnung steht bevor.
- selbst blasen: man wird jemanden zur Rechenschaft ziehen.
- blasen wollen und keinen Ton herausbekommen: man hat den Schaden und den Spott obendrein.
- mehrere Posaunen: es sind Verpflichtungen zu übernehmen.

Post
- man sollte seine Lektüre überprüfen und sie zu verbessern suchen.
- einem Postboten begegnen: kündet wichtige Nachrichten an.
- ein Postgebäude sehen oder aufsuchen: beim nächsten Stammtisch oder Kaffeekränzchen wird man allerlei Neues erfahren.
- einem Geldbriefträger begegnen: man wird eine üble Ausgabe haben.
- eine Postkutsche mit Postillon sehen: man wird eine Hochzeitsreise oder dergleichen unternehmen.
- Paketpost begegnen: verheißt ein Geschenk.

Postkarte
- schreiben oder absenden: man hat eine unangenehme Pflicht zu erfüllen.
- erhalten: man gibt sich einer trügerischen Hoffnung hin.

Prahler
- man wird von sich selber reden machen, hinter dem nichts ist.

Prälat
- sehen: bringt Heiterkeit.
- mehrere Prälaten sehen: bedeutet eine beliebige Zukunft.

Prediger
- hören: es wird Zank geben.

Predigt
- hören: man soll auch in schweren Stunden keinen trüben Gedanken nachhängen, denn man weiß nie, wozu alles gut ist.
- Predigtstuhl sehen: man wird einen hohen Standpunkt vertreten.

Priester
- einen sehen: bedeutet langes Leben.
- mehrere sehen: alles wird an den Tag kommen.
- eines Klosters sehen: Rechtschaffenheit bestimmt das Leben.

Prinz
- einen sehen: verheißt Glück.
- mit einem sprechen: ein Wunsch wird in Erfüllung gehen.

Prinzessin
- sehen oder sprechen: verspricht die Gunst einer Frau.

Prior
- sehen oder mit ihm verkehren: kündet ein Leid an.

Promenade
- eine vor sich sehen: verheißt schöne Mußestunden.
- auf einer spazierengehen: kündet das Wiedersehen mit einem Freund oder einer Freundin an.
- einem Bekannten auf ihr begegnen: eine Verabredung wird von der Gegenseite nicht eingehalten werden.

Prophet
- sein: man wird verkannt werden.
- einen sehen: kündet die Enthüllung eines Geheimnisses an, oder man wird erfahren, was man gerne wissen möchte; die Verkündung des Propheten ist genau zu beachten, weil das Erlebnis meist in dieser Richtung liegt!

Propst
- Untaten werden einem vergeben.

Protokoll
- erhalten: es drohen Unannehmlichkeiten, die man sich selbst zuzuschreiben hat.

Prozeß
- es ist einem Unangenehmes geschehen, und man ist in Sorge, weitere Feinde zu bekommen.
- einen gegen jemanden anstrengen und führen: ein Wunsch wird nach hartem Kampf und vielerlei Schwierigkeiten in Erfüllung gehen.
- von jemandem gemacht bekommen oder verklagt werden: durch egoistisches Verhalten wird man Schaden und Nachteile haben.
- gewinnen: es kommt in einer Sache anders, als man denkt.
- verlieren: Mahnung, sich mit einem Gegner oder Widersacher auszusöhnen.

Prozession
- Zeichen innerer Rechtfertigung; Hoffnung, daß andere genauso handeln wie man selbst.
- eine sehen: verheißt Erlösung von einem quälenden Gedanken.
- an einer teilnehmen: man wird an eine vergessene Pflicht erinnert.

Prügel
- austeilen: verspricht eine angenehme Überraschung.
- erhalten: verheißt Erfolg auf Grund eigener Tatkraft.

Psalmen
- lesen oder hören: man wird unerwartet Hilfe oder Unterstützung in einer Sache finden, die einem Sorgen macht.

Pudel
- einen sehen: man wird mit einem gelehrten Menschen zusammenkommen und interessanten und vorteilhaften Verkehr mit ihm haben.
- besitzen: man gibt sich mit gelehrten Sachen ab, die nichts einbringen.

Puder
- sehen: warnt vor Beschönigung oder davor, etwas zu vertuschen.
- verstreuen: man möchte vergeblich etwas wieder gutmachen.
- bei sich auftragen: man hat kein reines Gewissen.

Pult
- eines sehen: man wird viel Arbeit bekommen.
- an einem arbeiten: verheißt einen kleinen und mühevollen Erfolg.

Pulver (Schieß-)
- sehen: Warnung, in einer Sache nicht weiterzugehen.
- mit solchem hantieren: man läßt sich auf ein sehr gewagtes und gefährliches Abenteuer ein.

Pumpe
- eine sehen: Ansporn zu einer Tat, an die man sich nicht recht heranwagt.
- mit Erfolg bedienen: man geht in einer Angelegenheit zu weit.
- eine nicht funktionierende bedienen wollen: alle Liebesmühe wird vergeblich sein.
- andere eine bedienen sehen: man wird um Hilfe oder Unterstützung gebeten werden.

Puppe
- Lebenswünsche wollen Tatsachen werden, brechen durch.
- eine sehen: bedeutet allgemein, daß man nicht mit den Gefühlen anderer spielen sollte; im Frauentraum: Zuwachs in der Familie; im Männertraum: Mahnung, von einer unangebrachten Liebhaberei oder Gewohnheit abzulassen.

Putzen
- man sollte einen reinen Charakter bewahren.

Pyjama
- sehen: verkündet Intimitäten.
- anziehen oder anhaben: man wird durch neugierige Augen in seinen privatesten Angelegenheiten beobachtet.

Pyramide
- sehen: man wird den Weg zum Glück in der Ferne finden und eine wunderbare Offenbarung erleben.

Quacksalber
- man soll seine kostbare Zeit nicht vergeuden.

Quaderstein
- man ist ein herzloser Mensch.

Quadrat
- Ursymbol der Vierheit; bedeutet Stärke, Stabilität.
- sehen: mit Ruhe und Zuversicht kann man alles in seinem Rahmen halten.

Quaken
- Zeichen seelischer Unterentwicklung und der Suche nach einem Ausweg.

Qual
- haben: Aussicht auf eine bessere Zukunft.

Quark
- sehen oder essen: eine mit Ärger verbunden geglaubte Sache ist in Wirklichkeit nur von Vorteil.

Quartier
- erhalten: es wird bald eine Heirat geben.

Quasten
- sehen: man wird zu Ehre und Ansehen kommen.

Quecksilber
- sehen: kündet einen Wechsel der Verhältnisse an.

Quelle
- je nach Befund des Wassers Klarheit oder Unklarheit in geistiger Beziehung.
- eine klar und rein sprudelnde sehen: großes Glück; ist sie trüb, drohen Mißhelligkeiten.
- aus einer klaren schöpfen oder trinken: kündet einen großen Erfolg in einem Bemühen oder Bestreben an.
- aus einer trüben schöpfen oder trinken: man wird es mit unaufrichtigen Menschen zu tun bekommen.

Quitte
- ein sexuelles Symbol, je nach dem Zustand der Frucht.
- sehen: Glück in der Liebe.
- Quitten vom Baum pflücken oder schütteln: Gefahr, sich die Liebe des andern durch zu stürmisches Vorgehen zu verscherzen.
- abgefallene vom Boden aufsammeln: der Gegenstand der Liebe ist kein unbeschriebenes Blatt mehr.
- essen: nach ein wenig Geduld wird alle Sehnsucht gestillt werden.
- faule: ein geliebter Mensch ist dieser Liebe nicht wert.

Quittung
- Befreiung von belastenden Ideen, innere Lossprechung.
- erteilen: es droht eine empfindliche Geldausgabe.
- erhalten: man wird die Folgen einer gemachten Dummheit zu spüren bekommen.

Rabbiner
- einen sehen oder mit einem verkehren: bedeutet für einen Juden Glück, für einen Nichtjuden Warnung vor einer Ausnutzung oder Diffamierung.

Rabe
- ein Symbol sehr dunkler Gedanken; innere, verdrängte Triebe mahnen.
- einen sehen: es droht Diebstahl oder Veruntreuung.
- mehrere Raben sehen: kündet Unheil an.
- von solchen umflattert werden oder diese sich auf einem niederlassen sehen: bedeutet Lebensgefahr.
- solche aufscheuchen: einer großen Gefahr wird man noch im rechten Augenblick begegnen können, wenn man die Augen offenhält.
- schreien hören: verheißt böse Nachrichten.

Rache
- man ist nicht in der Lage, sich einem ungünstigen Schicksal zu beugen.

Rachen
- einen geöffneten eines Menschen sehen: jemand sagt die Wahrheit und ist aufrichtig, von dem man annimmt, daß er einen belügt.
- eines wilden Tieres sehen: Warnung vor einer Gefahr.

Rad
- Kreissymbol für die Zeitlosigkeit; auch Zeichen für die Abrundung von Leben und Ideen.
- sehen: es steht eine Veränderung im Leben bevor; je schneller die Drehung, um so größer die Veränderung; bei stillstehendem Rad wird die Veränderung unbedeutend oder nachteilig sein.

Räderwerk
- in Bewegung sehen: eine anscheinend komplizierte Sache wird von selbst ins richtige Geleise kommen.
- stillstehen sehen: ein schöner Traum geht zu Ende und bringt ein böses Erwachen.
- ein beschädigtes oder nicht funktionierendes sehen: man bekommt Knüppel zwischen die Beine geworfen.

Radieschen
- meist keimende Sexualaffäre, über die man sich nicht klar ist.
- sehen: ein anvertrautes Geheimnis wird von einem Freund nicht gewahrt.
- essen: bedeutet Ärger und Verdruß durch eine gehässige oder verletzende Bemerkung.

Radio
- eines sehen oder kaufen: in der nächsten Zeit wird man viel herumkommen und viel Abwechslung haben.
- eine Stimme daraus hören: man wird ein Geheimnis erfahren.
- schöne Musik daraus hören: bedeutet den Genuß einer heimlichen Freude.
- mißtönende Musik daraus hören: man ist von einer heimlichen Gefahr umlauert.

Rahm
- sehen: verspricht Gewinn.
- trinken: man wird in einer Sache den besseren Teil wählen.

Rahmen
- man kommt nicht über bestimmte Grenzen hinaus und fühlt sich eingeengt.

Rahmen (Fortsetzung)
- einen leeren sehen: man wird erfahren, daß jedes Glück seine Grenze und jedes Leid sein Ende hat.

Rakete
- Warnung, nicht über normale Ziele hinaus zu schießen.
- eine steigen lassen: ein Rausch wird bald verfliegen.
- steigen sehen: kündet gute Neuigkeiten an.

Raketenflugzeug
- sehen: man wird das Glück, das man ersehnt, nicht erreichen.

Raritäten
- sehen: man wird abmagern.

Rasen
- als erotisches Symbol zu verstehen, das ein Liebesglück nach der Beschaffenheit des Rasens einordnet.
- sehen: bedeutet, wenn er gut gepflegt ist, häuslichen Wohlstand; wenn er ungepflegt oder wild gewachsen ist, glückliche Zufälle.
- darin sitzen oder liegen: bedeutet Gesundheit und Wohlergehen, bei jüngeren Leuten auch ein schönes Liebeserlebnis.

Rasieren
- sich selbst: man wird eine Schuld bezahlen oder etwas wieder gutmachen können.
- sich von einem anderen rasieren lassen: man wird betrogen oder getäuscht.
- sich einen anderen rasieren sehen: ein an einem verübtes Unrecht wird wieder gutgemacht, oder ein Schuldner gibt zurück, was man ihm geliehen oder gestundet hat.
- sehen, wie ein anderer sich rasieren läßt: Mahnung, sich nicht auf unlautere oder krumme Geschäfte oder sonstige zweifelhafte Angebote einzulassen.

Rathaus
- eines sehen: Mahnung, auf einen erhaltenen guten Rat zu hören.
- in einem zu tun haben: man wird durch Schaden klug werden.

Rätsel
- man wird eine Auskunft erhalten.

Ratsherr
- einen sehen oder mit einem verkehren: man wird von einer Sorge befreit werden.
- mit einem in Streit geraten: kündet einen ernsten Konflikt an.

Ratte
- Zerstörung der Lebenskraft oder mehr.
- eine frei herumlaufen sehen: man wird heiß und stürmisch geliebt.
- fangen oder erschlagen: Streit in der Liebe oder Liebeskummer; bei älteren Menschen Probleme in ihren Freundschaften.
- gefangen sehen: weist auf einen treulosen Freund oder eine treulose Freundin hin.

Raub
- beraubt werden: es droht starke Gemütserregung durch Krankheit.
- während einer Reise (im Zug) beraubt werden: bedeutet einen Unfall beim Sport.

Räuber
- selbst einer sein: man läßt sich auf eine gefährliche Sache ein.

Räuber (Fortsetzung)
- einen auf frischer Tat sehen: kündet einen empfindlichen Verlust an; es kann aber auch ein Wahrtraum sein, der zur Aufklärung von Fällen führen kann.
- selbst von Räubern überfallen werden: von jemandem, von dem man es nicht erwartet, wird man schwer hintergangen und dadurch geschädigt werden.

Raubtier
- Zeichen der wilden Leidenschaften und des Trieblebens, denen man äußerste Energie entgegensetzen muß.
- ein solches sehen: bedeutet Hinterlistigkeit.

Rauch
- gefährdete Gesundheit; Nervenreizung, die sich auf das vegetative Nervensystem auswirkt.
- schwarzen oder dunklen sehen: verkündet große Widerwärtigkeiten.
- weißen sehen: verkündet Glück, das aber nur von kurzer Dauer sein wird.

Rauchen (Tabak)
- selbst rauchen: kündet Ruhelosigkeit, Unzufriedenheit mit sich selbst oder mit der Welt an.
- wo es verboten ist, rauchen: man will in einer Sache mit dem Kopf durch die Wand, wird sich aber böse Beulen holen.
- andere rauchen sehen, wenn man selbst Raucher ist: man wird um einen erhofften Genuß kommen.
- andere rauchen sehen, wenn man Nichtraucher ist: bedeutet eine Belästigung durch andere.
- Rauchware anbieten: man vermag jemanden für sich zu gewinnen, dessen innere Hemmungen einer Verbindung bisher im Wege standen.
- Rauchware angeboten bekommen: man wird in den Bann eines Menschen geraten.

Raupe
- eine sehen: ein Freund oder Bekannter wird sich so entpuppen, wie man ihn nicht kennt.
- einfangen oder töten: das Mißtrauen einem bestimmten Menschen gegenüber ist berechtigt.

Raupenschlepper
- einen sehen: man wird in einer schwierigen Sache gut vorwärtskommen.

Rausch
- einen haben: eine schöne Illusion wird durch die rauhe Wirklichkeit zerstört werden.

Rauschen
- des Meeres hören: das Schicksal wird einen in weite Fernen führen.
- des Windes hören: verkündet eine (heimliche) frohe Botschaft.

Razzia
- eine sehen: man soll sich nicht leichtsinnig in Gefahr begeben.
- von einer betroffen sein: man gerät unverschuldet in eine kritische oder peinliche Lage.
- selbst bei einer mitmachen: man geht einem Gauner oder Hochstapler ins Garn.

Rebe
- ohne Trauben sehen: man wird in einer Sache tauben Ohren predigen.
- mit Trauben sehen: man wird nur mit viel Mühe zu einem bestimmten Ziel gelangen.

Rebell
- einen sehen: jemand will nicht so, wie man es von ihm möchte oder verlangt.
- mit einem oder mehreren Rebellen verkehren oder gemeinsame Sache machen: kündet bedenkliche Differenzen mit Vorgesetzten oder hochgestellten Persönlichkeiten an.

Rebhuhn
- eines sehen: Warnung vor Eifersucht.
- schießen: die Eifersucht anderer wird einem zu schaffen machen.
- essen: man wird einem anderen Grund zur Eifersucht geben.

Rechentafel
- oder -schieber sehen: man hat sich in etwas verrechnet oder wird es tun.
- auf einer rechnen: nicht auf andere, sondern auf sich selbst soll man sich verlassen.

Rechnen
- aus einer schwierigen Lage wird man einen Ausweg finden.

Rechnung
- Zweifel am eigenen Wert; bei Männern oft als Potenztraum zu werten.
- eine ausschreiben oder jemandem zustellen: man läßt sich auf eine unsichere Sache ein.
- erhalten: Erinnerung daran, daß man ein gegebenes Versprechen noch nicht eingelöst hat.

Rechtsanwalt
- einen sehen oder mit einem zu tun haben: kündet eine Auseinandersetzung an.

Rede
- eine halten: deutet auf unbefriedigtes Geltungsbedürfnis hin.
- anhören: Warnung, sich nicht beschwatzen zu lassen.

Regen
- wie Himmel, Quelle und Wasser zu verstehen: immer sind Farbe und Zustand zu beachten.
- sehen: es werden auch wieder bessere Zeiten kommen.
- davon naß werden: man wird das Glück woanders finden als dort, wo man es sucht oder erwartet.
- bei Sonne: bedeutet Glück unter Tränen.

Regenbogen
- sehen: Aussöhnung mit einem Gegner.

Regenschirm
- sehen: man hat unnötige Angst vor etwas.
- bei Regen aufspannen: man sieht sein Glück nicht und geht daran vorbei.

Regenwurm
- einen sehen: so lange es einem gut geht, werden «Freunde» zugegen sein.
- zum Angeln benutzen: man wird skrupel- und bedenkenlos seinen Weg gehen.

Register
- deutet auf gutes Benehmen hin.

Registrator
- man ist gewohnt, pünktlich zu sein.

Reh
- eines im Freien sehen: sein Glück soll man nicht durch eine Ungeschicklichkeit verscheuchen.
- ein zahmes sehen: man wird Freude durch Kinder erleben.
- eines auf der Jagd schießen oder töten: eine Liebesbeziehung wird durch großes Leid getrübt.
- ein totes in einer Wildbrethandlung sehen: verheißt materiellen Erfolg.
- einen Rehbock sehen: Warnung vor einer großen Dummheit.
- einen Rehbraten zubereiten sehen: verheißt unerwarteten Gewinn.
- einen Rehbraten selbst zubereiten oder essen: man wird zu einer vornehmen Gesellschaft eingeladen oder entsprechenden Besuch erhalten.

Reibeisen
- eines sehen: die rauhe Wirklichkeit wird eine Enttäuschung bringen.
- mit einem hantieren: gewollt oder ungewollt wird man jemanden verletzen.

Reich
- sein: man wird Geld verlieren.

Reif
- im Winter sehen: verheißt einen schönen, aber kühlen Liebhaber.

Reifen
- man soll neue Verbindungen pflegen.

Reis
- Nottraum, der auf körperlichen oder geistigen Mangel zurückgeht.
- sehen, zubereiten oder essen: kündet gute Einnahmen an.

Reise
- der Lebensweg soll auf neuer Basis fortgesetzt werden.
- eine machen: deutet auf wechselnde Freundschaften hin.

Reisende
- sehen: man wird eine Reise unternehmen oder Besuch von außerhalb bekommen.

Reisepaß
- man wird sich über einen notwendig gewordenen Ausweg klar.
- den eigenen sehen: kündet eine Reise an.
- einen fremden sehen: bedeutet Schwierigkeiten mit Behörden oder Sorgen im Zusammenhang mit der Reise eines anderen.
- Reisepaßkontrolle: durch höhere Gewalt wird man in seiner Bewegungsfreiheit behindert werden.

Reiten
- Auslegung siehe unter «Pferd», sonst meist sexuell zu verstehen.
- auf einem Esel: bedeutet unverdienten Spott.
- auf einem Elefanten: man wird ein schönes Abenteuer erleben.
- auf einem Kamel: man wird eine weite Reise machen.
- auf einer Kuh oder einem Ochsen: man weiß nicht, was man will.

Reiter
- sehen: bedeutet für Mädchen und Frauen eine heimliche Liebelei, für Männer eine wichtige Nachricht.
- Sonntagsreiter sehen: man wird die Bekanntschaft mit Menschen machen, die mehr sein wollen, als sie sind.

Reklame
- sehen: mahnt zur Vorsicht einem Angebot gegenüber, das einen bösen Reinfall darstellen kann.
- für etwas machen: man findet in einer Sache keine Gegenliebe oder Verständnis.

Rekrut
- einen sehen: man wird in strenge Zucht genommen werden.
- selbst einer sein: mit der goldenen Freiheit ist es für einige Zeit vorbei.

Reliquie
- sehen oder besitzen: Freude wird man lange Zeit vermissen.

Rennbahn/Rennen
- im Hintergrund bestehen erhebliche Schwierigkeiten, die man mit Gewalt lösen möchte.
- sehen: in einer Angelegenheit gilt es aufzupassen, daß einem ein anderer nicht zuvorkommt.
- bei einem Rennen mitmachen: man wird einen Anschluß verpassen.

Rennstall
- einen sehen: man hat Chancen im Glücksspiel.
- besitzen: bedeutet gewagte Unternehmen oder Spekulationen.

Reporter
- einen sehen oder mit einem sprechen: man wird einen einflußreichen und wohlwollenden Protektor finden.

Restaurant
- eines sehen: kündet ein Wiedersehen mit Bekannten an.
- in einem verkehren: deutet auf häuslichen Unfrieden hin.

Retten
- Angsttraum; erhöhte nervöse und kranke Bereitschaft, die zur Vorsicht mahnt.
- jemanden retten: verheißt eine Anerkennung oder Belohnung für ein Verdienst.
- gerettet werden: Warnung vor einer drohenden Gefahr, besonders Unfall.

Rettich
- man wird wieder zu Kräften kommen.

Revolution
- eine sehen: kündet plötzliche und unerwartete Ereignisse an, die störend in den geregelten Lebensgang eingreifen; als Wahrtraum die Ankündigung von großen politischen Ereignissen, Unruhen usw.
- sich an einer beteiligen: man ruft Störungen des geregelten Lebensganges durch selbst vom Zaun gebrochene Streitigkeiten hervor.

Revolver
- sehen: man versucht, eine Sache mit Gewalt durchzusetzen.
- von einem bedroht oder beschossen werden: durch den Gewaltstreich eines anderen oder durch ein plötzliches Ereignis wird man Schaden oder Verluste erleiden.

Revolver (Fortsetzung)
- selbst mit einem auf jemanden schießen: in einer Sache wird man den kürzeren ziehen.

Rezept
- man wird falsche Nachrichten erhalten.

Richter
- einen sehen oder mit einem sprechen: in nächster Zeit alles genau überlegen, was man sagt und tut, denn man wird sehr kritisch beobachtet.
- es mit einem amtlich zu tun haben: eine eigene gute oder schlechte Handlung wird demnächst ihren gerechten Lohn finden.
- selbst als einer tätig sein: man wird von zwei Wegen ausgerechnet den verkehrten wählen.

Riese
- Ursymbol des Mannes; das Triebleben wird immer stärker.
- einen sehen: man wird einen größeren Erfolg erzielen.
- von einem bedroht oder verfolgt werden: ein gewagtes Unternehmen wird glücken.
- einen zum Freund oder Helfer haben: verheißt einen großen äußeren Erfolg.

Riesenrad
- sehen: man wird für kurze Stunden in das Land seiner Träume geführt.
- mit einem fahren: eine schöne Hoffnung wird in ein Nichts zerrinnen.

Rind
- Sexualsymbol der männlichen Kraft und intensiver Triebhaftigkeit.
- ein oder mehrere Rinder auf der Weide sehen: bedeutet materiellen Aufstieg.
- Rinder im Stall sehen: verheißt einen materiell günstigen Hausstand.
- im Gespann sehen: verspricht erfolgreiche Arbeit.
- ein wildes oder durchgehendes: eine größere Geldausgabe steht bevor.
- im Schlachthaus: kündet materielle Verluste an.
- Rindfleisch zubereiten oder essen: auf einem Gebiet, das einem sehr am Herzen liegt, sind Erfolge zu erwarten.

Rinde (Baum-)
- sehen: man soll sich nicht zu sehr in seine Privatangelegenheiten hineinschauen lassen.
- Buchstaben oder dergleichen in sie hineinritzen: bestimmte Herzenswünsche gehen in Erfüllung.
- abschälen: man wird sich in einer Sache zu sehr exponieren und hat Nachteile dadurch zu erwarten.

Ring
- Vorsicht und gründliche Überlegung bei Bindungen, zu denen kein großes Verlangen vorliegt.
- einen sehen: kündet eine Bindung zu einem anderen Menschen an.
- finden: man wird sich verlieben.
- an den Finger stecken: warnt vor einem beabsichtigten Seitensprung.
- vom Finger ziehen: ein Seitensprung wird böse Folgen haben.
- verlieren: vorübergehende Trennung von einem lieben Menschen.
- geschenkt erhalten: man wird einen guten Freund oder Kameraden finden oder ein Liebeswunsch wird in Erfüllung gehen.

Ring (Fortsetzung)
- jemandem einen schenken: eine ersehnte Freundschaft oder Liebesverbindung kommt nicht zustande.
- ein zerbrochener: bedeutet einen Treuebruch.

Ringen
- oder einen Ringkampf sehen: eine unangenehme Auseinandersetzung steht bevor.
- mit jemandem ringen und dabei unterliegen: bedeutet eine Auseinandersetzung mit nachfolgender Versöhnung.
- mit jemandem ringen und dabei siegen: Auseinandersetzung mit nachfolgender Trennung.

Rinne
- eine sehen: man ist in einer Sache vom richtigen Weg abgekommen.
- anlegen: man wird einen Ausweg aus einer scheinbar ausweglosen Situation finden.

Rippen
- man wird Dankbarkeit ernten.

Ritter
- in Rüstung sehen: kündet ein galantes, aber nicht ungefährliches Abenteuer an.

Rock (Frauen-)
- primär in seiner sexuellen Bedeutung zu verstehen, danach in seiner sozialen Bedeutung mit Rangunterscheidungen.
- *Im Frauentraum:*
- einen sehen: der nächste Ausgang oder Besuch wird von besonderer Bedeutung sein.
- einen schönen und eleganten sehen: man wird Erfolg beim anderen Geschlecht haben.
- einen schäbigen oder zerrissenen sehen: kündet einen Mißerfolg beim anderen Geschlecht an.
- einen engen oder zu kurzen sehen: die Zudringlichkeit eines Mannes ist zu befürchten.
- einen weiten oder zu langen sehen: man wird in eine peinliche Verlegenheit geraten.
- einen fleckigen sehen: es droht eine Verleumdung.
- *Im Männertraum:*
- einen sehen: es ist eine Frau im Spiel.
- einen schönen und eleganten sehen: verheißt eine charmante Eroberung.
- einen schäbigen und zerrissenen sehen: man wird eine Enttäuschung erleben.
- einen kurzen oder zu engen sehen: deutet auf eine nicht sehr seriöse Begegnung hin.
- einen auffallend weiten oder fleckigen sehen: man wird durch eine Frauengeschichte ins Gerede kommen.
- Unterrock: bedeutet in allen Träumen Intimitäten.

Rock (Männer-)
- *Im Frauentraum:*
- einen sehen: es ist ein Mann im Spiel.
- einen schönen und eleganten sehen: man wird einem charmanten Verehrer begegnen.
- einen schäbigen und zerrissenen sehen: man wird eine Enttäuschung erleben.
- einen fleckigen sehen: durch eine Männerbekanntschaft wird man kompromittiert werden.

Rock (Männer-) (Fortsetzung)
- *Im Männertraum:*
- einen schönen und eleganten sehen: ein äußerer Erfolg wird zu verbuchen sein.
- einen schäbigen oder zerrissenen sehen: finanzielle oder materielle Schwierigkeiten werden einem zu schaffen machen.
- ein nicht passender: in Geschäft oder Beruf wird etwas nicht klappen.

Rohr
- sehen: bedeutet ein gemächliches Leben.
- viele Rohre sehen: man kann mit Wohlhabenheit rechnen.

Rollschuh
- sehen: in einer Sache ist Eile geboten, wenn man nicht das Nachsehen haben will.
- laufen: bedeutet Nachteile durch übereilte Entschlüsse.
- andere Rollschuh laufen sehen: jemand wird einem zuvorkommen.

Rolltreppe
- sehen: verspricht Vorteile durch das Entgegenkommen eines anderen.
- benutzen: man hat einen schweren Gang vor sich.

Rom
- dorthin pilgern: man ist gläubig.

Röntgenbild/Röntgenstrahlen
- der dringende Versuch, über etwas ein klares Bild zu erlangen.
- von einem anderen sehen: einen genau zu kennen geglaubten Menschen wird man plötzlich von einer ganz anderen Seite kennenlernen.
- von sich selbst sehen: durch eigene Fehler kommt man in eine unangenehme Situation.

Rose
- wenn es sich nicht um einen Trosttraum handelt: Zeichen seelischen Reichtums, in gewisser Hinsicht der Vollkommenheit.
  eine blühen sehen: man ist verliebt.
- weiße Rosen blühen sehen: eine stille, reine Liebe hat einen erfaßt.
- rote blühen sehen: man ist von einer heißen, leidenschaftlichen Liebe erfüllt.
- gelbe blühen sehen: eine Liebe ist von Eifersucht gestört.
- weiße pflücken: bedeutet den schüchternen Versuch, das Glück zu fassen.
- rote pflücken: man will sein Glück im Sturm nehmen oder davon genommen werden.
- gelbe pflücken: Eifersuchtsszenen bringen Liebesleid.
- sich an deren Dornen stechen: bedeutet Liebeskummer.
- Rosen schenken: das Hoffen auf Liebe wird vergeblich sein.
- geschenkt erhalten: bedeutet Erfüllung der Liebeswünsche.
- welke: bringen Enttäuschung, Entfremdung, Trennung.
- Heckenrosen sehen: bedeutet eine Kameradschaftsehe.
- ein Rosenstock mit Rosen: man wird einem Familienfest beiwohnen.
- einen Rosenstock mit aufgeblühten Rosen sehen: geheime Wünsche gehen in Erfüllung.

Rosinen
- siehe Obst.
- Vertrocknete bedeuten immer Vergangenes, Verflossenes, Gestorbenes.

Rosinen (Fortsetzung)
- sehen oder essen: deutet auf materielle Einschränkungen hin.
- in einem Kuchen sehen oder in einem solchen essen: verheißt günstige Gelegenheiten.
- aus einem Kuchen herausholen und essen: es wird einem nicht gelingen, nur mit den angenehmen Seiten des Lebens durchzukommen.

Roßhändler/Roßmarkt
- es ist Vorsicht geboten.

Rost
- an Eisen: man muß sich bemühen, seine Ehre blank zu erhalten.

Rost (Ofen-)
- ein Zeichen des Vergänglichen; im Feuer am Rost werden die Leidenschaften ausgelöscht.
- einen sehen: deutet auf unglückliche Liebe oder verhängnisvolle Leidenschaft hin, die unangenehme Begleiterscheinungen mit sich bringen.

Rot
- im erotischen Sinn immer als Ausdruck der Männlichkeit und Leidenschaft zu verstehen.
- als Farbe: Symbol für Feuer, Glut, Hitze.
- Flammen: bedeutet etwas sehr Gutes.
- Rothaarige sehen oder mit ihnen verkehren: einen Menschen, der es gut mit einem meint, hält man für falsch, weil er ein Sonderling ist; auch Warnung vor zu großer Leidenschaft oder vor Jähzorn bei sich selbst oder bei einem anderen.
- in den Augen: bringt Freude.

Rotationsmaschine
- sehen: man wird in der Öffentlichkeit genannt werden oder in den Vordergrund treten.

Roulette
- andere spielen sehen: man wird in Versuchung geführt werden.
- spielen und gewinnen: es droht ein Verlust.
- spielen und verlieren: in einer Sache wird man großes Glück haben.

Rüben
- als sexuelles Symbol zu verstehen, wenn Frauen und junge Männer davon träumen; bei älteren Männern oft in verächtlichem Sinne gemeint.
- sehen: bringt Glück.
- ernten: man wird sein Schäfchen ins trockene bringen.
- zubereiten und essen: eine Spekulation materieller oder ideeller Art wird glücken.
- verkaufen: man wird verspottet werden.
- weiße: bedeuten Gefahr.
- gelbe oder rote: bringen Freude.
- Rübenfeld: verheißt Wohlstand durch eigenen Fleiß.

Rücken
- Angst vor dem Unbewußten; man ahnt die Gefahr, erkennt sie aber nicht.
- sehen: man wird die Kehrseite einer Sache sehen oder kennenlernen.
- ihn jemandem kehren: eine alte Freundschaft wird neu geschlossen.

Rückgrat
- ein schiefes sehen oder haben: man wird einem bestimmten Menschen kein reines Glück schenken können.

Rufen
- hören: Ankündigung von Neuigkeiten irgendwelcher Art.
- den eigenen Namen rufen hören: ein ferner Mensch verlangt dringend nach einem oder will vor einem Unheil oder Verhängnis bewahren.

Ruhe
- haben oder ruhen: bedeutet Unruhe oder Verfolgung.

Ruhm
- Wunschtraum, der Ausgleich für Mißerfolge schaffen soll.
- erwerben: in einer Sache wird man eine Niederlage erleiden.
- anderer feiern oder feiern sehen: man wird vom Erfolg eines anderen profitieren.

Rührei
- zubereiten oder essen: eine günstige Gelegenheit wird man bestens auszunutzen verstehen.

Ruine
- Angsttraum; man fürchtet sich vor materiellem Verlust; bei alternden Menschen auch Angst vor Potenzverlust.
- sehen: ein Ereignis weckt frühere Erinnerungen, oder man findet ein Andenken oder bekommt eins geschenkt.
- sich in einer aufhalten: man wird ein seltsames Erlebnis haben.

Rum
- sehen oder sehen, wie andere solchen trinken: verspricht eine Besserung der eigenen Lage.
- selbst trinken: verheißt behagliche Stunden im eigenen Heim.

Runkelrübe
- im Feldboden sehen: durch geduldiges, zähes Ausharren wird man in einer Sache später großen Gewinn erzielen.
- ernten: die Belohnung für ein geduldiges Ausharren wird nicht mehr lange auf sich warten lassen.
- viele in großen Haufen aufgeschichtet sehen: kündet ein Ereignis an, das viele materielle Vorteile bringt.

Runzeln
- im Gesicht haben: man wird eine schmerzliche Erfahrung machen.
- bei anderen sehen: eine Angelegenheit wird sehr lange eine Rolle spielen.

Ruß
- Vorsicht vor Freunden, die einen zu beschmutzen versuchen.
- sehen: kündet eine unangenehme Arbeit an.
- einen Ofen oder Kamin davon reinigen und sich dabei beschmutzen: verspricht einen großen Erfolg bei einer unangenehmen Arbeit.

Rüssel
- sexuell günstig, außer wenn der Elefant sich wild gebärdet; man sollte Riesenkräfte und Triebe nicht reizen oder treiben lassen.

Rute
- eine schwierige Aufgabe wird viel Unerfreuliches mit sich bringen.
- sehen: man wird für eine Schlechtigkeit bestraft werden.
- mit einer geschlagen werden: bedeutet das Gelingen eines Planes oder Vorhabens.
- jemanden damit schlagen: ein Plan oder Vorhaben wird mißlingen.
- mehrere Ruten binden: durch Unüberlegtheiten wird man sich selbst Schwierigkeiten bereiten.
- Bündel von Ruten sehen: die nähere Zukunft wird eine gute Lehrmeisterin sein.

Saal
- man ist allein, möchte sich aber in Gesellschaft erfreuen; Vorsicht vor Schmarotzern.
- sehen: kündet eine Zusammenkunft mit vielen Menschen an.
- sich in einem zu einem Vergnügen oder einer Gesellschaft befinden: man wird sich auf Kosten anderer gut amüsieren.
- darin einer Versammlung oder dergleichen beiwohnen: kündet Streit und Auseinandersetzungen mit anderen an.

Saat
- man befürchtet, daß eine Belohnung für bestimmte Arbeiten vergessen wird.
- bestellen: die baldige Erfüllung eines Wunsches wird noch etwas auf sich warten lassen.
- aufgehende sehen: Mahnung zur Vorsicht und Sorgfalt bei einem Beginnen oder Vorhaben, das andernfalls mißlingen wird.
- sich über ein Saatfeld beugen: durch Unachtsamkeit oder Mutwillen zerstört man sich selbst eine schöne Hoffnung.

Säbel
- sehen: kündet eine Anfeindung an.
- tragen: mahnt zur Vorsicht, da eine Gewalttätigkeit eines anderen droht.
- mit einem auf andere einschlagen: man wird in schwere Bedrängnis geraten.
- mit einem bedroht oder geschlagen werden: verkündet die Besiegung eines Widersachers.

Sack
- Potenztraum, der sich nach dem Befinden des Sackes richtet.
- einen leeren sehen: kündet Mangel und Entbehrungen aller Art an.
- einen vollen sehen: verheißt einen zweifelhaften Gewinn oder Erfolg.
- einen leeren aufladen oder tragen: bedeutet eine nutzlose Arbeit oder Mühe.
- einen vollen aufladen oder tragen: bedeutet unsicheren Erfolg einer schweren Arbeit.
- einer, der sich beim Transport öffnet und entleert: kurz vor einem Ziel wird man Schiffbruch erleiden.
- einen verlieren: es geht etwas schief, wovon der Erfolg ohnehin zweifelhaft war.
- in einen hineinfassen, ohne vorher hineingeschaut zu haben, oder etwas aus einem herausholen wollen und etwas nicht Erwartetes darin finden: bringt eine Enttäuschung oder unerwarteten Mißerfolg.

Safran
- Suche nach einem Weg aus der inneren Unzufriedenheit, die zu große Eintönigkeit mit sich gebracht hat.

Säge
- rein sexueller, zum Teil auf Perversionen ausgehender Traum.
- sehen: kündet eine Trennung an, die jedoch von Vorteil ist.
- mit einer sägen: man wird einen lästigen Menschen loswerden oder sich aus lästigen Verhältnissen befreien.
- andere mit einer hantieren sehen: man wird Verluste dadurch haben, daß andere aus dem Gesichtskreis verschwinden.
- eine stumpfe handhaben oder damit sägen wollen und den Gegenstand nicht zersägen können: man wird sich nicht von einem lästigen Menschen oder aus einem unerquicklichen Verhältnis befreien können.
- Sägespäne sehen: bedeutet Unkeuschheit.

Saite
- sehen: verheißt Lustbarkeiten.

Sakristei
- sehen oder sich darin befinden: kündet eine Familienfeier an.

Salat
- gleiche Bedeutung wie Gemüse; aufgeschossener Salat ist sexuell zu verstehen.
- sehen: verheißt bessere Einnahmen.
- zubereiten oder essen: sein Augenmerk soll man auf einen sorgsamen Hausstand richten, wo der Erfolg und das Wohlergehen ruhen.
- Salatgarten: bedeutet Gesundheit.

Salbe
- Angsttraum vor einer Erkrankung, wobei man auf außerirdische Hilfe hofft.
- sehen: verspricht Heilung von einem körperlichen oder seelischen Leiden.
- zubereiten oder kaufen: man muß Geduld bei einem Leiden aufwenden.
- bei sich selbst anwenden: Mahnung, anderen in ihrem Leiden zu helfen oder ihnen das Herz nicht unnötig schwerzumachen.
- andere damit einreiben: man wird Trost oder Hilfe durch andere erfahren.

Salben
- mit Öl: bedeutet Genesung.

Salmiak/Salpeter
- bedeutet Gefahr.

Salz
- Urthema vom Salz als Lebensstoff für Gesundheit und Lebenskraft; Mangel immer ungut.
- sehen: ist förderlich für ein Beginnen oder Vorhaben.
- verwenden: eine altgewohnte Angelegenheit wird durch ein Ereignis neuen Reiz gewinnen.
- verstreuen: vorübergehendes Ärgernis oder Pech ist zu erwarten.

Samt
- man mutet sich zuviel zu, indem man Pläne und Wünsche über das Ziel hinausschießen läßt.
- sehen oder Bekleidung daraus herstellen: man wird Ansehen und Ehre gewinnen.
- tragen: warnt vor Überheblichkeit.
- andere tragen sehen: es sind Vorteile durch den Verkehr mit angesehenen Persönlichkeiten zu erwarten.

Sanatorium
- sehen: von einer schweren Enttäuschung, einem Mißerfolg oder Verlust wird man sich schneller erholen als gedacht.
- sich in einem als Patient befinden: bedeutet eine schwere Behinderung im Vorwärtskommen.
- in einem tätig sein: eine kluge Disposition oder eine erwiesene Hilfsbereitschaft wird belohnt werden.

Sand
- wie «Boden», aber tot und ohne jede Kraft, da das Fundament und die Grundlage fehlen.
- sehen: kündet unsichere Verhältnisse an.

Sand (Fortsetzung)
– darin liegen: bedeutet die Gefährdung der Existenz.
– Sandsturm: kündet den Zusammenbruch des bisher Erreichten an.
– Sanduhr sehen: bedeutet Tod oder unvermeidliche Trennung von einem nahestehenden Menschen.

Saphir
– weist auf Belästigungen hin.

Sardellen
– sehen: Hoffnungen werden sich nicht erfüllen.
– essen: bedeutet gute Nachrichten.

Sarg
– inneres Abschiednehmen von Vergangenem; neue Absichten können erst verwirklicht werden, wenn das Alte begraben ist.
– einen leeren sehen: man macht sich um seine Zukunft unnötig Sorgen.
– mit einer Leiche darin sehen: kündet ein Unglück in der Ehe oder einer Partnerschaft an.
– sich selbst in einem liegen sehen: verheißt ein glückliches Ereignis in Ehe oder Partnerschaft.

Satan
– sehen: aus Leidenschaft wird man sich zu einer unüberlegten Handlung hinreißen lassen.
– von ihm bedroht oder angegriffen werden: man wird durch eine unüberlegte Handlung in böse Streitigkeiten geraten.

Satt
– sein: Mangeltraum, der aus Hunger entsteht.

Sattel/Satteln
– man wird ein wertvolles Geschenk erhalten.

Sattler
– einen sehen oder selbst einer sein: bedeutet gute Geschäfte.

Säugen
– bei Tieren sehen: bedeutet weiteres Wohlgedeihen.

Säugling
– sehen: im allgemeinen ein gutes Zeichen.
– gebären: neue Existenzmöglichkeiten ergeben sich.
– bei der Geburt sehen: bringt dem Mann Trennung von seiner Frau; ist für Arme ein gutes, für Geschäftsleute und Reiche ein böses Zeichen; bringt Reisenden die Rückkehr in die Heimat.
– beim Säugen sehen: bedeutet Glück für die Mutter.
– zur Taufe tragen: deutet auf einen christlichen Lebenswandel hin.
– schlafen sehen: verheißt eine gute Zukunft.
– spielen sehen: bringt Freude.
– einen kranken oder fallenden sehen oder schreien hören: Rückgang der Geschäfte.
– einen mageren sehen: deutet auf eine schlechte Zeit hin.
– einen dicken sehen: läßt eine gute Zeit erwarten.
– einen sterbenden sehen: weist auf einen unverhofften Erfolg hin.
– ermorden: man wird sich selbst einen großen Schaden zufügen.

Säule

- Symbol für Hilfe und Stütze, aber auch erotisch zu verstehen, wobei Kraft die Grundlage sein soll.
- sehen: in einer schwierigen Situation wird man einen sicheren Halt finden.
- errichten: ein aus eigener Kraft erzielter Erfolg bringt Freundschaften oder das Wohlwollen von Menschen, die einem wertvolle Stützen sein werden.
- eine geborstene oder umgestürzte sehen: kündet einen schweren Schicksalsschlag an, bei welchem weder Freunde noch Familie Rückhalt oder Hilfe bieten.

Saxophon

- sehen: warnt vor belanglosen Klatschereien.
- spielen hören: beim Treffen oder Besuch von Bekannten erfährt man deren ganze Lebensgeschichte.
- selbst spielen: man sollte andere nicht mit seinen oder anderer belanglosen Dingen langweilen.

Schach

- sehen: mahnt zur Vorsicht.
- spielen: stellt einen klugen Partner in Aussicht, durch den man viele Vorteile erlangen kann.
- beim Schachspiel gewinnen: man versteht es nicht, die durch einen Partner gebotenen Vorteile wahrzunehmen oder verliert diese durch eigene Fehler.
- beim Schachspiel verlieren: mit Hilfe eines klugen Partners wird man große Erfolge und Gewinne erzielen.

Schachtel

- sehen oder kaufen: man wird ein Geheimnis erfahren.
- eine offene sehen: warnt vor Dieben.
- eine kleine geschenkt bekommen: bringt eine angenehme Überraschung.

Schädel

- sehen: ein Vorhaben wird glücklich vollbracht werden.
- beim Graben finden: bedeutet eine Erbschaft oder sonstige Zuwendung.

Schaden

- erleiden: Warnung, in einer schon früher durchlebten Situation diesmal klüger zu handeln.
- jemandem zufügen: man wird selbst durch eigene Schuld schweren Schaden erleiden.

Schaf/Schafherde

- sehen: verkündet eine stille und beschauliche Zeit.
- scheren: verheißt Wohlstand bei fleißiger Arbeit und Sparsamkeit.
- Schafwolle: bedeutet Vermehrung der Habe.

Schäfer

- sehen oder mit einem sprechen: verkündet die Offenbarung eines wichtigen Geheimnisses.

Schaffner

- sehen: man wird einer unangenehmen Verpflichtung nachkommen müssen.
- sein: man wird jemandem zur Last fallen.

Schale

- ist als Quell der Erholung aufzufassen.

Schale (Fortsetzung)
- zum Trinken sehen: verheißt eine schöne Erholung vom Alltag.
- gereicht bekommen: kündet schöne Stunden bei einem lieben Menschen an.
- selbst anderen reichen: bringt wohltuende Einsamkeit.
- aus einer trinken wollen und sie leer finden: bedeutet mühevolle und beschwerliche Tage.
- zerbrechen: bringt ruhelose Stunden.
- voller Früchte, Kuchen, Konfekt oder dergleichen sehen: es sind Gäste zu erwarten, oder man wird selbst eingeladen werden.

Scham
- sehen: man empfindet Vergnügen an einer Sache.
- Schamhaftigkeit: man ist mit einem guten Naturell ausgestattet.

Schande
- erleben: man wird Geschenke erhalten.

Schanzen
- graben: man wird ein Abenteuer erleben.

Scharfrichter
- sehen: eine kritische oder unangenehme Situation wird sich im letzten Augenblick zum Guten wenden.

Scharlach
- bedeutet Gesundung auf allen Gebieten.

Schatten
- als Warntraum in unsicherer Lage aufzufassen; man möchte in einer Angelegenheit eine Klärung herbeiführen.
- von Gegenständen sehen: man wird durch eingebildete Gefahren beängstigt werden.
- bei heißem Wetter im kühlen Schatten gehen oder sich darin aufhalten: kündet ein bedrückendes Ereignis an.
- darin sein müssen, während man im Licht sein möchte: verheißt Klärung einer undurchsichtigen Angelegenheit.
- seinen eigenen sehen: bedeutet Kummer.
- Schattenspiele sehen: man wird einem Betrug zum Opfer fallen.

Schatz
- bedeutet meist Fragestellung, ob sich das Leben lohnt.
- einen vergraben oder verstecken: man wird durch einen sogenannten guten Freund verraten und verkauft werden.
- einen finden: bedeutet schwere Verluste an Geld und Gut oder Verarmung.
- nach einem graben, ohne ihn zu finden: man wird vor einer drohenden Enttäuschung bewahrt bleiben.
- eine Schatzkammer sehen: man wird gute Freunde finden.
- einen Schatzgräber sehen: in seiner Umgebung wird man einen Verräter haben.

Schaufel
- man wird zu Dienstleistungen herangezogen werden.

Schaukel
- Sinnbild des Auf und Ab im Leben und der Fragen um den Lebensinhalt.

Schaukel (Fortsetzung)
- eine sehen: warnt vor Unentschlossenheit.
- auf einer sitzen: man wird zwischen zwei Gefühlen, Neigungen oder Menschen hin- und hergezogen.

Schauspieler
- Vorsicht! Man versucht ein falsches Licht auf einen und sein Wesen zu werfen.
- einen sehen oder mit ihm verkehren: eine Bekanntschaft mit sehr interessanten Menschen wird viel Freude oder Genuß bringen.

Scheck
- sehen oder erhalten: von einem erhaltenen Versprechen bleibt abzuwarten, ob es auch eingelöst wird.
- ausstellen: man soll nichts versprechen, was man nicht halten kann oder will.

Scheidung
- Angsttraum, einen lieben Menschen durch eigene Schuld zu verlieren.
- anderer sehen: Mahnung zur Treue.
- die eigene sehen: bedeutet treue Liebe.

Scheintod
- letzte innere Mahnung, sich gründlich zu ändern.
- selbst erleiden: es kommt eine bewegte Zeit.
- andere erleiden sehen: Warnung, daß das Schweigen eines anderen nicht Vergessen bedeutet.

Scheinwerfer
- als Strahl am Himmel sehen: kündet ein wichtiges Ereignis an.
- eines Kraftwagens sehen: man kann in einer Sache eine böse Überraschung erleben.
- in den Lichtkegel eines solchen hineingeraten: mehr als einem lieb ist, wird man durschaut werden.

Scheiterhaufen
- Vorsicht vor Überheblichkeit! Man gibt nichts auf die Meinung anderer und beachtet nicht, daß die Schwierigkeiten immer größer werden.
- errichten sehen: Mahnung, in einer wichtigen Sache seine Gedanken bei sich zu behalten, da sonst Schaden oder Nachteile entstehen.
- selbst errichten oder etwas darauf verbrennen: man wird seinen bisherigen Grundsätzen oder Anschauungen untreu und muß daraus die Konsequenzen ziehen.
- brennen sehen: man wird wegen seiner freimütigen Äußerungen unbeliebt oder angefeindet werden oder unter seiner Überzeugung leiden müssen.

Schellengeläute
- man wird Neuigkeiten erfahren.

Schelte
- erhalten (gescholten werden): man hat mit einem Lob zu rechnen.

Schenke
- Warntraum, da Alkohol keine Basis für Freundschaften ist.

Schenken
- jemandem etwas: man wird in einer Sache Entgegenkommen und Verständnis finden.

Scherben
- sehen: warnt vor Übermut; leicht kann etwas wieder zerbrechen.
- machen: bringt Glück.

Schere
- meist im erotischen Sinne Angst vor einem Verlust, weil man nichts zu halten vermag.
- sehen: bedeutet eine durch eine Frau verschuldete Trennung.
- mit einer schneiden: man wird das Verhältnis zu einer Frau lösen.

Scherenschleifer
- sehen: zwischen einem selbst und einem nahestehenden Menschen wird durch Dritte Zwietracht gesät.

Scherzen
- am Tage: man wird frohe Stunden genießen.
- in der Nacht: traurige Stunden stehen einem bevor.

Schießen
- ein Entschluß ist gefaßt oder eine Entscheidung getroffen; oft handelt es sich auch um eine anal-sexuelle Reaktion.
- hören: einzelne Schüsse bedeuten wichtige Nachrichten; heftiges Geschieße Unruhe oder turbulente Ereignisse.
- selbst schießen: man wird seinem Herzen endlich Luft machen können

Schießpulver
- sehen: Warnung, in einer Sache nicht weiterzugehen.
- mit solchem hantieren: man läßt sich auf ein sehr gewagtes und gefährliches Abenteuer ein.

Schiff
- Änderung des Lebensweges; auf Wasser etwas unsicher empfunden, vor allem bei trübem Wasser.
- sehen: kündet einen Wechsel oder eine Veränderung an.
- sich auf einem befinden: ein geplanter Wechsel oder eine beabsichtigte Veränderung sollten noch einmal überlegt werden.
- abfahren sehen oder selbst mit einem abfahren: kündet einen Abschied von einem Menschen, einem Ort oder einer Sache an.
- in einen Hafen einlaufen sehen: verheißt ein Wiedersehen.
- nach der Ankunft im Hafen verlassen: man wird sein Ziel erreichen.
- bauen oder verladen sehen: bedeutet einen Gewinn.
- im Nebel: bedeutet drohende Gefahr.
- in Seenot sehen: Warnung vor einer großen Gefahr.
- sinken sehen: unverschuldet droht ein schwerer Schicksalsschlag.

Schiffbruch
- sich auf einem Schiff in Seenot befinden: man wird in eine gefährliche Lage geraten.
- mit einem Schiff in den Fluten versinken: man wird durch eigene Schuld einen schweren Sturz oder Zusammenbruch erleben.
- als Schiffbrüchiger gerettet werden: man wird Hab und Gut verlieren.
- als Schiffbrüchiger ertrinken: durch hilfreiche Menschen wird man vor der größten Not bewahrt werden.
- Schiffbrüchige retten: von einem hereinbrechenden Unglück wird man wie durch ein Wunder verschont bleiben.

Schiffbruch (Fortsetzung)
- Schiff im Nebel: bedeutet drohende Gefahr.
- siehe auch Schiff.

Schild
- über einem Laden, Geschäft oder Fabrik, Firmenschild sehen: mißgünstige Freunde machen einem zu schaffen,.

Schildkröte
- sehen: verheißt einen Beschützer oder Fürsprecher.
- töten: man wird sich die Gunst eines Beschützers oder Fürsprechers verscherzen.
- eine tote finden oder essen: einen Beschützer oder Fürsprecher wird man durch äußere Umstände verlieren.

Schildwache
- sehen: das Mißtrauen gegen einen bestimmten Menschen ist berechtigt.
- selbst stehen: bedeutet Unruhe in der Häuslichkeit.

Schilf
- sehen: Warnung vor zu großer Unentschlossenheit oder Wankelmütigkeit.

Schimpfen
- beschimpft werden: bedeutet Zwist und Streit.

Schinken
- Sexualtraum; Wunsch- und Triebleben sind vorherrschend.
- sehen: verspricht materielle Vorteile.
- essen: glückliches Familienleben oder Familienzuwachs.

Schirm
- Schutztraum; Angst vor Störungen aus einem beschaulichen Dasein.
- sehen: bedeutet größere Zurückgezogenheit in der nächsten Zeit.
- stehenlassen: aus einem beschaulichen Dasein wird man unsanft aufgerüttelt werden.
- einen Sonnenschirm aufspannen: man verpaßt seine besten Chancen, statt dem Glück Tür und Tor zu öffnen.

Schlacht
- nervöse Überreizung mahnt, an die Gesundheit zu denken und vorsichtiger zu leben.
- eine sehen oder an einer teilnehmen: stellt im Traum von Soldaten die Nachwirkung der eigenen Kriegserlebnisse dar; sonst deutet dies meistens geheime Feindschaften an, die viel Aufregung bringen; auch häuslicher Streit kann angezeigt werden.

Schlachten
- von Tieren: bedeutet Gewinn.

Schlachthaus
- sehen: Vorsicht vor Geschäften, in die man durch andere hineingezogen werden kann, die einem aber Ruf und Ansehen untergraben können.
- in einem zu tun haben: bedeutet Verlust an Ansehen.

Schlafen
- Flucht und Furcht vor den Realitäten.
- jemanden schlafen sehen: eine günstige Gelegenheit sollte man nicht verpassen.
- jemanden anderen Geschlechts schlafen sehen: es bietet sich eine günstige Liebesgelegenheit, die man nicht verpassen sollte.

Schlafen (Fortsetzung)
- einen jungen und schönen Menschen schlafen sehen: verspricht inneres Liebesglück.
- einen alten und häßlichen Menschen schlafen sehen: deutet auf materielle oder äußere Vorteile hin.
- selbst schlafen — im eigenen Bett: häusliche Überraschung; im Freien: eine Überraschung ist unterwegs; in einem fremden Bett oder in fremder Umgebung: kündet eigenartige Beziehungen zu einem anderen an; in behelfsmäßigem Unterschlupf: unerquickliche Verhältnisse stehen bevor.
- mit jemandem anderen Geschlechts zusammen schlafen: man selbst oder der Liebespartner nimmt es mit der Treue nicht sehr genau, wenn dieser jung und schön ist; oder es deutet auf ein aus materiellen Gründen eingegangenes Liebesverhältnis, bei dem man wegen physischer Abneigung gegen den Partner innerlich unglücklich wird, wenn dieser alt und häßlich ist; eheliche Szenen stehen bevor, wenn es sich um die Ehepartner handelt.

Schlafmittel
- nehmen: man wird mit jemandem oder einer Angelegenheit rasch Schluß machen oder dazu gezwungen werden.

Schlafzimmer
- in allen Formen sexuell zu verstehen.
- sein eigenes sehen: man wird eine Enttäuschung erleben.
- ein fremdes sehen: man wird jemanden kennenlernen und mit ihm in nähere Beziehungen treten.
- sein eigenes aufräumen: man wird um Folgen besorgt sein müssen.
- ein fremdes aufräumen: ungewollt wird man hinter eine heimliche Privatangelegenheit eines anderen kommen.
- jemanden darin belauschen: in einer Sache wird man nicht auf seine Rechnung kommen.
- darin belauscht werden: man wird das Opfer einer Indiskretion.
- in seines einen Fremden eintreten sehen: man wird in eine peinliche Verlegenheit geraten.
- selbst unaufgefordert in das eines anderen eintreten: man wird jemanden in eine peinliche Lage versetzen.

Schlaganfall
- erleiden: kündet einen Schrecken an, von dem man sich aber schnell erholen wird.
- bei einem anderen sehen: man wird ungewollt jemanden erschrecken.

Schlagbaum
- sehen: in nächster Zeit wird man auf ein Hindernis stoßen.
- ein geöffneter oder sich öffnender, wenn man passieren will: man muß damit rechnen, daß einem ein Hindernis ernstliche Schwierigkeiten bereiten wird.
- einen geschlossenen sehen: ein Hindernis wird sich leicht überwinden lassen.
- einen sich schließenden sehen, kurz bevor man passieren will: Warnung, daß ein Hindernis durch sein plötzliches und unerwartetes Auftreten besonders gefährlich ist.

Schlamm
- Angsttraum, daß Leidenschaften überhandnehmen und man keine Lenkung mehr haben könnte.
- sehen: warnt vor unseriösem Umgang.

Schlamm (Fortsetzung)
- durch solchen gehen: durch unseriösen Umgang wird man an Ruf und Ansehen einbüßen.

Schlange
- rein sexuelles Ursymbol.
- sehen: warnt vor der Hinterlist und Heimtücke einer Frau.
- von einer gebissen werden: durch hinterlistige und heimtückische Machenschaften einer Frau wird man Ungelegenheiten haben.

Schleier
- Warnung vor denen, die Weltfremdheit oder Verlassenheit ausnutzen.
- der Braut sehen: bedeutet Liebeskummer.
- einen zerrissenen sehen oder sehen, wie er zerrissen wird: ein Bruch oder eine Trennung in der Liebe wird eintreten.
- andere Schleier sehen: es droht eine Täuschung.
- tragen oder sich darin einhüllen: kündet Einsamkeit oder Verlassenheit an.
- Trauerschleier: ein befürchtetes trauriges Ereignis wird nicht eintreten.

Schleifen
- auf dem Eis laufen: man wird in schlechte Hände geraten.
- von Messern: man wird scharfe Reden führen.

Schleifstein
- mit anderen wird man in Streit geraten.

Schlitten
- sehen: wenn man Erfolg haben will, muß man sich den gegebenen Verhältnissen anpassen.
- fahren: verheißt einen Erfolg.
- bei der Fahrt umkippen und in den Schnee fallen: bei einer verliebten Geschichte wird zur Freude anderer ein Mißgeschick passieren, was aber die Liebe selbst nur erhöhen wird.
- Schlittenfahrt als winterliches Vergnügen: eine ganz verliebte Geschichte wird sich ereignen.
- Schlittenrennen sehen: warnt vor einem waghalsigen Unternehmen.
- an einem Schlittenrennen teilnehmen: man läßt sich auf ein sehr gewagtes Unternehmen ein.

Schlittschuhe
- sehen: warnt vor einer Ungeschicklichkeit.
- gut laufen: durch geschicktes Manövrieren wird man einen schönen Erfolg erzielen.
- unsicher laufen oder dabei hinfallen: bei einem Vorhaben kommt es zu Mißerfolgen, weil man sich auf Dinge einläßt, die man nicht versteht.
- andere laufen sehen: man soll sich an anderen ein Beispiel nehmen.

Schloß (Haus)
- man übertreibt seine Lebensvorteile durch Prunk und Hochmut, was bald schiefgehen wird.
- eines sehen: verheißt einen glanzvollen Aufstieg.
- in einem wohnen: durch Hochmut wird man zu Fall kommen.
- in einem fremden als Gast verkehren: verspricht einen vornehmen und einflußreichen Gönner.

Schloß (Tür-)
- sehen: mahnt in einer Sache zur Vorsicht und Zurückhaltung.
- öffnen: es ergeben sich neue Perspektiven für die Zukunft.
- nicht öffnen können: man muß mit einem unerwarteten Hindernis rechnen.
- zuschließen: man wird sich eine Zukunftsaussicht verderben.
- gewaltsam öffnen: völliges Mißlingen eines Unternehmens.
- zum Vorhängen: bedeutet Sicherheit.

Schlosser
- sehen: bedeutet unerwartete Hilfe.

Schlucht
- sehen: warnt vor einer Unvorsichtigkeit, die eine bedrängte Lage hervorrufen kann.
- andere darin sehen: einem bedrängten Freund sollte man zur Hilfe kommen.
- sich in einer aufhalten: man befindet sich auf einem gefährlichen Weg.
- in eine stürzen: in einer schwierigen Angelegenheit oder Lage muß man die Hilfe anderer in Anspruch nehmen.

Schlüssel
- ist erotisch zu verstehen, als Instrument am Schlüsselloch usw.
- sehen: deutet auf ein Geheimnis hin.
- verlieren: man wird nicht hinter eine Sache kommen, die man gerne erfahren möchte.
- einen verlegten oder verlorenen wiederfinden: Vorsicht, daß keine Pläne oder Absichten durch Ungeschicklichkeit preisgegeben werden.
- einen verlegten oder verlorenen nicht wiederfinden: bedeutet das Fehlschlagen heimlicher Absichten.
- einen fremden finden: man wird hinter das Geheimnis eines anderen kommen.

Schlüsselblume
sehen: kündet Glück in der Liebe an.
- pflücken: nach etwas Geduld wird die Sehnsucht gestillt werden.
- verschenken: eine Liebesneigung wird nicht erwidert.
- geschenkt erhalten: man wird geliebt oder wiedergeliebt, ohne es zu wissen.

Schmerz
- empfinden: in einer Angelegenheit sieht man zu schwarz.

Schmetterling
- ähnlich der Metamorphose des Schmetterlings steht ein bedeutender Wechsel bevor.
- sehen: man hat einen unzuverlässigen Freund oder einen flatterhaften Liebsten.
- fangen: man wird seinen Freund oder Liebsten bei einer kleinen Untreue ertappen.

Schmied/Schmiede
- bei der Arbeit sehen: mahnt, das Eisen zu schmieden, so lange es heiß ist.

Schminke
- sehen: mahnt, sich vom Schein nicht trügen zu lassen.
- selbst benutzen: der Versuch, etwas zu vertuschen, wird einem nicht gelingen.
- andere sich schminken oder geschminkt sehen: man hat einen unaufrichtigen Freund in seiner Umgebung.

Schmutz
- im Leben ist noch sehr viel zu säubern, wenn alles glattgehen soll.

Schmutz (Fortsetzung)
- sehen: bedeutet einen Gewinn.
- etwas darin suchen, ohne es zu finden: man wird seine Situation durch ein unvorsichtiges Unternehmen gefährden.
- Geld darin finden: mahnt zur guten Verwahrung der Brieftasche vor Dieben.
- in solchen hineintreten: kündet Widerwärtigkeiten an.
- jemanden hineintreten sehen: man wird ungewollt einem anderen Ärger bereiten.

Schnabel
- man wird mit Mut auftreten müssen.

Schnecke
- sehen: mahnt zur Geduld.
- sich in ihr Haus verkriechen sehen: jemand, bei dem oder von dem man etwas erreichen möchte, wird einen noch lange zappeln lassen.
- essen: man stellt die Geduld eines anderen auf eine harte Probe.
- zertreten: durch übereilte Handlung wird man einen Nachteil haben.

Schnee
- Potenzfrage; die Natur schläft oder ist gestorben; Kühle, Kälte. Die Jahreszeit steht für das Lebensalter.
- fallen sehen (Schneegestöber): verspricht Nachrichten, die ein besseres Los für die Zukunft verheißen.
- über der Landschaft sehen: verheißt ein trautes Heim.
- Schneesturm: kündet schwere Zeiten an, die man jedoch gut überstehen wird.
- Schneeball oder Schneeballschlacht: man sollte sich nicht zu bösen Taten verlocken lassen.
- Schneemann sehen: man wird einen kühlen Liebhaber bzw. eine kühle Liebhaberin finden.
- Schneemann bauen: vorübergehend sollte man bis ans Herz eiskalt sein.

Schneiden
- bedeutet je nach Erfolg des Schneidens Trennung oder Glück in der Liebe.
- von Eßwaren, um sie genießen zu können: bedeutet Erfolg für ein Vorhaben.
- anderer Sachen: kündet eine Trennung oder Entfremdung an.
- sich selbst: man ist sich der Gewagtheit eines Unternehmens bewußt und tut es dennoch, wobei man auch gründlich hereinfällt.
- in Kinderträumen: Kastrationsangst.

Schneider/Schneiderin
- bei der Arbeit sehen: mahnt an das Sprichwort «Kleider machen Leute».
- bei ihm oder ihr arbeiten lassen: man weiß sich in einer Sache nicht zu helfen.
- für sich selbst Kleider anfertigen: verspricht einen schönen Erfolg, besonders in der Liebe.
- für andere Kleider anfertigen: verheißt eine gute Aussteuer für sich oder die Kinder.

Schnittlauch
- sehen oder essen: an einer bisher belanglos oder langweilig erscheinenden Sache wird man Geschmack gewinnen.

Schnupftabak
- sehen oder schnupfen: bedeutet Verdruß.

Schnupftuch
- sehen: man wird in arge Verlegenheit geraten.
- nicht finden können: andere werden durch einen in Verlegenheit gebracht.

Schnur
- durch gute Miene zum bösen Spiel wird man zum Zuge kommen.
- um ein Paket aufknoten: man wird eine freudige Überraschung erleben.
- aufschneiden oder aufreißen: kündet ein böse Enttäuschung an.
- schön aufgerollt sehen: man wird eine langweilige Sache erleben.
- auf einem durcheinander geratenen Knäuel sehen: deutet auf verworrene Verhältnisse hin.
- Schnurknäuel entwirren: zu einem bösen Spiel wird man gute Miene machen müssen.
- als Schmuckgegenstand: man wird geliebt und geachtet werden.

Schnurrbart
- bei einem Mann sehen: ein bisher für einen Helden gehaltener Mann entpuppt sich als ein armseliger Tropf.
- bei einer Frau sehen: bedeutet im Männertraum, daß man bei seiner Frau, Braut oder Liebsten nichts zu lachen haben wird; im Frauentraum: vor einer gewissen Freundin muß man sich in acht nehmen.
- küßt eine Frau im Traum einen Mann mit einem Schnurrbart: sie hat oder bekommt einen Pantoffelhelden zum Mann oder Liebsten.

Schober (Heu-)
- man befindet sich in einer günstigen Lage.

Schöffe
- sein: bedeutet Zeitverlust.

Schokolade
- sehen oder essen: bringt Kraft und Gesundheit.
- geschenkt bekommen: verheißt einen guten Kameraden.
- jemandem schenken: mit Speck fängt man Mäuse.

Schornstein
- einer Fabrik: bedeutet Wohlstand.

Schornsteinfeger
- Symbol für Glück.
- einem begegnen: Glück, besonders in der Liebe.
- mit einem zusammenstoßen und sich mit Ruß beschmutzen: ein heimliches Liebesabenteuer wird herauskommen.

Schoten
- aufbrechen: man wird eine Entdeckung machen.
- essen: man wird einen schlichten Menschen kennenlernen.

Schrank
- Symbol für den eigenen Körper, das je nach Sachlage mit dem Schrank gemeinsam gute oder schlechte Ratschläge gibt.
- sehen: man soll etwas aufbewahren, das man wegwerfen oder vernichten möchte, da man es noch nötig gebrauchen wird.

Schraube
- sehen: was man hat, soll man festhalten.
- eindrehen: man wird eine dauerhafte Verbindung zu einem anderen herstellen.
- eine lockere: eine nützliche Verbindung droht in die Brüche zu gehen.
- verlieren: bedeutet den Verlust einer nützlichen Verbindung.

Schraubstock
- einen sehen oder andere daran arbeiten sehen: man wird in eine arge Klemme geraten.
- selbst daran arbeiten: aus einer Klemme wird man sich befreien können.

Schreiben
- selbst schreiben: in einer Sache sollte man sich nicht auf lose Abmachungen einlassen.
- jemanden schreiben sehen: man sollte sich in einer Angelegenheit nicht zu sehr festlegen oder festlegen lassen, was später bereut würde.

Schreibfeder
- mit einer schreiben: baldige gute Nachricht.

Schreibmaschine
- sehen: man ist in seinen Auffassungen zu altmodisch.
- auf einer schreiben: verspricht Erfolg auf neuen Wegen.

Schreibzeug
- sehen: man wird an die Erledigung eines wichtigen Briefes erinnert.
- darin keine Tinte finden: eine Vergeßlichkeit wird man büßen müssen.

Schreiten
- man wird geebnete Wege vorfinden.

Schröpfen
- Freuden werden von kurzer Dauer sein.

Schublade
- offen und leer sehen: Warnung vor einem Diebstahl.

Schuh
- eindeutiges weibliches Sexualsymbol.
- sehen: in nächster Zeit wird man viele Laufereien haben.
- neue bequeme Schuhe anziehen und tragen: verheißt einen erfolgreichen Gang.
- alte zerrissene anziehen und tragen: kündet einen erfolglosen Gang an.
- ein zu enger: deutet auf einen beschwerlichen oder schwierigen Gang hin.
- einen verlorenen finden: man wird eine Bekanntschaft machen.
- ist der verlorene gut und unbeschädigt: aus einer Bekanntschaft wird eine gute Kameradschaft oder Partnerschaft.
- ist der verlorene alt oder zerrissen: man wird wenig Freude an einer gemachten Bekanntschaft erleben.
- Schuhe kaufen: es werden einem Versprechungen gemacht.

Schuhmacher
- einen bei der Arbeit sehen: mahnt, einen vorgesehenen wichtigen Gang gut vorzubereiten.
- bei einem arbeiten lassen: ein aussichtslos erscheinender Gang führt durch die Vermittlung eines Freundes doch noch zum Erfolg.

Schulden
- machen oder haben: warnt vor falschen Freunden.

Schule
- das Leben wird einem neue Prüfungen auferlegen.
- sehen: man ist im Begriff, eine bereits einmal begangene Dummheit zu wiederholen und sollte aus einer Erfahrung lernen.

Schüler
- sehen: ein dummer Streich soll einem gespielt werden.

Schürze
- auf einen zukommende Unannehmlichkeiten müssen heimlich und mühsam verdeckt werden.
- Arbeitsschürze eines Mannes sehen: bedeutet im Männertraum: man wird viel zu tun bekommen; im Frauentraum: man wird mit einem Mann viel Plage haben.
- Arbeitsschürze einer Frau sehen: bedeutet im Männertraum Ungemütlichkeit zu Hause; im Frauentraum viel Mühe und Arbeit.
- Zierschürze einer Frau sehen: der dies träumende Mann ist ein Schürzenjäger und wird dabei hereinfallen; die dies träumende Frau wird ein Geschenk oder einen angenehmen Besuch erhalten.

Schüssel
- eine leere sehen: die Hoffnung auf eine Einladung oder ein erwarteter Besuch verwirklicht sich nicht.
- eine gefüllte sehen: man wird eine Einladung erhalten oder Besuch bekommen.
- fallen lassen oder zerbrechen: man wird neuen geselligen Verkehr finden, der einem Glück und Vorteile bringt.

Schützengraben
- sehen: bedeutet im Männertraum, daß eine Einberufung zum Militärdienst bevorsteht oder daß man sich mit Dingen beschäftigen wird, welche die Landesverteidigung betreffen; im Frauentraum: der Mann oder Liebste muß zum Militär oder ähnlichem Dienst.
- siehe auch Schlacht.

Schwager/Schwägerin
- sehen: bedeutet Unruhe durch die Verwandtschaft.

Schwalbe
- fliegen sehen: verheißt Glück in der Liebe.
- auf Drähten sitzen sehen: verheißt eine Zusammenkunft mit dem oder der Liebsten; bei Verheirateten: Wiedersehen mit einer Jugendliebe.
- zwitschern hören: kündet einen Liebesbrief oder eine entsprechende Botschaft an.

Schwalbennest
- sehen: verheißt häusliches Glück.
- bauen sehen: bedeutet Gründung eines eigenen Hausstandes, bei Verheirateten Verschönerung des eigenen Heimes.
- mit Eiern sehen: kündet ein Baby oder sogar Zwillinge an, bei älteren Personen Enkelkinder.
- mit Jungen sehen: verspricht Freude durch Kinder.
- Alte ihre Jungen darin füttern sehen: verrät Sehnsucht nach Kindern oder Kindeskindern.

Schwalbennest (Fortsetzung)
- ausnehmen oder zerstören: man wird sich selbst um Glück und Frieden bringen.
- andere eines ausnehmen oder zerstören sehen: Glück und Frieden der eigenen Häuslichkeit sind durch andere bedroht.
- jemanden daran hindern, eines auszunehmen oder zu zerstören: wohlwollende Menschen werden einem in der Not helfen.

Schwamm
- zum Waschen sehen: man sollte gegen üble Nachrede trotz Unbekümmertheit angehen, da man sich sonst die Gunst einer wichtigen Persönlichkeit verscherzt.
- sich mit einem waschen: man wird eine Verleumdung widerlegen.

Schwan
- sehen: glückhaftes Symbol für eine schöne und stolze Liebe.
- füttern: man wird einen Menschen finden, der einem fürs ganze Leben ein treuer Kamerad bleiben wird.
- ein singender: bedeutet Tod.

Schwanger
- die Frau erwartet Neues vom Leben, wenn sie sich schwanger sieht; der Mann überträgt eigene neue Pläne auf ein anderes Objekt.
- sein: ein Wunsch wird in Erfüllung gehen.
- andere so sehen: verheißt materielles Glück.

Schwanz
- Ausklang einer Episode, meist rein sexuell zu verstehen.
- Tier mit einem langen sehen: in einer Sache wird es endlose Scherereien geben.
- ein Tier daran fassen: man packt eine Sache am verkehrten Ende an.
- ein Tier damit wedeln sehen: bedeutet Freude.

Schwefel
- sehen: bedeutet Krankheit.
- etwas damit ausräuchern: man wird im Hause Ordnung machen.

Schwein
- Rückschlüsse auf sich selbst, manchmal auch auf andere.
- sehen: verheißt Glück im allgemeinen und im Spiel im besonderen.
- schlachten: verspricht einen materiellen Erfolg auf Kosten oder durch Verrat eines anderen, der die innere Ruhe gefährdet und dadurch keine rechte Freude bereitet.
- Fleisch von einem essen: in einer Sache wird man guten Erfolg haben.

Schweiß
- bedeutet für Kranke Genesung.

Schwer
- tragen: man wird Beschwerden haben.

Schwert
- verheißt Ehre und Ruhm.

Schwester
- stellt bei Frauen den eigenen Schatten dar, bei Männern: die weibliche Komponente im Mann bringt eine neue Seite.
- seine eigene sehen: verheißt gute Gesundheit.

Schwester (Fortsetzung)
- sich von ihr verabschieden: man ist in einer Angelegenheit ganz auf sich allein angewiesen.
- sie sterben sehen: bringt eine Verschlechterung der Lage.

Schwiegermutter/Schwiegervater
- sehen: bedeutet Streit.

Schwimmen
- selbst schwimmen: man wird zum Ziel gelangen.
- andere schwimmen sehen: in einer Angelegenheit muß man sich mit anderen bereden.

Schwindel
- man wird falsche Gerüchte beseitigen.

Schwindsucht
- man wird auf ein kärgliches Einkommen angewiesen sein.

Schwur
- siehe Eid.

See (Binnen-)
- neue Entscheidungen drängen sich auf.
- einen sehen: man wird mit einem Menschen zusammentreffen, auf den der Ausspruch zutrifft «Stille Wasser sind tief».
- in einem baden oder darauf fahren: der vorgenannte Ausspruch ist auf sich selbst anzuwenden.
- Seefahrt: bringt Glück.
- Seehafen: man lebt in Ruhe und Zufriedenheit.
- Seeräuber: man wird in einer Sache zum Ziel kommen.
- Seeschlacht: ein Geschäft wird einem Freude bereiten.
- Seesturm: bedeutet Kummer.

Seelen
- von Seelen träumen: man wird mit guten Menschen zu tun haben.
- Seelenmesse: in einer verfänglichen Sache wird man Gnade finden.

Segelboot/Segelschiff
- mit gesetzten Segeln fahren sehen: deutet auf eine günstige Zeit zur Verwirklichung von großen Plänen hin.
- auf einem fahren: große Pläne wird man durch eine außerordentliche Gelegenheit oder andere günstige Umstände bald durchführen können.
- bei Windstille mit schlaffen Segeln dahintreiben sehen: deutet auf eine ungünstige Zeit zur Verwirklichung großer Pläne hin.
- bei Windstille darauf fahren: ein hochfliegender Plan wird sich nicht verwirklichen lassen.
- vor Anker sehen: kündet die Entstehung hochfliegender Pläne für die nächste Zukunft an.
- im Sturm sehen: bei der Durchführung hochfliegender Pläne wird man durch mißliche äußere Umstände stark behindert werden.
- im Sturm auf einem sein: hochfliegende Pläne lassen sich nur unter großen Opfern verwirklichen.
- kentern sehen: ein hochfliegender Plan wird sich bald als undurchführbar erweisen.

Segelboot/Segelschiff (Fortsetzung)
- auf einem kenternden sein: für die Verwirklichung eines hochfliegenden Planes wird man große Opfer umsonst bringen.

Segen/Segnen
- bedeutet langes Leben, oder man wird unerwartet zu Geld kommen.

Seide
- sehen: verheißt eine angenehme und wohlhabende Umwelt.
- herstellen: man wird viele Freunde haben, die sich sehr wohl bei einem fühlen.

Seife
- man fühlt sich angegriffen und versucht, sich zu verteidigen; Vorsicht vor Hinterlist.
- sehen: mahnt, auf seinen Ruf zu achten.
- benutzen: man wird grundlos verdächtigt.

Seifenblasen
- sehen: man hüte sich vor Illusionen, weil es bittere Enttäuschungen geben kann.
- herstellen: eine Illusion wird zu einer Enttäuschung führen.

Seil
- durch starke sexuelle Bindung (Hörigkeit) hervorgerufener Angsttraum.
- sehen: bedeutet eine Bindung.
- spannen oder etwas damit festbinden: das Bemühen um die Herstellung einer Verbindung zu einer Sache oder zu einem Menschen wird vergeblich sein.
- lösen: man wird jemanden durch Toleranz für sich gewinnen.

Seiltänzer
- sehen: warnt vor gewagten Unternehmungen.
- abstürzen sehen: ein gewagtes Unternehmen geht schlecht aus.
- selbst einer sein: das seelische Gleichgewicht wird bedroht.
- selbst als solcher abstürzen: man wird einen schweren seelischen Konflikt erleben.

Sekt
- deutet einen Ausbruch aus der auferlegten Disziplin an; oft sexuell zu verstehen.
- sehen: bedeutet ein Glück von kurzer Dauer.
- alleine trinken: man findet in seiner Umgebung kein Verständnis.
- in Gesellschaft trinken: kündet einen fröhlichen Zeitvertreib an.
- eine Sektflasche zerbrechen: ein stürmisches Erlebnis steht bevor.

Seligsprechung
- Güte wird belohnt werden.

Semmel
- bedeutet Glück und Segen.
- Semmelkrumen: verheißt viel Geld.
- Semmelmehl: bedeutet Ansehen und Anerkennung.

Senf
- man wird verworrene Geschäfte machen.

Senkblei
- geschäftliche Erfolge gehen zurück.

Sense
- sehen: die Zeit der Erfüllung eines lange gehegten Wunsches ist gekommen.

Sessel
- deutet auf eine langwierige Krankheit hin.

Sichel
- das Symbol drückt Lebensangst aus, die man überwinden muß.
- eine sehen: auch kleine Gewinne sollen nicht mißachtet werden.
- mit einer arbeiten: bedeutet kleinen Gewinn bei mühevoller Arbeit.

Sieb
- sehen: mahnt zur Unterscheidung des Guten vom Schlechten.
- benutzen: man wird jemandem Rechenschaft über sein Tun und Lassen ablegen müssen.
- damit Wasser oder andere Flüssigkeit zu schöpfen versuchen: es wird einem nicht gelingen, etwas mit untauglichen Mitteln zu erreichen.

Sieg/Siegeszeichen
- in nächster Zeit steht einem wenig Glück zur Seite.

Siegel
- sehen: durch eine vollendete Tatsache wird man sich in das Unabänderliche fügen müssen.
- etwas mit einem verschließen: man wird eine Sache zu einem guten Abschluß bringen.
- Siegellack oder -wachs: durch Aufträge oder Bestellungen wird man zu tun bekommen.

Signalpfeife
- sehen oder hören: warnt vor einer Gefahr.
- selbst auf einer spielen: man hat Angst um eine nahestehende Person.

Silber
- unverarbeitetes, in Minen, eingeschmolzen oder in Barren: verheißt Reichtum.

Singen
- alte Geschehnisse werden stimmungsmäßig in Erinnerung gebracht.
- ein frohes hören: kündet gute Nachrichten an.
- ein trauriges hören: es sind schlechte Nachrichten zu erwarten.
- selbst singen: man wird von jemandem mit kritischen Augen schonungslos beobachtet.
- in Gemeinschaft mit anderen singen: verspricht viele anhängliche Freunde und Freundinnen.

Sinken
- in die Tiefe: bedeutet innere Haltlosigkeit.

Sirup
- man soll keinen Unsinn machen.

Sitzen
- auf einem Nachttopf: man wird einen Gewinn erzielen.
- auf dem Thron: der Besitz eines Hauses steht in Aussicht.

Sitzungssaal
- sehen: Beziehungen zu einem bestimmten Menschenkreis werden demnächst von besonderer Bedeutung für einen sein.

Ski
- sehen: warnt vor einem abschüssigen Weg.
- fahren: man kommt in einer Sache schneller hinunter als hinauf.
- andere fahren sehen: durch schlechtes Beispiel wird man von seinem Weg abgebracht.

Sklave
- sehen: man ist Sklave einer Leidenschaft oder Neigung, wodurch man Nachteile oder Schaden haben wird, wenn man nicht dagegen ankämpft.
- sein: in einem Vorhaben wird man seinen eigenen Weg gehen, ohne sich um den Widerstand anderer zu kümmern.

Skorpion
- sehen: kündet heimliche Feindschaft an.
- von einem gestochen werden: durch eine heimliche Feindschaft wird man schwer geschädigt werden.

Smoking
- im Männertraum sehen: es wird eine zärtliche Verabredung geben.
- im Frauentraum: die Zeit eines zärtlichen Wiedersehens kann kaum erwartet werden.

Sofa
- sehen: man wird an die «gute alte Zeit» erinnert werden.
- auf einem sitzen: mit einem alten Bekannten wird man liebe Erinnerungen austauschen.

Sohn
- innere Reklamation, daß mit dem eigenen Innenleben etwas nicht stimmt, wenn nicht eine direkte Mahnung vorliegt, auf den eigenen Sohn zu achten.
- seinen eigenen sehen: greift sehr oft in das Gebiet der Gedankenübertragung des Hellsehens und des «Fernfühlens» ein. Hierbei kommt es sehr auf die Einzelheiten des Traumbildes an; im allgemeinen stehen die Umstände, unter denen Mutter oder Vater den Sohn sieht, in Beziehung zur Wirklichkeit.

Soldat
- dringende innere Aufforderung, sich im Leben einzuordnen und Disziplin zu halten.
- einen sehen oder mit einem verkehren: bedeutet im Frauentraum eine vorübergehende Liebelei; im Männertraum: unruhige Tage stehen bevor.
- viele Soldaten bei einer Parade sehen: kündet eine freudige Überraschung an.
- marschieren sehen: bringt eine bedrückende Veränderung.
- exerzieren sehen: bringt Unannehmlichkeiten durch Vorgesetzte, Behörden oder höherstehende Personen.
- im Krieg sehen: kündet eine heftige Auseinandersetzung, Streit und Zank mit anderen an.

Sommer
- Potenzangabe wie bei Frühling, Herbst und Winter; Jahreszeiten stellen Perioden im Leben dar.
- Sommersprossen: man fühlt sich irgendwie belastet und fürchtet, daß die Umwelt einem Fehler, Laster oder Vergehen ansehen könnte.

Sonne
- starkes Energiesymbol; bei Schwerkranken aber sind Träume von zu viel Sonne und Licht ein schlechtes Zeichen.

Sonne (Fortsetzung)
- golden und schön aufgehen sehen: verheißt ein besonders glückliches Ereignis.
- blutrot aufgehen sehen: man wird in nächster Zeit einen harten Kampf ausfechten müssen.
- hell am Himmel leuchten sehen: verheißt in jeder Beziehung sehr gute Tage.
- blutrot am Himmel stehen sehen: eine schwere Zeit steht bevor.
- ins Zimmer scheinen sehen: bringt glückliche Stunden daheim.
- im Wasser spiegeln sehen: bedeutet ein Scheinglück, einen Scheinerfolg oder ein leeres Versprechen.
- hinter Wolken verschwinden sehen: kündet vorübergehenden Kummer an.
- sich am Himmel anormal schnell fort- oder hin- und herbewegen oder herabstürzen sehen: bedeutet eine herannahende Katastrophe.

Sonnenfinsternis
- kündet schwerwiegende Ereignisse an, die große Verluste bringen können.

Spagat
- ein Versprechen sollte man einhalten.

Spargel
- eindeutig als sexuelles Symbol zu bewerten.
- sehen: kündet ein leidenschaftliches Erlebnis an.
- essen: bringt Reue über ein Erlebnis, bei welchem mit einem die Leidenschaft durchgegangen ist.

Spaten
- verheißt mühevolle Arbeit.

Spatz
- man achtet zu sehr auf üble Klatschereien und vermag nicht mehr klar zu trennen.
- sehen: verheißt anhängliche Freunde.
- zwitschern hören: kündet ein geselliges Zusammensein im Freundeskreis an.

Spazierengehen
- bringt viel Arbeit und wenig Ruhe.

Speck
- steht oft in bezug auf Schwein; bedeutet im übrigen ein dickes Fell, Unempfindlichkeit; der Egoismus behauptet sich.
- sehen: warnt vor selbstsüchtigen Lockungen anderer.
- essen: man wird ungewollt einer Lockung erliegen.

Speichel
- sehen: bedeutet Betrug oder Zank.

Speisekammer/Speisezimmer
- Unternehmungen sind von Gefahr bedroht.

Speisewagen
- sehen: verspricht Vorteile durch eine Reise, die man selbst unternimmt oder die von einem anderen für oder zu einem unternommen wird.
- in einem essen: in einer schwebenden Angelegenheit kann man das Nützliche mit dem Angenehmen verbinden.

Sperling
- siehe Spatz.

Spicken
- mit Speck: bedeutet glücklichen Hausstand.

Spiegel
- der Versuch, mit sich selbst ins reine zu kommen, scheitert oder führt zu Erkenntnissen.
- sehen: mahnt zur Selbsterkenntnis.
- sich selbst in einem sehen: man wird einen Fehler an sich erkennen oder auf einen solchen hingewiesen werden.
- einen blinden sehen: man hält sich für einen Engel.
- einen zerbrochenen sehen oder einen zerbrechen: in einer Sache wird man eines Besseren belehrt.
- anfertigen sehen: bedeutet Verrat.

Spiel
- Leichtsinn und falsche Einstellung führen nicht zum Ziel.
- Vergnügungs-, Pfänder-, Ballspiel im Freien und dergleichen: man wird geneckt und gefoppt werden.
- Kartenspiel, Skat und dergleichen: man nimmt eine harmlose Sache schrecklich ernst.
- Würfelspiel: durch eigenen Leichtsinn oder schlechten Rat anderer wird man einen empfindlichen Verlust erleiden.
- Billardspiel: ein gewünschtes Zusammentreffen mit jemandem stößt auf große Schwierigkeiten.
- Unterhaltungsspiel mit Nachdenken oder Geschicklichkeit, Brettspiel, Domino, Kugelspiel und dergleichen: mit dem Freund oder der Geliebten künden sich Schwierigkeiten oder Differenzen an.
- Glücksspiele: bringen eine Enttäuschung, die den Ärger nicht wert ist.

Spieß
- eine Freundschaft wird getrennt werden.

Spinat
- bedeutet Gesundheit.

Spinne
- Mahnung zur Vorsicht mit sich selbst, besondere Vorsicht ist im Umgang mit Frauen geboten; auch sind Gehirnreizungen möglich.
- sehen: Glück oder Gut hängt am seidenen Faden.

Spinnen
- mit dem Spinnrad: bedeutet Hochzeit.

Spinnengewebe
- sehen: zwischen sich und anderen gesponnene zarte Fäden oder demnächst zu spinnende soll man vor fremden Augen geheimhalten, da sie sonst leicht zerstört werden können.
- vernichten: durch Unachtsamkeit wird man zwischen sich und anderen gesponnene zarte Fäden selbst zerstören.

Spinnrad
- sehen: kündet ein Ereignis an, das schnell vorüber sein, einen aber noch lange beschäftigen wird.

Spion
- Warntraum; man versucht, heimlich und hinterrücks gegen einen vorzugehen.

Spital
- eine Umstellung im Leben muß bald erfolgen, unter Umständen durch einen schmerzhaften Eingriff.
- sehen: kündet eine Besserung der Verhältnisse an.
- sich als Kranker in einem befinden: ein Plan oder Vorhaben sollte noch einmal genau überdacht werden, da das damit erstrebte Ziel gefährdet ist.
- in einem arbeiten: die Verbindung mit gewissen Menschen hemmt die Erreichung eines bestimmten Zieles.

Spitzen
- sexueller Reiztraum, vor allem bei Wäschespitzen.
- für Wäsche oder Kleider sehen: kündet eine bittere Enttäuschung durch andere an.
- tragen: man täuscht sich in einer Angelegenheit.

Sporen
- sehen: bedeutet Hindernisse und Schwierigkeiten.
- tragen: man will etwas erzwingen, was sich nicht erzwingen läßt.

Springbrunnen
- sehen: deutet auf ein kostspieliges Vergnügen hin.
  von einem bespritzt werden: ein Vergnügen wird mit einem bösen Mißklang enden.

Spritze
- sehen: kündet eine unerfreuliche Überraschung an.
- mit einer spritzen: eine gutgemeinte Tat erntet üblen Lohn.
- von einer bespritzt werden: man wird in einer Sache vom Regen in die Traufe kommen.

Spucken
- andere anspucken: bedeutet Ärger und Geldverlust.
- selbst bespuckt werden: bedeutet Glück und Erfolg.

Stab/Stecken/Stock
- sexuelles Symbol; Wunschtraum, besonders von Frauen erlebt.
- sehen: warnt vor der Unzuverlässigkeit anderer.
- sich auf einen stützen: jemand, auf den man sich verlassen zu können glaubt, wird versagen.
- mit einem geschlagen werden: man wird, verdient oder unverdient, einen Denkzettel bekommen.
- einen zerbrechen: bedeutet ein Zerwürfnis.

Stachel
- sexueller Traum, wobei Perversionen nicht ausgeschlossen sind.
- sehen: verheißt des oder der Widerspenstigen Zähmung.
- sich an einem verletzen: er oder sie wartet sehnsüchtig.

Stachelbeeren
- sehen: man wird demnächst merken, daß es keine Liebe ohne Zank gibt.
- pflücken oder essen: verspricht süßen Liebeslohn für geduldiges Ausharren.

Stacheldraht
- sehen: man erfreut sich beim anderen Geschlecht besonderer Beliebtheit oder hat mehr als einen Verehrer oder eine Verehrerin.

Stacheldraht (Fortsetzung)
- an einem hängen bleiben oder sich verletzen: man nascht an mehreren Liebesblüten zugleich.

Stadt
- man wünscht sich, in größerem Maß Geselligkeit erleben zu können.
- eine große sehen: bringt Unruhe ins Leben.
- eine kleine sehen: verspricht eine geruhsame und behagliche Zeit, wenn man sich von Klatschereien fernhält.

Standesamt
- sehen: deutet auf familiäre Schwierigkeiten in der nächsten Zeit hin.
- auf einem eine Trauung sehen (im Traum von Unverheirateten): eine erhoffte Ehe kommt nicht zustande, oder man wird noch lange bis zur Heirat warten müssen.

Star
- Augenkrankheit: man wird über etwas Gewißheit bekommen.
- Bühnen- oder Filmberühmtheit: man ist stark von Leichtsinn getrieben.
- Vogel: man sollte nicht so viel Geschwätz machen.

Staub
- man sehnt sich nach Natürlichkeit und Einfachheit und nimmt dafür Unannehmlichkeiten in Kauf.
- sehen: es stehen unerquickliche und verdrießliche Tage bevor.
- verursachen: man wird sich oder anderen die Stimmung verderben.
- schlucken oder staubig werden oder sein: man bekommt es mit mürrischen und verdrießlichen Menschen zu tun.

Staubsauger
- sehen: durch eine zu erwartende Ärgerlichkeit soll man sich nicht die Laune verderben lassen.
- gebrauchen: einem mürrischen Menschen wird man ordentlich den Kopf waschen.

Stecken
- siehe Stab.

Stecknadel
- sehen: bringt allerlei Sticheleien.
- suchen und nicht finden: bringt eine Aufregung.
- mit einer etwas feststecken: eine neu hergestellte Verbindung, auf die man große Hoffnungen setzt, wird nicht von Dauer sein und die Hoffnungen nicht erfüllen.
- sich mit einer stechen: eine dumme verflossene Sache wird von jemandem wieder in Erinnerung gebracht.

Stehlen
- bestohlen werden: bedeutet günstige Transaktionen.

Steigbügel
- man wird sein Ziel erreichen.

Stein
- sehen: man wird es mit einem dickköpfigen Menschen zu tun bekommen.
- mit einem werfen: man wird sich über die Dickköpfigkeit eines anderen ärgern.
- mit einem beworfen werden: man ist selbst ein Dickkopf.
- einen zerkleinern: man wird seinen Willen durchsetzen.

Stempel
- man wird seine Position befestigen.

Sterben
- mit etwas aufräumen oder endgültig Schluß machen wollen; innerlich ist man mit einer Sache fertig, wenn man daran im Traum stirbt.

Stern
- Ausweitung der Lebensziele, die eigenen Pläne werden vielfältiger.
- am Himmel sehen: verheißt gute und erfolgreiche Tage.

Sternschnuppe
- fallen sehen: verspricht Erfüllung eines Lieblingswunsches.

Steuer
- eines Bootes oder Schiffes sehen oder führen: in einer Sache ist man auf dem falschen Weg.
- zahlen müssen, einen Steuerbescheid erhalten oder sonstwie mit der Steuerbehörde zu tun haben: man wird es demnächst als bitter empfinden, daß man nicht sein eigener und freier Herr ist.

Sticker/Stickerin
- man wird gute Einnahmen haben oder Geschicklichkeit beweisen.

Stickerei
- sehen: mahnt in einer bestimmten Sache zur Zurückhaltung.
- anfertigen oder tragen: durch zu starkes Vordrängen in einer Angelegenheit wird man unliebsames Aufsehen erregen.

Stiefbruder/Stiefschwester
- sehen: bedeutet Störung des häuslichen Friedens.

Stiefel
- hohe mit Schaft sehen: kündet einen beschwerlichen Gang an.

Stiefeltern
- Mutter oder Vater: bedeutet Unglück oder Störung des Lebensablaufs.
- von Störungen durch Stiefeltern träumen, wenn dies in Wirklichkeit nicht der Fall ist: man wird sich den Launen eines Fremden wohl oder übel fügen müssen.

Stiege
- sehen: mahnt, auf seinen gefährdeten Ruf zu achten.
- hinaufsteigen: man wird in schlechten Ruf kommen.
- hinabsteigen: man ist herzlich willkommen bei Menschen, die man demnächst aufsuchen wird.
- hinunterfallen: man wird seinen ramponierten Ruf wiederherstellen können.

Stiegenhaus
- eine Standesveränderung bahnt sich an.

Stier
- stärkstes Ursymbol für Männlichkeit und Kraft; beim Mann Potenztraum, bei der Frau oft Wunschtraum.
- einen sehen, kaufen oder besitzen: verheißt einen wohlhabenden Freund oder Gönner oder einen materiellen Vorteil.
- einen töten, schlachten lassen oder verkaufen: bedeutet den Verlust eines wohlhabenden Freundes oder Gönners oder materiellen Verlust durch eine große Torheit.

Stier (Fortsetzung)
– einen Stierkampf sehen: warnt vor Einmischung in die Streitigkeiten Stärkerer oder deren Vermittlung, da der Streit auf dem eigenen Rücken ausgetragen werden wird.

Stock
– siehe Stab.

Stockfisch
– essen: bedeutet Krankheit.

Stoff
– man wird in Geschäften glückliche Erfolge zu verzeichnen haben.

Stolpern
– ohne hinzufallen: man wird vor einem Unglück bewahrt werden.

Storch
– Fruchtbarkeitssymbol; Wunsch- und Sehnsuchtstraum.
– sehen: bringt ein Baby ins Haus.
– junge Störche im Nest sehen: man wird mit einem Kindergarten, Kinderheim oder dergleichen zu tun bekommen.

Strafe
– empfangen: bedeutet baldiges Glück.

Strahlen
– sehen: bringt gute Gesundheit.

Strandbad
– sehen oder in einem sein: kündet viel Abwechslung in nächster Zeit an.

Strang/Strick
– man wird wortbrüchig werden.

Straße
– Traum erotischer Prägung; Mahnung, sich nicht einfach wegzugeben.
– eine belebte in einer Stadt sehen oder darin gehen: bringt vielerlei interessante Neuigkeiten.
– eine kleine enge und wenig belebte: bringt Klatschereien.
– durch menschenleere Straßen einsam gehen oder irren: kündet eine böse Überraschung an, bei der man völlig auf sich angewiesen ist.

Straßenbahn
– sehen: man wird an eine wichtige noch zu erledigende Besorgung erinnert.
– fahren: vorläufig bleibt alles beim alten; der Traum von Reichtum und Liebe wird sich vorerst nicht erfüllen.

Strauch
– sich darin verstecken: man wird in Gefahr kommen.
– jemanden in einem versteckt sehen: man wird ein Geheimnis entdecken.
– einen brennenden sehen: kündet ein wichtiges Ereignis an.

Strauß (Blumen-)
– sehen, binden, schenken oder geschenkt bekommen: kündet eine Liebes- oder Freundschaftserklärung an.
– liegenlassen, verlieren oder beschädigen: eine Liebes- oder Freundschaftserklärung wird einseitig bleiben.

Streit
– erleben: bedeutet bevorstehende Versöhnung.

Strick
– maßgeblich ist, ob es sich um einen Haltestrick oder eine Fesselung handelt, immer aber ist es Bindung, die lästig oder rettend sein kann.

Stricken
– sehen: man wird in eine langweilige und langwierige Angelegenheit verwickelt werden.
– selbst stricken: man wird etwas kompliziert erledigen, was einfach zu bewältigen gewesen wäre.

Stroh
– meist Zeichen für innere Beunruhigung, aber Furchtlosigkeit in der Gefahr.
– ausgedroschenes in Bündeln oder Haufen sehen: man wird durch andere um einen wohlverdienten Lohn gebracht werden.
– auf solchem lagern oder schlafen oder es hierfür verwenden: deutet auf knappe Zeiten hin.
– kleingeschnittenes zum Viehfüttern (Häcksel) sehen: verkündet Hunger und Not.
– Strohsack: man wird in Not geraten.

Strohhut
– tragen: man wird in der Liebe betrogen.
– einen neuen sehen: man wird bald große Pläne machen.
– einen alten sehen: einen schönen Plan wird man resigniert aufgeben.

Strom
– sehen: kündet wichtige, meist ungünstige Veränderungen an.
– mit ihm fahren, schwimmen oder treiben: durch die Gefahr, wider seinen Willen in unglückliche Ereignisse hineingezogen zu werden, wird man viel Unruhe und Sorge erleben, auch wenn man nicht selbst unmittelbar davon betroffen ist.
– gegen ihn fahren, schwimmen oder ankämpfen: kündet schwere Lebenskämpfe an.
– von ihm abgetrieben werden: Elend und Not sind zu erwarten.

Strumpf
– als sexuelles Symbol zu verstehen, meist in Beziehung auf das Strumpfband; häufiger Wunschtraum.
– sehen: kündet ein ungestörtes Schäferstündchen an.
– verlieren: ein Schäferstündchen wird gestört, oder es hat unruhige Tage zur Folge.
– Strumpfband: bedeutet Liebesglück.

Stube
– sehen oder sich darin aufhalten: man wird nicht mehr lange in seinem jetzigen Heim bleiben.

Student/Studentin
– sehen oder damit verkehren: kündet die Gesellschaft eines fröhlichen, lebensprühenden Menschen an.

Stuhl
– sehen: verheißt Ruhe und Erholung.
– auf einem sitzen: kündet eine Zeit rastlosen Mühens und Strebens an.

Sturm
- von einem geschützten Ort aus um sich toben sehen : bringt die Gefährdung der Existenz, einer Verbindung oder sonstigen wichtigen Angelegenheit.
- ihn heulen hören : bringt böse Nachrichten.
- darin sein und mit ihm kämpfen : bringt große Schwierigkeiten und Verluste.

Sturz
- sehen oder selbst stürzen : ein Vorhaben oder das Vorwärtskommen wird unerwartet gehemmt.

Sülze
- bedeutet Erhaltung der Gesundheit.

Sumpf
- Angsttraum, daß Leidenschaften überhandnehmen und man keine Lenkung mehr haben könnte.
- sehen : ein Plan oder ein bereits begonnenes Unternehmen sollte aufgegeben werden, ehe es zu spät ist, da der eingeschlagene Weg nur Unheil, Mißerfolg und Sorgen bringt.
- in einen hineingeraten und nur schwer darin vorwärtskommen : bedeutet eine Zeit anstrengenden Schaffens und schwerer Kämpfe.
- in einem völlig steckenbleiben : ein Plan wird völlig mißlingen, oder man wird einen schweren Rückschlag erleiden.

Suppe
- wenn man Suppe nicht liebt, symbolisiert sie das Bewußtsein, etwas bis zum bitteren Ende auslöffeln zu müssen.
- sehen, zubereiten oder essen : verheißt sorglose Tage.

Süßholz
- mit der Liebe treibt man sein Spiel.

Tabak
- die Männlichkeit ist stark herausgestrichen; Zigarren und Pfeifen sind rein sexuelle Symbole.
- Pflanzen, Blätter oder Tabak roh sehen: kündet eine bevorstehende Wandlung der Ansichten an.
- in der Pfeife rauchen: man wird unnütze Pläne machen.

Tabakpfeife
- sehen: kündet den Besuch eines alten Freundes an.
- rauchen: man wird die überraschende Entdeckung machen, daß es auch zu Hause sehr gemütlich sein kann.

Tafel
- in der augenblicklichen Lage könnte man einen guten Rat dringend gebrauchen.
- zum Schreiben sehen: bald wird man für etwas Lehrgeld bezahlen müssen.
- auf einer schreiben: etwas wird man nie lernen und dadurch nochmals zu Schaden kommen.
- andere auf einer schreiben sehen: man wird einen guten Rat erhalten.
- eine abwischen: man wird etwas mit mehr Überlegung beginnen als das letzte Mal.

Tagelöhner
- es werden sich Beschwerden einfinden.

Tal
- Zeichen einer Tiefe auf dem Lebensweg (als Gegensatz zu Berg und Felsen); oft auch als ein gewisser Ruhepunkt zu verstehen.
- sehen oder darin wandern: bedeutet, wenn das Tal lieblich ist, daß bescheidene, aber glückliche Zeiten kommen; ist das Tal düster: Verluste infolge von Extravaganzen.

Tambour
- sehen: bringt Neuigkeiten.

Tango
- tanzen oder tanzen sehen: man wird eine Dummheit begehen, die man aber nicht zu bereuen braucht.

Tank
- für Flüssigkeiten leeren oder auslaufen sehen: man wird einer Situation völlig ratlos gegenüberstehen.
- einen vollen sehen oder füllen: verspricht gutes Vorwärtskommen in einer Sache, die einem am Herzen liegt.
- eine Tankstelle sehen: kündet ein feuchtfröhliches Vergnügen an.
- eine Tankstelle besitzen oder darin arbeiten: man wird sich ordentlich die Nase begießen.

Tannen
- wie alle Bäume als Potenzsymbol zu verstehen.
- sehen: verheißt eine stille, aber schöne Freude.
- Tannenzapfen am Baum hängen sehen: es wird eine freudige Überraschung geben, indem das Schicksal das Nützliche mit dem Angenehmen verbindet.
- Tannenzapfen am Boden finden: der Zufall wird demnächst eine erfreuliche Rolle spielen.

Tante
- sehen: kündet ein Geschenk an.

Tanzen
- eines Tänzers allein bezieht sich auf das Problem des eigenen inneren Gegenspielers, mit einem Partner oder einer Partnerin ist rein sexuell zu verstehen.
- sehen: man wird vor die Wahl zwischen zwei Menschen gestellt werden.
- selbst tanzen: bei der Wahl zwischen zwei Menschen wird man eine Fehlentscheidung treffen.

Tanzmeister
- oder Eintänzer: man hat gute Manieren.

Tapete
- man wird in den Besitz schöner Hausgeräte kommen.

Tapezierer
- gute Charaktereigenschaften zeichnen einen aus.

Tasche
- in Kleid oder Mantel sehen: warnt vor zu großer Sorglosigkeit bei der Aufbewahrung wichtiger Sachen.
- etwas in eine stecken: man wird etwas verlieren.
- etwas aus einer herausnehmen: etwas Verlorenes oder Verlegtes wird man wiederfinden.
- darin etwas suchen und nicht finden: kündet eine unangenehme Überraschung an.
- verlieren oder nicht finden können: man wird in eine peinliche Verlegenheit kommen.
- eine verlorene oder verlegte wiederfinden: kündet eine freudige Überraschung an.

Taschen-
- dieb: mahnt zur Vorsicht.
- messer: ein Malheur steht bevor.
- spieler: man wird. betrogen werden.
- lampe sehen: bringt ungeklärte oder undurchsichtige Verhältnisse.
- mit einer leuchten: es wird Licht in eine undurchsichtige Angelegenheit gebracht.
- mit einer nicht funktionierenden leuchten wollen: trotz aller Bemühungen wird man in einer Angelegenheit keine Klarheit schaffen können.
- tuch sehen: kündet ein trauriges Erlebnis an.
- tuch benutzen: ein Abschied steht bevor.
- uhr sehen: erinnert an eine wichtige Verabredung oder bringt sie.

Tasse
- rein sexuell zu verstehen. Gefäße bedeuten Wünsche.
- eine sehen oder daraus trinken: kündet den Besuch einer Freundin an.
- eine zerbrechen: der Besuch einer Freundin wird von großem Vorteil sein.

Taub
- sein: man wird Neuigkeiten erfahren.
- taube Menschen sehen: durch Klugheit wird man einen Gewinn machen.

Taube
- nur scheinbar sanft und zart; Symbol der erotischen Annäherung.
- gurren hören: man wird einen guten Rat erhalten, den man unbedingt befolgen sollte; bringt auch die Vereinigung zweier Liebender.

Taube (Fortsetzung)
- sitzen oder herumlaufen sehen: bringt die Bekanntschaft von angesehenen Menschen, bei denen man ein gern gesehener Gast sein wird.
- füttern: angesehenen Bekannten soll man in irgendeiner Weise gefällig sein, da man hierfür vielfach belohnt werden wird.
- verscheuchen, fangen, schlachten oder essen: man wird sich das Wohlwollen angesehener Bekannter verscherzen.
- fliegen sehen: durch den Verkehr mit angesehenen Menschen wird man neue wichtige Verbindungen erhalten.
- zwei Tauben sich schnäbeln sehen: kündet eine glückliche Liebschaft oder Freundschaft an.
- viele Tauben sehen: bedeutet häusliches Glück.
- Taubenhändler: eine frohe Zeit rückt näher.
- Taubenhaus: bedeutet Gewinn.

Taucher
- sehen: man wird vor einen schweren Entschluß gestellt.
- sein: verheißt große Vorteile durch einen mutigen Entschluß.

Taufe
- stellt meist die Fortsetzung eines Traumes vom Wasser dar.
- eine sehen oder einer beiwohnen: man wird einen inneren Halt finden, der einem über schwere Stunden hinweghelfen wird.

Tausch
- vollziehen: man wird sehr anmaßend sein.

Tausendguldenkraut
- bedeutet ein langes Leben.

Tee
- sehen, zubereiten oder trinken: in einer Sache wird man viel Geduld haben müssen.

Teer
- sehen oder sich damit beschmutzen: kündet eine unangenehme Verbindung oder Bindung an.

Teich
- Fruchtbarkeitstraum; Assoziation zum Fruchtwasser.
- mit klarem Wasser sehen: man wird einen neuen Freund oder eine neue Freundin finden.
- mit trübem oder schmutzigem Wasser sehen: man wird einen Freund oder eine Freundin bei einer Treulosigkeit ertappen.
- mit vielen Fischen sehen: verheißt reichlichen Geldzufluß.
- mit toten Fischen sehen: bringt Geldverlust.

Teig
- sehen oder zubereiten: kündet netten Besuch an.

Telefon
- sehen: man wird die Bekanntschaft eines Menschen machen, der sich nicht zu erkennen gibt.
- angerufen werden: man wird eine Absage zu einer Verabredung erhalten.
- benutzen: einer neuen Bekanntschaft gegenüber wird man sich nicht zu erkennen geben.

Telefon (Fortsetzung)
- der Teilnehmer meldet sich nicht: man wird bei einem Stelldichein versetzt werden.
- während eines Telefongespräches getrennt werden: bringt ein freudiges Wiedersehen.
- falsche Telefonverbindung: kündet auch in Wirklichkeit eine falsche Verbindung an.

Telegraf
- sehen oder bedienen: überraschende Nachrichten sind zu erwarten.

Telegramm
- absenden: man wird einen Anschluß verpassen.
- erhalten: man wird einen Schreck erleben.

Teller
- Erweiterung des Traumes von der Tasse; siehe auch Tasse.
- sehen: man wird zum Essen eingeladen werden.
- zerbrechen: von einer Einladung wird man besondere Vorteile haben.

Tempel
- bedeutet Lebensfreude.

Teppich
- sehen: bringt Sorgen oder Ungemütlichkeit in die Häuslichkeit.
- klopfen oder reinigen: kündet einen störenden Besuch an.

Terrasse
- sehen: eine gute Zeit zum Plänemachen steht bevor.
- sich auf einer aufhalten: durch eine gute Idee wird man Vorteile haben.

Testament
- man wird ein hohes Alter erreichen.

Teufel
- in einer verworrenen geistigen Lage sind Klarstellungen erforderlich.
- sehen: man wird sich zu einer leidenschaftlichen Handlung hinreißen lassen, die man bei nüchterner Überlegung unterlassen würde.
- von einem bedroht oder angegriffen werden: durch eine leidenschaftliche Handlung wird man in böse Streitigkeiten geraten.

Theater
- Darstellungen auf der Bühne beziehen sich fast immer auf das eigene Leben, Episoden oder unklare Momente daraus.
- sehen: man wird sich einer trügerischen Illusion hingeben.
- in einem sitzen: kündet einen Mißerfolg durch eine trügerische Illusion an.

Thermometer
- sehen: mit einem unzuverlässigen Menschen wird man eine trübe Erfahrung machen.

Thermosflasche
- sehen: mahnt, sich einen Menschen warmzuhalten.
- zerbrechen: man hat Pech mit einer Freundschaft.

Tiere
- Einschaltung eigener Tiertriebe oder Triebwünsche in das Traumleben.
- viele wilde und zahme: man wird sich in Gefahr begeben.

Tiger
- Vorsicht! Das Triebleben im primitivsten Sinn gewinnt die Oberhand.
- sehen: ein rachsüchtiger Mensch wird einem spürbar zusetzen.
- von einem verfolgt oder angegriffen werden: durch einen rachsüchtigen Menschen wird man großen Schaden haben.
- einen erlegen: man wird einen rachsüchtigen Menschen unschädlich machen.

Tinte
- Mahnung an Erledigung schwebender Dinge.
- sehen: man soll sich nicht auf lose Versprechungen oder Vereinbarungen einlassen, sondern alles genau festlegen.
- mit solcher schreiben: ein erhaltenes Schriftstück wird bald von großer Bedeutung sein.
- verschütten: bedeutet den unerwartet ungünstigen Ausgang einer Vereinbarung.

Tisch
- Lebenssymbol; man sitzt vor seinem Leben und sieht, was darauf steht.
- sehen: kündet eine Geselligkeit an; man wird sich bei schön gedecktem Tisch gut dabei amüsieren, bei ungedecktem Tisch dabei langweilen.
- ein sauberes Tischtuch sehen: die nächste Zeit ist besonders günstig dazu, seinen Hausstand zu vervollständigen oder einen eigenen zu gründen.
- ein fleckiges oder beschmutztes Tischtuch sehen oder eines beschmutzen: der eigene Hausstand ist irgendwie beeinträchtigt, oder ein solcher wird noch lange auf sich warten lassen.
- Tischtücher: man führt eine gute Wirtschaft.

Tischler/Tischlerei
- bei der Arbeit sehen: durch einen Freund oder Bekannten wird man in einen neuen Kreis eingeführt werden.
- Tischlerwerkstatt sehen: man wird bald keine Beschäftigung mehr haben.

Tod
- klarer Abschluß eines Lebenskapitels.
- als Gerippe mit Sense sehen: kündet Befreiung von einer Last an.

Tomate
- sehen: kündet eine heimliche Liebe an.
- pflücken, zubereiten oder essen: ein heimliches Liebesverhältnis wird unerwünschte Folgen haben.

Topf
- sehen: eine Freundin oder ein Freund wird sich verloben.

Tor
- Angsttraum; der Lebensweg ist mit Schwierigkeiten versperrt, zu deren Beseitigung man Kraft aufbringen muß.
- ein offenes sehen: kündet unangenehmen Besuch an.
- durch ein offenes gehen: man wird freundliche Aufnahme bei einem Menschen finden.
- ein verschlossenes sehen: von jemandem wird man unfreundlich empfangen werden.
- der Tor: bringt Glück.

Tot
- sich selbst tot sehen: bedeutet Glück.

Totenbahre
- bedeutet eine Erbschaft.

Totengräber
- es sind Neuigkeiten zu erwarten.

Totenkopf
- als bildliche Darstellung sehen: in einer Angelegenheit wird es auf Biegen oder Brechen gehen.

Totenträger
- eine Aufregung ist zu erwarten.

Tragbahre
- sehen: man sollte eines Erfolges nicht zu sicher sein.
- auf einer liegen: es wird etwas schiefgehen.
- selbst eine tragen: in einer Unglück bringenden Sache wird man retten können, was zu retten ist.

Tragen
- etwas: große Mühen kommen auf einen zu.

Tränen
- Suche nach einer inneren Auslösung und Beruhigung.
- sehen: bedeutet Freude.

Trauben
- sehen oder essen: süße künden ein zärtliches Beisammensein an, saure ein unerwartetes Zusammentreffen mit einem Menschen, dem man gerne aus dem Weg gegangen wäre.
- am Rebstock sehen: es wird vieler Mühe bedürfen, um zu einem bestimmten Ziel zu gelangen.

Trauer
- vorübergehendes Leid.

Trauerbrief
- kündet gute Nachrichten an.

Trauring
- Angst vor dem Verlust des geliebten Menschen.

  im Traum eines Unverheirateten
- sehen: kündet die baldige Verlobung oder Heirat an.
- an den Finger stecken oder tragen: man wird noch lange auf eine Verlobung oder Heirat warten müssen.
- vom Finger ziehen: Auflösung eines Liebesverhältnisses.

  im Traum eines Verheirateten
- sehen: man wird an die ehelichen Pflichten erinnert und vor Seitensprüngen gewarnt.
- vom Finger ziehen oder verlieren: es gibt häusliche Szenen.

Treppe
- sehen: mahnt, auf seinen Ruf zu achten, da er in Gefahr ist.
- hinaufsteigen: man wird in schlechten Ruf kommen.
- hinabsteigen: man ist bei Menschen, die man demnächst aufsuchen wird, herzlich willkommen.

Treppe (Fortsetzung)
– hinunterfallen: man wird seinen durch eine dumme Sache ramponierten Ruf wiederherstellen.

Tribüne
– sehen: man wird demnächst im Vordergrund eines Ereignisses stehen, über das viel gesprochen wird.
– sich während einer Veranstaltung auf einer befinden: man wird eine unfreundliche Zurücksetzung erfahren.

Trinken
– beruhigender Wunschtraum; mitunter auch Vorzeichen von chronischem Fieber.
– aus einem Glas oder Pokal: bedeutet Genesung oder Wohlstand.
– aus einem Topf: bringt Armut.

Trinkgeld
– geben: man wird einen guten Rat erhalten.

Triumphbogen
– sehen: kündet eine Auszeichnung an.
– durch einen schreiten: man wird eine erhoffte Auszeichnung nicht erhalten oder eine Niederlage irgendwelcher Art erleiden.

Trödler
– von einem etwas kaufen oder mit ihm handeln: verheißt gute Geschäfte.

Trog
– für Vieh oder Wäsche: durch Sparsamkeit wird man zu Vermögen kommen.

Trommel
– sehen oder hören: bringt eine aufregende Nachricht.
– schlagen: man will die Aufmerksamkeit anderer erregen, was aber nur ohne oder mit gegenteiligem Erfolg gelingt; auch Erregung unnötigen oder unerwünschten Aufsehens.

Trompete
– sehen oder hören: man wird zu jemandem gerufen werden.
– blasen: man wird jemanden vergeblich um etwas bitten.

Trost
– empfangen oder jemanden trösten: man hat hilfreiche Freunde.

Trümmer
– sehen: verheißt gutes Gelingen.

Truthühner
– sehen oder essen: bedeutet häuslichen Wohlstand.

Tuch
– bedeutet glücklichen Erfolg in Geschäften.

Tulpe
– Ausdruck des Liebes- und Ehelebens.
– sehen: warnt davor, einen Menschen nur nach seinem Äußeren zu beurteilen.
– pflücken: kündet den Verkehr mit einem hübschen, aber geistlosen Menschen an.
– schenken: man liebt einen hübschen, aber geistlosen Menschen.

Tulpe (Fortsetzung)
- geschenkt bekommen: man wird von einem hübschen, aber geistlosen Menschen geliebt.
- eine welke: bringt zu späte Reue.

Tunnel
- man sieht Ungewißheit vor sich und vermag nicht, auf eine bessere Zukunft zu hoffen.
- sehen oder durchfahren: kündet trübe Tage an.

Tür
- Tür am Haus: Sexualorgan; siehe Haus.

Turm
- sehen: ein großer Wurf wird gelingen.
- einstürzen sehen: ein erhoffter großer Wurf wird danebengehen.
- Turmwächter: man wird enttäuscht werden.

Turmuhr
- schlagen hören: man steht vor einer wichtigen Entscheidung.

Turnen
- sehen: man wird einen Ausflug machen.
- selbst turnen: man wird seinen Körper stählen.

Turteltaube
- bedeutet Liebesglück.

Tyrann
- bringt böse Nachrede.

Übel
- von einem befallen werden: bedeutet Unpäßlichkeit.

Überfahren
- werden: man wird durch jemanden in eine arge Verlegenheit gebracht.
- jemanden überfahren: bringt unnötige Geldausgaben infolge Unachtsamkeit.

Überfall
- Durchbruch seltsamer Wünsche; oft nur Alpdruck.

Überfluß
- haben oder genießen: man wird Verluste erleiden.

Überführung
- über einen Fluß: bedeutet Glück und Segen.
- eines Täters: bringt Verluste.

Übergabe
- von etwas: bedeutet unvorsichtiges Handeln.

Überlaufen
- etwas überlaufen sehen: bringt Schaden.
- selbst überlaufen: man wird eine feige Handlung begehen.

Überraschung
- man muß Vorsicht walten lassen.

Überrumpelung
- bedeutet Überwindung von Unannehmlichkeiten.

Überschwemmung
- gewisse Gefühle und Triebe werden maßlos und unter Umständen gefährlich.
- bei einer das Wasser ins Zimmer fließen sehen: bedeutet bei klarem Wasser einen vornehmen Besuch oder besonderen Gewinn, bei trübem Wasser Unglück und Streit.
- sehen oder erleben: kündet einen zudringlichen Besuch oder Verkehr mit einem zudringlichen Menschen an.

Ufer
- Umstellung im Leben; man zaudert, welche Richtung man einschlagen soll.
- an einem Bach- oder Flußufer sein: kündet frohe Stunden an, die jedoch schnell dahinfließen, obwohl man sie gerne festhalten möchte.

Uhr
- Symbol für die Angst, daß das Leben zu schnell verstreicht.
- schlagen hören: man steht vor einer wichtigen Entscheidung im Leben.
- sehen: kündet das Herannahen einer entscheidenden Stunde an.
- eine stehengebliebene sehen: zeigt ein unerwartetes Ende eines Zustandes oder einer nahen Bekanntschaft an.

Uhu
- sehen: eine alte Weisheit wird sich an einem selbst bewahrheiten.
- rufen hören: kündet einen Verlust an.

Umarmung
- Warntraum vor einer potentiellen Gefahr durch Täuschung.

Umarmung (Fortsetzung)
- sehen: man wird in die Klauen eines gewissenlosen Menschen geraten, wenn man nicht vorsichtig ist.

Umweg
- machen: sein Ziel wird man nur langsam erreichen.

Umzug
- machen: durch ein Ereignis wird man gezwungen sein, gewisse Dispositionen für die nächste Zukunft vollkommen zu ändern.

Uneheliches
- Kind (oder dessen Mutter) sehen: man wird über einen Menschen ein ungerechtes Urteil fällen.
- selbst ein solches Kind haben: man muß mit einer Sache zurechtkommen.

Unfall
- Warntraum; Vorsicht im Straßenverkehr.
- sehen: warnt vor dem Verkehr mit leichtsinnigen Menschen.
- erleben: man wird durch den Verkehr mit leichtsinnigen Menschen Schaden oder Nachteile haben.

Ungeheuer
- sehen: kündet eine riskante Bekanntschaft an.

Ungeziefer
- sehen: bringt Glück im Spiel oder unerwarteten Geldzufluß.

Unglück
- anderer: warnt vor einem gewagten Vorhaben.
- eigenes: verheißt Glück und Erfolg.

Uniform
- Mahnung zur eigenen Disziplin; eine Verkleidung.
- sehen: man ist beim anderen Geschlecht beliebt.
- tragen: auf jemanden Eindruck zu machen, wird einem nicht gelingen.

Unkeusch
- in der Liebe bleibt der Erfolg versagt.

Unkraut
- Warntraum; Vorsicht vor der Umgebung.
- sehen: bringt die Bekanntschaft mit einem Nichtsnutz.
- ausreißen: man wird sein Einkommen verbessern.

Unrat
- im Leben ist noch vieles zu ändern, wenn alles glattgehen soll.
- sehen: bedeutet einen Gewinn.
- etwas darin suchen, ohne es zu finden: man wird seine Situation durch ein unvorsichtiges Unternehmen gefährden.
- Geld darin finden: mahnt zur guten Verwahrung der Brieftasche vor Dieben.
- in solchen hineintreten: kündet Widerwärtigkeiten an.
- einen anderen hineintreten sehen: man wird ungewollt einem anderen Ärger bereiten.

Untergrundbahn
- sehen oder darin fahren: in einer Sache wird man zu einem ganz anderen Resultat kommen, als man gedacht oder gewünscht hat.

Unteroffizier
- sehen oder mit einem verkehren: man wird jemanden zum Freund oder Liebsten haben, welcher einen nach seiner Pfeife tanzen lassen möchte.

Unterrock
- sehen: man wird Intimitäten erleben.

Urin
- wenn nicht als einfacher physiologischer Entlastungstraum, dann sexuell, aber ziemlich verwickelt zu verstehen.
- lassen: bedeutet Erleichterung einer Lage.
- ins Bett lassen: man muß Enthaltsamkeit üben.
- trinken: man wird Gesundheit erlangen.

Urkunde
- sehen: kündet ein Geschenk, eine besondere Zuwendung oder ein Vermächtnis an.

Urlaub
- Wunschtraum, der aus nervöser Überreizung entsteht, weil der Organismus überlastet ist.
- erhalten: an einem Vergnügen, auf das man sich freut, wird man nicht teilnehmen können.

Urne
- sehen: bringt ein trauriges Erlebnis.

Urteil
- Abrechnung mit sich oder der Umwelt, je nachdem, wer Richter oder Angeklagter ist; man kann auch Richter und Angeklagter zugleich sein.
- fällen: man irrt sich in einer Sache, und der andere hat recht.
- erhalten: kündet unruhige Tage infolge einer Ungewißheit an.
- verlesen hören: man soll niemandem Unrecht tun.
- zum Tode oder lebenslänglich: bedeutet Schande.

Vagabund
- man entfernt sich ziellos von dem normalen Moralzwang; Gefahr infolge von Konflikten.
- einer sein oder mit einem verkehren: man wird in schlechte Gesellschaft geraten.

Vampir
- negative Bedeutung von Ungeziefer: primitive Instinkte, Kaltherzigkeit.
- sehen: man läuft Gefahr, in die Netze eines Ausbeuters zu geraten.

Varieté
- sehen: in einer Sache weiß man nicht, was man will.

Vase
- eine leere sehen: bedeutet eine hoffnungslose Neigung.
- mit Blumen sehen: eine Neigung wird erwidert; zu beachten ist die Bedeutung der jeweiligen Blumen!
- zerbrechen: eine Neigung hinterläßt betrübliche Empfindungen.

Vater
- bei Mädchen und Frauen Revolte oder Mahnung der männlichen Natur; sehr oft auch Neigung oder Wertschätzung für Erzieher, Lehrer, Pfarrer usw., auf das Vaterbild übertragen; bei Männern häufig Auseinandersetzung mit aufgezwungenen, vorgesetzten, mitunter lästigen, meist unangenehmen Gewalten.
- den lebenden eigenen sehen: man ist im Begriff, Schande über die Familie zu bringen, und wird an die Schuldigkeit seinem Elternhaus gegenüber ermahnt.
- den verstorbenen sehen: kündet eine unerwartete Freude oder Hilfe an.

Vaterunser
- beten: bedeutet Wohlergehen.

Veilchen
- Rückerinnerung an verflossene Ereignisse.
- sehen: man ist im Begriff, seine ethischen Auffassungen negativ zu verändern.
- pflücken, schenken oder geschenkt bekommen: bringt stilles Glück ohne viele Worte in der Liebe.

Velo
- siehe Fahrrad.

Verachtung
- bekunden: man wird Schätze erlangen.

Verbannt
- sein oder werden: man wird in eine ungewohnte Lage geraten.
- jemanden in Verbannung schicken: man benötigt jemanden sehr, den man vor den Kopf gestoßen hat.

Verbindung
- anknüpfen: man wird Feinden entgegengehen.

Verbot
- erlassen: man wird Vorteile erringen.

Verbrennen
- sich selbst: man wird durch Vorwitz einen Reinfall erleben.
- etwas: bringt Zank mit nachfolgender Trennung.

Verdammen
– man wird ein schlechter Richter sein.

Verdruß
– anzetteln: man sucht Streitigkeiten.

Verein
– einem angehören: man soll sich in einer Sache nicht von vielen anderen dareinreden lassen.

Verfolgen
– jemanden: einen gemachten Fehler vermag man nicht wieder gutzumachen.
– verfolgt werden: jemand, der einem Unrecht getan hat, versucht es wieder gutzumachen.

Vergiften
– eine gewaltsame Lösung von Problemen ist nie von echter Dauer und Wirkung.
– jemanden: in einer Sache wird man seinen Dickkopf nicht durchsetzen können.
– vergiftet werden: andere auch nur im Scherz zu quälen, ist kein Zeichen für eine schöne Seele und bringt überdies unnötige Feindschaft.

Vergißmeinnicht
– sehen oder geschenkt bekommen: eine alte Liebe bringt sich wieder in Erinnerung.
– pflücken oder verschenken: man fühlt sich vernachlässigt oder wird vernachlassigt werden.

Vergoldung
– Zeichen von Wohlstand und Ehre.

Vergraben
– Versuch, destruktive Triebe vor der Welt zu verheimlichen und die Ablegung von Lastern vorzutäuschen; oft auch Verbeißen in eine Einstellung, die innerlich als falsch erkannt wurde.

Verhaftung
– eines anderen sehen oder veranlassen, oder selbst verhaftet werden: man wird bald erfahren, daß es nicht gelungen ist, andere zu täuschen.

Verhaßt
– machen oder sein: man wird zu Ansehen gelangen.

Verhör/Verhören
– über einen werden Erkundigungen eingezogen.

Verirren
– sich: man wird ein außergewöhnliches Erlebnis haben.

Verkaufen
– man wird einen schlechten Tausch machen.

Verklagen
– jemanden: bringt Differenzen mit anderen.
– verklagt werden: kündet eine Versöhnung an.

Verlassenheit
– empfinden: kleine Lebens- und Liebesfreuden werden zunichte gemacht.

Verletzung
- oft wie Operation auszulegen; wichtig ist, wer die Verletzung erleidet oder verursacht; dem Opfer soll eine Veränderung aufgezwungen werden.

Verleumden
- jemanden: man wird wegen einer Handlung in schlechten Ruf geraten.
- verleumdet werden: verheißt Ehre und Ansehen.

Verlieben
- sich verlieben oder verliebt sein: bringt eine bittere Enttäuschung.
- jemand verliebt sich in einen selbst: man wird durch andere Vorteile haben.

Verlieren
- etwas: man wird etwas finden oder entdecken.

Verlobung
- die eigene: ein Flirt wird ein baldiges Ende nehmen.
- eine fremde erleben oder feiern: eine baldige Verlobung oder Heirat steht bevor; Verheirateten bringt es eine schöne Freundschaft.

Vermächtnis
- erhalten: bedeutet eine heimliche Verbindung oder Bindung mit einem anderen Menschen.

Vermögen
- haben oder erwerben: bringt finanzielle Sorgen.

Verrecken
- man wird keine Freunde haben.

Versalzen
- etwas versalzen oder versalzene Speisen genießen: man wird sich heimlich verlieben oder von einem anderen heimlich geliebt werden.

Versammlung
- abhalten oder einer beiwohnen: bringt unliebsame Auseinandersetzungen im Bekanntenkreis.

Verschenken
- etwas: verheißt einen Gewinn.

Verschwender
- man wird seinen Halt verlieren.

Verschwörung
- sehen oder aufdecken: man wird sich unnötig Feinde dadurch machen, daß man sich «oben» beliebt zu machen versucht.
- an einer teilnehmen: einer höhergestellten oder vorgesetzten Person gegenüber wird man sich durch ein Schnippchen köstlich amüsieren.

Versetzen
- jemanden bei einer Verabredung: man wird ein unangenehmes Wiedersehen haben.

Versicherung
- abschließen: kündet einen Schaden oder Verlust an.

Versöhnung
- erleben: man wird einen unversöhnlichen Gegner haben.

Verspätung
- im Leben scheint man den Anschluß verpaßt zu haben, oder man ist in Gefahr, in naher Zukunft den richtigen Augenblick zu versäumen.

Verspotten
- man wird eine Zurücksetzung erfahren.

Verstand
- verlieren: man soll nicht so viel nachdenken.

Verstopfung
- wenn nicht als rein körperliche Mahnung (Stuhldrang) zu verstehen, dann sehr oft Zeichen für übermäßigen Geiz.

Verstorbene
- sehen: bringt meist unerwartete Hilfe oder Rettung aus schwieriger Situation, oder man erhält eine gute Nachricht; kann auch die Erfüllung eines langgehegten Wunsches bringen.

Vertrag
- abschließen: bringt eine drückende Verpflichtung.

Verwandte
- sehen: bedeutet langes Leben.

Verwundung
- haben oder erhalten: man brockt sich eine böse Geschichte ein, kommt aber mit einem blauen Auge davon.
- jemandem eine beibringen: man wird die Schadenfreude anderer zu spüren bekommen.
- Verwundete sehen: eine Mühe wird vergeblich sein.

Verzauberung
- sehen: man wird einen alten Bekannten treffen und mit Verwunderung feststellen, wie sehr er sich verändert hat.
- vornehmen: man wird etwas nicht ändern können, so sehr man auch möchte.

Verzeihung
- eine Bitte wird einem gewährt werden.

Vetter
- man wird Besuch erhalten.

Vieh
- Zeichen der Triebhaftigkeit, dazu, je nach Tierart, als männliches oder weibliches Sexualsymbol aufzufassen.
- einen Viehhändler sehen oder mit einem zu tun haben: man wird böse übers Ohr gehauen werden.
- einen Viehmarkt sehen: kündet unbeständiges Glück in materieller Hinsicht an.
- auf einem Viehmarkt verkaufen: man glaubt, in einer Sache besonders schlau zu sein, aber der andere ist noch schlauer.

Villa
- sehen oder zu Besuch darin weilen: man wird eine reiche Bekanntschaft machen.
- in einer wohnen: bringt Schwierigkeiten im Vorwärtskommen.

Violine

- sehen: man ist dabei, einen Mißgriff zu tun; Vorsicht!
- spielen: durch einen Mißgriff wird man große Unannehmlichkeiten haben.

Visitenkarte

- die eigene sehen: ein stolzer Traum wird zerrinnen.
- eine fremde sehen: man hat einen heimlichen Verehrer oder eine heimliche Verehrerin.

Visum

- besorgen oder benutzen: bedeutet eine Zwangslage, aus der man nicht so bald herauskommen wird.

Vogel

- wenn nicht als Totenvogel (als Mahnung), dann im Anschluß an die erotische Bedeutung einer primitiven Ausdrucksweise zu verstehen.
- sehen oder hören: siehe unter den einzelnen Vogelarten; Singvögel bedeuten Nachrichten, Zugvögel eine Veränderung, Raubvögel Feinde.
- Vogelbeeren sehen: verspricht reichen Gewinn.
- einen leeren Vogelkäfig sehen: bringt eine Täuschung, Enttäuschung oder einen Verlust.
- Vogelscheuche: jemand ist bei näherer Betrachtung nicht so unausstehlich wie man glaubt.

Vogelnest

- sehen: verspricht häusliches Glück.
- mit Eiern: Kindersegen.
- mit Jungen: viel Mühe und Arbeit, aber Freude dadurch.
- zerstören oder ausnehmen: durch einen Fehltritt wird man schweren Schaden erleiden.

Vollmacht

- erteilen: man will sich vor einer Sache drücken, was aber nicht gelingen wird.
- erhalten: man wird für andere die Kastanien aus dem Feuer holen müssen, oder es wird einem solches zugemutet werden.

Vorhang

- sehen: deutet auf ein Geheimnis hin.
- beiseite schieben: man wird ein Geheimnis aufdecken.
- der sich selbst öffnet oder von jemandem geöffnet wird: man wird ein Geheimnis anvertraut bekommen.

Vornehm

- vornehme Leute sehen: der Schein trügt.

Vorzimmer

- Bescheidenheit sollte einem gut stehen.

Vulkan

- ein überraschender Durchbruch gefährlicher Urtriebe droht.
- sehen: in einer Sache wird man durch sein Verhalten einen kleinen Sturm heraufbeschwören, oder man wird etwas erleben, wodurch ein friedlicherer Mensch, als man selbst ist, in Zorn geraten kann.

Waage
- sehen: die nächste Zeit wird eine wichtige Entscheidung bringen.
- sorgfältig ausbalancieren und dabei etwas abwiegen: man wird bei einer Entscheidung die richtige Wahl treffen.
- eine, die sich nicht ausbalancieren läßt oder auf der man zuviel oder zuwenig wiegt: bei einer Entscheidung wird man die falsche Wahl treffen.

Wache
- ähnlich wie Polizei und Soldat aufzufassen: zwischen Mahnung zur Ordnung und Hang zur Disziplinlosigkeit.
- sehen: in einem Vorhaben wird man auf ein Hindernis stoßen.

Wachen
- nachts bei einem Kranken: eine erwartete Nachricht wird bald eintreffen.
- weil man nicht schlafen kann oder darf: mahnt, die Augen offenzuhalten, da eine Gefahr droht.

Wacholder
- sehen (-beeren und -sträucher): der Kummer wird ein Ende haben.

Wachs
- sehen: bedeutet Glück durch Fleiß.
- Wachsbild: durch Geschenke wird man Freude bereiten.
- Wachsfigur: ein Schrecken wird sich auflösen.
- Wachskerze: bedeutet Wohlstand.
- Wachslichter: man wird einer Festlichkeit beiwohnen.

Wachtel
- verheißt gute Botschaft in der Liebe.

Waden
- schöne sehen oder haben: es wird einem etwas überraschend gut gelingen.
- unschöne: bringt ein ärgerliches Erlebnis.
- behaarte: es kommt etwas ganz anders, als man denkt.

Waffen
- fast ausschließlich sexuelle Bedeutung: die Benutzung der «Waffen» ist erwünscht, erhofft, befürchtet.
- sehen: Mahnung zur Vorsicht und Ankündigung von Streit oder Feindschaft.
- zerbrochene oder nicht brauchbare: gegen ernste Schwierigkeiten versucht man sich vergebens zu wehren.

Wagen
- ähnlich wie Auto aufzufassen: man kommt vorwärts, muß aber die Gesellschaft vornehmer Menschen suchen.
- einen eleganten sehen: bringt Bekanntschaft oder Verkehr mit einem vornehmen Menschen.
- mit einem umkippen oder Bruch machen: bedeutet einen empfindlichen Fehlschlag.
- zur Beförderung von Gütern oder Lasten: bedeutet, wenn er leer ist, daß eine Mühe oder Arbeit umsonst sein wird, wenn er beladen ist, daß eine Arbeit Gewinn verspricht.
- einen beladenen umkippen und die Ladung herausfallen sehen: bringt Geldverlust.
- zum Möbeltransport: kündet eine Veränderung in den Verhältnissen an.
- von dem sich ein Rad löst: man wird sich über den Eigensinn eines Menschen sehr ärgern müssen.

Wagen (Fortsetzung)
- in einem mit Eseln bespannten fahren: man läßt sich zu sehr von leichtsinnigen Menschen beeinflussen.
- von Pferden gezogen: bedeutet Glück.
- von Menschen gezogen: man wird Macht erlangen.

Wagenabteil
- die Weiterbewegung im Wagen ist ein Ausgleiten im Lebensablauf.
- in einem fahren oder sitzen: Vergnügen haben.

Waggon
- für Personen sehen: deutet auf eine flüchtige Bekanntschaft hin.
- für Güter sehen: einen Gegenstand, den man sich gewünscht hat, wird man erhalten.

Wahnsinn
- davon befallen werden oder sein: in einer Liebesangelegenheit werden die Empfindungen und Gefühle mit dem Verstand durchgehen.
- Wahnsinnige sehen: warnt vor einer beabsichtigten Liebschaft.

Wahrheit
- bedeutet Rechtschaffenheit.

Wahrsager/Wahrsagerin
- sehen oder sprechen: meist handelt es sich um Dinge, die in der nächsten Zeit eintreten, wenn es sich um Wahrsagungen handelt; kann man sich an Einzelheiten der Wahrsagungen nicht mehr erinnern, dann wird in einer Angelegenheit guter Rat teuer sein.

Waise
- sehen: man wird von einem Menschen im Stich gelassen, auf den man vertraut hat.
- werden: man wird einen treuen Menschen finden, zu dem man mit allen seinen Nöten kommen kann.

Wald
- kann harmlos oder gefährlich sein; hier sind alle Sexual- und Mahnfaktoren beisammen; der erotisch-sexuelle Unterklang ist klar.
- sehen: es trifft der Ausspruch zu, daß man den Wald vor lauter Bäumen nicht sieht.
- einen Waldrand sehen: kündet das Ende einer Beziehung an.

Walfisch
- Riesentier wie Elefant, aber unbeweglicher und somit ungefährlicher; erwachendes Selbstbewußtsein kann Übermaße annehmen.
- sehen: man wird sich um eine Sache unnötig ängstigen oder Gedanken machen.

Wallfahrt
- sehen oder daran teilnehmen: verheißt die Erreichung eines Zieles.

Walzer
- tanzen oder tanzen sehen: eine Episode wird bald Vergangenheit sein.

Wand
- sehen: man wird etwas Erstrebtes nicht erreichen können.

Wanderer
- (auch Pilger): man soll sich durch bestehende Schwierigkeiten nicht beeinflussen lassen; Umwege sind dazu da, dennoch ans Ziel zu gelangen.

Wanderer (Fortsetzung)
- einem fröhlichen begegnen: bringt Erholung und Freude.
- einem armen begegnen: bringt eine Enttäuschung, da man auf dem eingeschlagenen Weg nicht weiterkommt; gleichzeitig Verheißung, daß man sein Ziel auch auf anderen Wegen erreichen kann.

Wandern
- bringt unruhige oder abwechslungsreiche Tage.

Wangen
- rote, gesunde haben: in einer bedeutungsvollen Sache bestehen gute Aussichten.
- blasse: eine bedeutungsvolle Sache verspricht wenig Aussichten oder Kummer und Sorgen.
- stark geschminkte: man wird in einer ernsten Angelegenheit zu täuschen versucht.

Wanne
- sehen: kündet «Großreinemachen» an, sei es zu Hause oder sinnbildlich im eigenen Leben.

Wanze
- betrifft fast immer Nervensystem und Gehirn.
- sehen oder von einer gebissen werden: zähes Aushalten wird belohnt werden.

Wappen
- sehen: beim Kramen wird man unverhofft ein altes Andenken finden

Warenhaus
- sehen oder darin sein: eine Entscheidung wird einem schwerfallen.

Warze
- oft infolge von Haut- oder Organreizung; sonst als Bloßstellung vor aller Welt, bisweilen auch erotisch zu verstehen.
- sehen: bei einem Freund oder einer Freundin wird man eine Schwäche oder einen dunklen Punkt im Leben entdecken.
- selbst haben: man wird bei einer eigenen Schwäche ertappt oder auf eine solche hingewiesen werden, oder jemand wird an einen dunklen Punkt im eigenen Leben rühren.

Wäsche
- sehen: bedeutet Häuslichkeit.
- zum Trocknen aufhängen: bringt Nutzen.

Wäschekorb
- sehen: man wird von hinterhältigen Menschen ausgenutzt werden.

Waschen
- schmutzige Sachen waschen oder abwaschen: andere werden einem Ärger oder Scherereien bereiten.
- sich selbst waschen: man wird eine gehässige Verdächtigung oder Verleumdung widerlegen müssen.

Wasser
- der Zustand des Wassers entspricht dem eigenen inneren Seelenbefinden.
- klares sehen: verspricht Erfolg und Gewinn.
- trübes oder schmutziges sehen: kündet undurchsichtige oder unsichere Verhältnisse an.

Wasserfall
- sehen: bedeutet den Ruin eines Familienmitgliedes.

Wasserfläche
- eine ruhige, glatte sehen: verheißt sorglose Tage.
- eine unruhige oder bewegte sehen: bringt sorgenvolle Tage.
- sich in einer spiegeln: man wird sich in einer Sache selbst betrügen.
- andere Gegenstände darin spiegeln sehen: bringt eine Täuschung oder Enttäuschung.

Weben/Weber
- bedeutet Glück und Vermögenszuwachs.

Webstuhl
- sehen: eine persönliche Verbindung sollte man pflegen und festhalten, da man sie zu vernachlässigen droht.

Wechsel
- in Handel und Geschäften: bedeutet guten Geschäftsgang.
- nicht einlösen können: die Geschäfte erleiden einen Rückgang.

Wecker
- hören: kündet eine unangenehme Überraschung an.

Weg
- man sieht sich im Leben weiterschreiten und hofft auf einen geraden Weg.
- einen geraden vor sich sehen: in nächster Zeit wird alles nach Wunsch gehen.
- einen gewundenen sehen: man wird nur auf Umwegen zu einem gewissen Ziel gelangen.
- Wegweiser: man befindet sich auf einem falschen Weg.

Weib
- siehe unter Frau.

Weidenbaum
- sehen: man findet einen Menschen, mit dem man nach Belieben verfahren kann.
- Weidenkätzchen sehen oder pflücken: eine neue Bekanntschaft hat bei einem tiefere Gefühle ausgelöst.
- Trauerweide: eine Freundin wird mit Kummer zu einem kommen, um ihr Herz auszuschütten.

Weiher
- sehen: auf eine schmerzliche Erfahrung wird ein neues Glück folgen.

Weihnachten
- erleben: kündet große Freude an.

Weihrauch/Weihwasser
- verteilen: man ist von Schmeichlern umgeben.

Wein
- eine Wandlung oder Belebung des Geistes läßt sich an.
- sehen oder trinken, wenn er wohlschmeckend oder süß ist: man wird einen Menschen kennenlernen, für den man sich begeistert; ist er sauer: die Begeisterung für einen noch nicht persönlich bekannten Menschen wird beim Kennenlernen schnell schwinden.

Wein (Fortsetzung)
– ein Faß voll kaufen: man wird Gäste bekommen.

Weintrauben
– lesen: man wird eine Bekanntschaft schließen.
– essen: den folgenden Tag wird man angenehm verbringen.
– pressen: weist auf Tugendhaftigkeit hin.

Weinen
– verheißt Lachen im Wachsein.

Weinglas
– ein leeres sehen: durch die Verhinderung, an einem Vergnügen teilzunehmen, bleibt einem eine Enttäuschung erspart.
– eines zerbrechen: in einem Menschen wird man das finden, was man gesucht hat.

Weinlese
– sehen oder mitmachen: man bekommt einen Auftrag, der einem viel Freude machen wird.

Weinstube
– sehen: bringt eine Einladung zu einem feuchtfröhlichen Vergnügen.
– in einer verkehren: man wird das nächste Stammtisch-Gesprächsthema sein.

Weizen
– ein Weizenfeld sehen: kündet eine Zeit des Wohlstandes an.
– Weizenkörner sehen: bringt Geld ins Haus.
– Weizenmehl sehen: verheißt ein üppiges Fest oder eine Schlemmerei.

Weltall
– sehen: man hofft vergeblich auf das Ende einer Sache, eines Zustandes oder dergleichen.

Weltkrieg
– erleben: kann ein Wahrtraum sein, besonders wenn genauere Umstände auf einen bestimmten Zeitpunkt hindeuten und man schon Wahrträume gehabt hat; sonst als Ankündigung einer schweren seelischen Erschütterung aufzufassen.

Weltuntergang
– erleben: kündet eine Auseinandersetzung mit nachfolgender Trennung an.

Wertpapiere
– sehen: Warnung vor Spekulationen.
– kaufen: deutet auf finanzielle Verluste oder ärgerliche Geldausgaben.
– verlieren: man wird vor einer drohenden Fehlspekulation oder einem sonstigen Geldverlust bewahrt.

Wespe
– im Gegensatz zu Biene Zeichen für Faulheit statt Fleiß, Schaden statt Nutzen, Bosheit statt Güte.
– sehen: aus einem bisherigen Freund wird ein Feind werden.
– von einer gestochen werden: der Verrat eines ehemaligen Freundes wird böse Folgen haben, da er gewisse Kenntnisse dazu ausnutzen wird, einem zu schaden.

Wette
– abschließen: man wird sich auf eine unsichere Sache einlassen.

Wette (Fortsetzung)
– gewinnen: eine unsichere Sache wird schiefgehen.
– verlieren: bei einer unsicheren Sache wird man unverdientes Glück haben.

Wetterfahne
– sehen: man weiß nicht, was man will.

Wetterleuchten
– sehen: Vorbote großer und wichtiger Ereignisse.

Wettlauf
– sehen: man wird ein bestimmtes Ziel erreichen.
– mitmachen: die nächste Zeit wird zeigen, daß nicht alles erreichbar ist, was man anstrebt.

Wetzstein
– man muß auf seinen Vorteil bedacht sein.

Wichse (Schuhcreme)
– sehen oder benutzen: verheißt neue Kleidung.

Wicken
– sehen: erhoffter und eingetretener Beziehungen zu einem Menschen wird man bald überdrüssig sein; man vermag ihn aber nicht so ohne weiteres abzuschütteln.

Widder
– sehen: bedeutet eine erfolgreiche Zukunft.

Wiege
– eine leere sehen: kündet ein frohes Ereignis an.
– mit einem Säugling sehen: man wird durch jemanden in Verlegenheit gebracht und vermag nicht, ihn zum Schweigen zu bringen.

Wiese
– die augenblickliche nervöse Spannung verlangt nach einer Ausspannung.
– eine sehen: bringt fröhliche Stunden.
– auf einer liegen: etwas bisher kaum Bemerktes wird ungeahnte Bedeutung erlangen.

Wildbret
– es ist ein guter Vermögensstand zu verzeichnen.

Wildschwein
– sehen: mühevoll Geschaffenes oder Aufgebautes wird von jemandem rücksichtslos zerstört werden.

Wimpern
– starke haben: bedeutet Freude.
– ausfallende, schüttere, verbrannte: zeigt einen Verlust an.

Wind
– geistige Energien entladen sich.
– der einem ins Gesicht weht: bringt Hemmungen irgendwelcher Art.
– im Rücken: verheißt gutes Vorwärtskommen.
– etwas darin flattern sehen: kündet Neuigkeiten an.

Windeln
– sehen: jedes Ding hat zwei Seiten.

Windhund
- sehen: man verliebt sich in einen Menschen, der es mit der Treue nicht sehr genau nimmt.

Windmühle
- sehen: kündet unsichere Verhältnisse an.

Windmühlenflügel
- von ihnen oder einem Mühlrad erfaßt werden: kündet ein folgenschweres Liebesverhältnis an.

Winken
- zum Abschied: verheißt ein Wiedersehen.
- zum Willkommen: kündet einen Abschied an.
- um auf sich aufmerksam zu machen: auf einem eingeschlagenen Weg soll man nicht weitergehen.

Winter
- reiner Potenz- oder Liebestraum; siehe auch die übrigen Jahreszeiten.
- sich im Winter erleben: in den nächsten Tagen sollte man nichts von Bedeutung unternehmen, da eine ungünstige Periode für neue Vorhaben oder für die Verwirklichung von Plänen oder Absichten eingetreten ist.
- Wintersport treiben oder sehen: kündet einen kühlen Empfang bei einem Besuch an.

Wirt/Wirtin/Wirtshaus
- Symbol einer urwüchsigen Unbewußtheit.
- sehen: man wird bei einem Freund Unterstützung in einem Vorhaben finden.

Witwe/Witwer
- sehen oder selbst sein: man wird einen Quälgeist nicht loswerden.

Wöchnerin
- siehe bei Frau.

Wohnung
- wie Zimmer oder Haus zu verstehen: die Wohnung ist man selbst.
- in seiner eigenen sein oder sie sehen: man wird sich bei einem anderen wie zu Hause fühlen.
- eine fremde sehen oder darin sein: daheim kommen ungemütliche Tage auf einen zu.
- eine mieten: verspricht eine Besserung der Lage.

Wolf
- mit den inneren Trieben ist ein schwerer Kampf im Gange.
- einen sehen: einen Bekannten soll man sich nicht zum Feinde machen, da er ein sehr unangenehmer Widersacher sein würde.
- von einem angefallen werden: man bekommt von einem Bekannten in einer Sache Schwierigkeiten bereitet.

Wolke
- die Verdunkelung des klaren Himmels bedeutet Verdunkelung einer klaren Situation usw.; auf die Wolkenform ist zu achten.
- eine zarte weiße sehen: kündet schöne, stille und verträumte Stunden an.
- eine dunkle und schwere sehen: bringt sorgenvolle Tage.

Wolkenkratzer
- sehen: es ist dafür gesorgt, daß die Bäume nicht in den Himmel wachsen, was man demnächst an einem Menschen seiner Umgebung erleben wird.

Wolle
- sehen oder damit hantieren: bringt materiellen Gewinn.
- scheren: verheißt Wohlstand bei fleißiger Arbeit und Sparsamkeit.

Worte
- echter Warntraum, je nach den Worten, an die man sich erinnert; bei unklaren Worten nur allgemein zu werten.
- erblicken: es kommt dabei sehr auf den Sinn der Worte an, um die richtige Bedeutung zu erkennen.

Wrack
- sehen: kündet das Scheitern eines Planes an.

Wunde
- etwas drängt nach Umstellung oder Klarstellung.

Wunder
- sehen: man wird über das Benehmen eines Freundes sehr erstaunt sein.

Wundpflaster
- sehen: verkündet Unfrieden oder eine Beleidigung.
- jemandem auflegen: man empfindet Reue darüber, daß man einem anderen wehgetan hat.
- aufgelegt bekommen oder sich selbst auflegen: man wird eine schwere Kränkung erleiden.
- über einem Auge sehen: bedeutet Verzeihung.
- über einen Mund geklebt sehen: man sollte etwas schweigsamer sein.

Würfel
- bedeutet gute Verhältnisse.

Wurm
- nicht immer eindeutig; kann auch erotisch-sexuell zu verstehen sein; bei wurmstichigem Obst ist der Sinn klar.
- sehen: jemand wird einem absichtlich oder unabsichtlich wehtun.

Wurst
- sehen oder essen: bringt eine reizvolle Bekanntschaft, die ohne jeden inneren Wert ist.

Wurzel
- verdrängte Triebe, die sich ihren Weg zum Licht bahnen.
- sehen: Mahnung, einer Sache auf den Grund zu gehen.
- ausgraben: man wird einer Sache auf den Grund kommen und über das Ergebnis sehr erstaunt sein.
- essen: bringt Gesundheit.
- über eine im Wald stolpern: bedeutet Ungemach.
- vom Zahn: man wird eine Kränkung erfahren.

Wüste
- völlige Leere liegt vor; möglicherweise als Potenz- oder Liebestraum und dann als sehr schlechtes und trostloses Zeichen zu werten.
- sehen: man wird in der nächsten Zeit viel allein sein.
- in einer sein: man wird etwas sehr Notwendiges entbehren müssen.

Wut
- in solche geraten: bringt die Beilegung einer Differenz.
- jemanden in solche bringen: die Beilegung einer Differenz wird einen nicht befriedigen.

X
- als Buchstabe sehen: man wird beschwindelt werden.

Xanthippe
- man hat viel Ärger und Streit in Liebes- oder Ehedingen und sehnt sich nach Ruhe.
- sehen: verkündet Behaglichkeit im Hause und eine glückliche Ehe oder Liebe zumindest für die nächste Zeit.

X-Beine
- der geplante Weg ist schwerer oder wird als beschwerlicher angesehen, als man gedacht hat.
- sehen: man wird einer peinlichen Kritik unterzogen werden.
- haben: für ein unverschuldetes Malheur wird man selbst verantwortlich gemacht werden.

Xylophon
- sehen oder hören: verheißt einen seltenen Genuß.
- spielen: man wird in sich ein Talent entdecken, das man bisher noch nicht bemerkt hat.

Yankee
- sehen oder mit einem verkehren: verspricht einen Erfolg dank Unternehmungsgeist.

Zacke
– sehen: man wird es mit einem Wirrkopf zu tun bekommen.

Zähigkeit
– man wird Ausdauer bei der Arbeit haben.

Zahl
– Glückstraum, der in seiner Befolgung schon oft Glück im Spiel gebracht hat.
– sehen: kann für das Lotteriespiel von Bedeutung sein.

Zahlung
– leisten: bringt Geld.
– erhalten: man wird eine Rechnung bekommen.

Zahn
– als sexuelles Symbol zu verstehen.
– schöne Zähne bei anderen sehen: verspricht wohlhabende Freunde oder Bekannte.
– schöne haben: verheißt für die nächste Zeit viele Vorteile.
– schlechte oder lockere bei anderen sehen: bringt eine unvorteilhafte Bekanntschaft oder Verbindung.
– schlechte oder lockere haben: deutet auf materielle Verluste hin.
– ausfallende: bringt Krankheit oder äußere Behinderung.
– sich einen ziehen lassen: man wird in die Misere eines anderen hineingezogen.
sich selbst einen ziehen: bedeutet eine Fehlspekulation.
– einem anderen einen ausziehen: man wird aus der Notlage eines anderen Nutzen ziehen.
– einen plombieren lassen: deutet auf finanzielle Schwierigkeiten hin, indem man ein Loch zustopft und ein anderes aufreißt.
– falsche Zähne bei anderen sehen: Warnung vor einem Hochstapler.
– selbst falsche haben: man wird einen Scheingewinn erzielen.
– Zahnarzt bei der Arbeit sehen: ein Freund wird einem aus einer prekären Lage heraushelfen.
– Zahnschmerzen haben: eine unerwartete Geldausgabe wird ein großes Loch in die Kasse reißen.
– Zahnstocher sehen: verspricht eine finanzielle Erleichterung.
– Zahnstocher gebrauchen: man wird finanziell in einen sauren Apfel beißen müssen.

Zahnradbahn
– man wird eine Schwierigkeit auf geniale Weise überwinden.

Zange
– deutet auf eine gefährliche Zwangslage moralischer Art.
– eine sehen oder mit einer hantieren: man wird in eine böse Klemme geraten.

Zank
– mit jemandem haben: man wird sich mit jemandem, den man bisher nicht leiden konnte, gut vertragen.

Zapfen
– sehen oder damit hantieren: kündet einen Verlust an.

Zapfenstreich
– hören: kündet ein gestörtes zärtliches Beisammensein an.

Zärtlichkeiten
– Auslösungstraum; manchmal auch Warnung.

Zauberer
- Überschätzung der eigenen Person; Erwartung einer Wunderlösung aus einer Zwangslage oder Unsicherheit.
- einen sehen: man wird eine einfache Lösung auf eine sehr schwierige Frage finden.
- selbst einer sein: es wird nicht möglich sein, etwas «hintenherum» zu erreichen.

Zaum/Zügel
- sehen: man wird erreichen, was man will.
- ergreifen oder ein Tier damit lenken: in einer Angelegenheit wird man nicht so können, wie man es gerne möchte.

Zaun
- durch eigene Initiative kann man Hindernisse beseitigen, man benötigt dazu aber starke physische Anstrengung.
- sehen: kündet ein Hindernis an.
- über einen klettern: verspricht die Überwindung eines Hindernisses.
- überklettern wollen und nicht darüberkommen: ein Vorhaben mißlingt infolge äußerer Umstände, die zu ändern nicht in der eigenen Macht liegt.
- überklettern und dabei hängen bleiben, sich verletzen oder die Kleidung zerreißen: man wird sein Ziel erreichen, hat sich den Erfolg aber anders vorgestellt.

Zebra
- man wird demnächst erleben, wie nahe das Gute beim Bösen liegt.

Zeichnen
- selbst zeichnen oder andere zeichnen sehen: eine kleine Ursache wird eine große Wirkung haben.

Zeichnung
- sehen: man wird vor eine vollendete Tatsache gestellt werden.

Zeigefinger
- man muß sich Vorwürfe machen.

Zeiger (Uhr-)
- sehen: kündet das Herannahen eines entscheidenden Augenblicks an.
- zurückstellen: es wird etwas schneller eintreten, als einem lieb ist.
- vorstellen: es hat noch gute Weile bis zur Erfüllung eines Wunsches.

Zeisig
- man wird mit ungebildeten Leuten Verkehr pflegen.

Zeitung
- Furcht (oder Sucht), daß andere das eigene Geheimnis erfahren könnten.
- sehen oder lesen: man wird sich in einer Angelegenheit nicht mehr zurechtfinden, weil jeder etwas anderes sagt.

Zelt
- sehen: man will in die Welt hinaus.
- in einem wohnen oder schlafen: man wird sich von einem unnötigen Ballast oder Vorurteil befreien und dadurch die Schönheit der Welt erkennen; andererseits kündet es dem Spießbürger eine unsichere Häuslichkeit an.

Zeppelin
- einen sehen: verheißt einen glänzenden Aufstieg.

Zeppelin (Fortsetzung)
- mit einem fliegen: kündet gutes Vorwärtskommen an.
- einen abstürzen sehen: die Existenz wird gefährdet sein.

Zepter
- man wird zu hohen Ehren kommen.

Zerbrechen
- von Glas und Porzellan: bringt Glück.
- von Holz: kündet Bedrängnis an.
- von Eisen: ein großer Wurf wird gelingen.

Zerreißen
- eines Briefes oder anderer Schriftstücke: bringt üble Nachrichten.
- anderer Sachen: man wird eine unangenehme Verpflichtung einhalten müssen.

Zettel
- man verzettelt sich mit Kleinigkeiten und macht sich das Leben zu schwer.
- sehen: eine Kleinigkeit wird einmal viel Kopfzerbrechen bereiten.

Zeuge
- als solcher vor Gericht sein: egal, wie man es anstellt, mit einem von zwei Menschen wird man es verderben.

Zeugnis
- erhalten bedeutet, wenn es gut ist: eine peinliche Angelegenheit wird zu eigenen Ungunsten erledigt; ist es schlecht: die Erledigung einer peinlichen Angelegenheit wird günstig verlaufen.

Ziege
- sehen: man bekommt es mit einem Menschen zu tun, der an allem etwas auszusetzen hat.

Ziegel
- Ziegelsteine sehen: eine gebotene Chance bringt einem die Möglichkeit näher, sich eine solide Existenz zu schaffen.
- Dachziegel sehen: Bedeutung wie vorstehend, nur handelt es sich eher um den Hausstand als um die Existenz.

Ziegenmilch
- melken, sehen oder trinken: obwohl jemand dauernd bei einem etwas auszusetzen hat, kommt man mit diesem Menschen gut aus und wird auch noch Vorteile durch ihn haben.

Ziehen
- eines Wagens oder Karrens: bringt mühevolle Arbeit, die schlecht belohnt wird.

Zigarre
- sehr primitives, aber eindeutiges Sexualsymbol.

Zigeuner/Zigeunerin
- sehen oder sprechen: in materieller Hinsicht ist Vorsicht geboten gegenüber einem Menschen, durch den man viel Schönes, Neues und Eigenartiges kennenlernen wird.
- zum Freund haben: man wird einen Freund finden, auf den man sich im Fall der Not oder Gefahr unbedingt verlassen kann.

Zigeuner/Zigeunerin (Fortsetzung)
- von solchen gegen Entgelt weissagen lassen: man wird demnächst von jemandem an der Nase herumgeführt werden.
- von solchen aus Freundschaft geweissagt bekommen: kann als Wahrtraum betrachtet werden, weshalb der Inhalt genau zu beachten ist.
- sich mit solchen auf ein Geschäft einlassen: man wird durch jemanden finanziell hereingelegt werden.
- von solchen aufrichtig geliebt werden: verkündet für die wirkliche Liebe des Lebens felsenfeste Treue; der Partner wird mit einem durch dick und dünn gehen.
- mit solchen eine Liebelei haben: bringt ein trauriges und folgenschweres Liebeserlebnis und Unglück in der Ehe.
- Zigeunermusik hören: verheißt ein romantisches Erlebnis.

Zimmermann
- das Glück liegt in den eigenen Händen.

Zinn
- gießen: man wird wunderliche Neuigkeiten erfahren.

Zinsen
- zahlen: man wird eine Belohnung bekommen.
- erhalten: man wird für eine Fehlhandlung büßen müssen.

Zirkel
- sehen oder damit hantieren: man dreht sich in einer Sache im Kreis und kommt nicht vorwärts damit.

Zirkus
- Suche nach einem ungewöhnlichen Ausweg.
- sehen: man wird ein Kunststück fertigbringen, das einem so leicht niemand nachmachen wird.

Zither
- sehen oder hören: bedeutet eine Liebesgeschichte.
- spielen: bringt Liebeskummer.

Zitrone
- eine frische sehen: bringt saure Stunden, denen aber ein um so schönerer Lohn folgt.
- eine ausgepreßte sehen oder eine auspressen: gegen Ausnutzung durch andere vermag man sich nicht zur Wehr zu setzen.
- Zitronenbaum mit Früchten sehen: kündet ein schönes Erlebnis an.

Zollamt
- sehen oder darin zu tun haben: ein bisher geheimgehaltenes intimes Verhältnis — vielleicht sogar aus früherer Zeit — wird offenbar werden.

Zoologischer Garten
- einen sehen oder in einem sein: man spielt in einer Sache mit dem Feuer.

Zopf
- man hat nicht den Mut, sich aus den traditionellen Lebensgewohnheiten herauszuwagen.
- einen sehen oder flechten: man wird sich von einer alten, lieben Gewohnheit trennen müssen.

Zorn
- bringt unangenehme Geschäfte.

Zuchthaus
- man befindet sich in einer selbstverschuldeten oder von anderen heraufbeschworenen Zwangslage.
- eines sehen: man wird ein wenig verlockendes Anerbieten erhalten.
- in einem eingesperrt sein: verheißt Befreiung aus einer unerfreulichen Lage.

Zucker
- Versuch, das Angenehme des Lebens zu genießen.
- sehen oder essen: eine unschöne Aufgabe oder Arbeit wird einem von dritter Seite sehr erleichtert.

Zug
- zu einem eilen: deutet auf viele Neuigkeiten hin.
- trotz der Eile einen versäumen: man will etwas Unmögliches erreichen.
- sehen: kündet einen Abschied an.
- mit einem fahren: bedeutet gutes und schnelles Vorwärtskommen.
- aus einem aussteigen: man wird sein Ziel erreichen.
- einen aus einem Tunnel kommen sehen: man wird ein Geheimnis über sich selbst erfahren.
- einer Zugkatastrophe beiwohnen: man bekommt von einem fernen Freund schlechte Nachrichten.

Zugbrücke
- sehen: man wird in einer Sache völlig auf das Wohlwollen eines anderen angewiesen sein.

Zunge
- Sexualsymbol und Sexualorgan (in direktem und übertragenem Sinne); in der Bedeutung besteht also kein Zweifel.
- sehen: man sollte seine Worte sehr unter Kontrolle halten.
- sich diese verbrennen: durch allzu große Beredsamkeit hat man Befremden erregt oder wird solches erregen.

Zweig
- als Teil des (Lebens-)Baumes Zeichen der Stärke, andernfalls, isoliert, der Schwäche.
- einen grünen sehen: verspricht Erfüllung einer Hoffnung.
- einen vertrockneten sehen: man sollte sich in einer Sache nicht allzu großen Hoffnungen hingeben.

Zweikampf
- sehen oder ausfechten: bringt Meinungsverschiedenheiten.

Zwerg
- Gegenstück zum Riesen; kleine Regungen arbeiten sich durch, oft aber auch Würmer, Insekten und Ungeziefer.
- sehen: man wird jemanden kennenlernen, dem gegenüber man sich sehr unbedeutend vorkommt.

Zwetschgen
- pflücken oder essen: bedeutet Zufriedenheit.

Zwiebel
- durch neuen Mut beginnt man aufzuleben.
- rohe Zwiebeln sehen oder schneiden: bringt Tränen.
- gekochte oder gebratene essen: einen kleinen Kummer wird man tapfer überwinden.

Zwillinge
- sehen: es wird eine fatale Verwechslung geben.

Zwirn
- sehen: kündet ein Verhältnis an, das länger, als einem lieb ist, dauern wird.

Zylinder
- als Hut sehen oder tragen: man wird an einer feierlichen Angelegenheit teilnehmen.
- einer Lampe sehen oder putzen: man hofft in einer Sache auf eine Erleuchtung, die einem aber nicht zuteil wird.
- einer Maschine sehen: bringt viel Arbeit.

Zypresse
- sehen: es werden trübe Stunden kommen, denen aber Freude — vielleicht unter Tränen — folgen wird.